Jena la Flamme

Schlank durch Lebensfreude

vianova
Verlag Via Nova

Jena la Flamme

Schlank durch Lebensfreude

Vertrauen in die Weisheit des Körpers

vianova
Verlag Via Nova

Übersetzung aus dem Englischen:
Johanna Ellsworth

Originaltitel:
Pleasurable Weight Loss
The Secrets to Feeling Great, Losing Weight,
and Loving Your Life Today
by Jena la Flamme

This translation published by arrangement with Sounds True.

1. Auflage 2016
Verlag Via Nova, Alte Landstr. 12, 36100 Petersberg
Telefon: (06 61) 6 29 73
Fax: (06 61) 96 79 560
E-Mail: info@verlag-vianova.de
Internet: www.verlag-vianova.de
Umschlaggestaltung: Guter Punkt, München
Satz: Sebastian Carl, Amerang
Druck und Verarbeitung: Appel und Klinger, 96277 Schneckenlohe

ISBN 978-3-86616-384-3

FÜR MICHAEL ELLSBERG

Dieses Buch wird für immer unser Baby sein.

INHALTSVERZEICHNIS

VORWORT
VON MAMA GENA

Im Leben eines jeden Lehrers gibt es Momente unerwarteter Freude. Einer dieser Augenblicke ist, wenn man auf eine Schülerin trifft, die so voller Leidenschaft, Freude und Begeisterung ist, dass sie mehr gibt, als sie vom Unterricht bekommt. Ein weiterer solcher Moment ist, wenn eine Schülerin den Unterrichtsstoff dazu nutzt, sich ihren eigenen wundervollen Weg in der Welt zu suchen und sich und alle Wegbegleiter durch ihre Stimme und die Berufung ihrer Seele auf eine höhere Ebene bringt. Jena la Flamme hat mir diese beiden Geschenke und noch mehr gegeben. Durch dieses außergewöhnliche Buch konnte ich mitverfolgen, wie meine gute Freundin Jena zu einer Anführerin der Spaßrevolution und zur Anführerin von Frauen in aller Welt wurde. Und ich hatte das Privileg, durch ihre fantastischen Recherchen und Kreativität in der Welt der Frauen, der Freude und des Schlankwerdens auch persönlich viel zu lernen.

Ganz egal, ob wir dick oder dünn, alt oder jung sind – jede Frau, die mir jemals begegnet ist, kämpft nicht nur mit ihrem Gewicht, sondern, wie Jena es so glänzend beschreibt, auch mit jedem Aspekt ihrer Beziehung zu ihrem eigenen Körper. Wir hören nicht auf unsere Intuition, wir behandeln uns nicht mit Respekt, wir ignorieren unsere tiefsten Wahrheiten und Sehnsüchte, und wir unterschätzen, wie wichtig es ist, Spaß und Freude zu haben. Unsere Suche nach dem, was mit uns nicht stimmt, ist so tief in uns verwurzelt, dass wir noch nicht einmal spüren, was richtig ist. Es hat Tausende von Jahren der patriarchalischen Kultur gebraucht, um Frauen beizubringen, sich selbst so zu hassen, anzuzweifeln und zu misstrauen, wie wir das tun. In diesem unglaublich starken Buch führt Jena uns sanft und liebevoll in eine ganz neue Welt der Liebe und Partnerschaft mit dem wichtigsten Menschen in unserem Leben – uns selbst. Im Grunde dreht sie in einem einzigen sorgfältig erarbeiteten Buch die Negativität eines Jahrtausends zurück.

Ich lehre Frauen seit über zwanzig Jahren, Freude und Spaß zu haben, und Jena hat meiner Seele, meinem Geist und meinem Körper ein völlig neues Musterbeispiel aufgezeigt. Als sie im allerersten Kapitel ihrer Offenbarung schilderte, dass ihr Körper ein vollkommenes, weibliches animalisches Wesen ist, das alles weiß, was es wissen muss, das immer weiß, welche Bewegung es braucht, auf das sie vertrauen kann, um zu wissen, wie es sich ernähren muss und welche Freuden es braucht, um seelische Erfüllung zu finden, staunte ich. So hatte ich meinen Körper noch nie gesehen, und ich konnte nicht nur hören, wie mein eigenes animalisches Wesen einen Seufzer der Erleichterung ausstieß, sondern ich merkte auch, wie es meine Hand nahm, so, als wollte es mir alles zeigen, beibringen und sagen, was ich wissen und hören sollte und wovon ich profitieren würde. Jahrelang hatte sich mein animalisches Wesen danach gesehnt, mit mir zusammenzuarbeiten und mich zu lenken, aber ich hatte ihm nicht genügend vertraut, um darauf zu achten. Es war das größte Geschenk meines Lebens, endlich auf eine Weise, die ich mir nie erträumt hatte, wieder einen Bezug zu mir selbst zu finden. Herauszufinden, dass *ich* meine eigene engste Verbündete bin, hat alles verändert. Nicht nur habe ich abgenommen, sondern die Zusammenarbeit mit mir selbst macht mir sogar Spaß. Statt des täglichen Kampfes der Missbilligung, des Selbstkasteiens und schlechten Gewissens wird jetzt jede einzelne Mahlzeit zu einem interessanten Dialog des Genießens und der Freude. Tatsächlich ist mein Verlangen, Kohlehydrate zu verschlingen oder zu viel Schokolade zu essen, wie weggeblasen, seit ich die Kontrolle an meinen schönen weiblichen Körper abgegeben habe. Ich kann mich jetzt *spüren*, und ich spüre, wie meine Ernährung sich auf mein Wohlbefinden auswirkt. Statt zu beschließen, zu viel zu essen, weil ich emotionalen Stress habe oder mich benachteiligt fühle, besteht mein neues Abkommen mit meinem Körper darin, dass er alles haben kann, was er will, alles, was ihm

Freude macht, alles, wonach ihm gelüstet. Ich merke daher, dass ich Dinge auswähle, die mein Wohlbefinden fördern, und nicht länger aus einem Gefühl der Entbehrungen heraus handle. Wow. Das ist eine ganz neue Erfahrung für mich, bei der jeder Tag zu einem Abenteuer des Genusses wird statt zu einem Abenteuer der Entbehrungen und Selbstverrenkung.

Jena verbessert nicht nur die Beziehung der Frau zum Essen auf brillante Weise, sondern wendet auch ihr geniales Talent auf Bewegung und Sport an. Welche Frau würde nicht gerne lernen, sich auf eine Art fit zu halten, die ihrer angeborenen weiblichen Natur entspricht? Jena bringt ihre Leserinnen dazu, ihrer Fantasie freien Lauf zu lassen, um Übungen und Bewegungen auszuprobieren, die der weiblichen Natur entsprechen und die es uns ermöglichen, uns noch tiefer mit der schönen weiblichen Kreatur zu verbinden, die in uns steckt. Nachdem ich über Jenas Abenteuer mit Salsa gelesen habe, kann ich es kaum erwarten, es selbst auszuprobieren.

Ich freue mich, dass jede Frau Jenas Methode erleben kann. Wenn wir Frauen uns von Scham, Zweifeln und Selbsthass befreit haben, werden wir stark und mutig. Wenn wir mit unserem Körper harmonieren, haben wir keine Angst mehr, unsere eigenen Wahrheiten auszusprechen, zu unseren tiefsten Überzeugungen zu stehen und die Freude und Verletzlichkeit zu riskieren, uns wie echte Schwestern zu fühlen.

In diesem Buch geht es nicht nur um Schlankwerden durch Freude – es geht darum, unseren Bezug zum Spaß und Privileg des Frauseins zu vertiefen. Es geht darum, uns auf eine Weise mit unserem Körper verbunden zu fühlen, nach der wir uns schon immer gesehnt haben. Es geht darum, zu lernen, den Bezug zu unserer tiefsten Intuition wiederzuerlangen und aus diesem heiligen Sichtwinkel heraus zu leben. Jena erinnert uns alle daran, uns mit der ekstatischen Lust und Freude, die in jedem einzelnen Augenblick möglich ist, vertraut zu machen. Und dafür bin ich ihr zutiefst dankbar.

Regena Thomashauer (alias „Mama Gena“)
New York City, Januar 2015

EINFÜHRUNG

DIE WEIBLICHE STÄRKE, FREUDE ZU EMPFINDEN

Herzlich willkommen, liebe Leserin! Hier beginnt deine Reise, die dich mit einer weiblichen Stärke vereinen wird, die deinen Körper und dein ganzes Leben verändert – der Freude. Wenn eine Frau glücklich ist, leuchtet sie. Sie strahlt Selbstvertrauen aus. Sie wird unglaublich attraktiv. Und das Beste von allem ist: Sie fühlt sich absolut wohl in ihrer Haut, total entspannt und gleichzeitig bereit, jede Herausforderung anzunehmen – sogar das Abnehmen.

In den vergangenen zwölf Jahren habe ich festgestellt, dass das Geheimnis des Abnehmens nicht darin besteht, weniger zu genießen, sondern mehr zu genießen. Wie ich herausgefunden habe, ist der Weg zum Schlankwerden viel mehr als nur ein 30-Tage-Diätplan: Er ist eine ganz neue Art zu leben und ein ganz neuer Bezug zum Essen und zum eigenen Körper. Meine Techniken wirken sich bei Frauen auf einer tiefen und bedeutsamen Ebene aus, und ich wage zu behaupten, dass du beim Prozess des Abnehmens mit diesen weiblichen Strategien Spaß haben wirst.

Auch wenn dies kein typisches „Schlankheitskurbuch" ist, wirst du wie die vielen tausend Frauen, die schon mit mir zusammengearbeitet haben, Ergebnisse beim Abnehmen sehen. Doch um aus dieser Erfahrung das meiste herauszuholen, musst du dir eine völlig neue Sichtweise der Gewichtsabnahme aneignen. Meine Methode ist nur dann effektiv, wenn du gelernt hast, deinem weiblichen Körper und der Freude zu vertrauen. Die Werkzeuge, die ich dir dafür mitgebe, werden dich auf den Weg tiefer Selbstliebe bringen. Die Reise mag zwar eine Herausforderung für dich bedeuten, aber ich garantiere, dass die Bemühungen, sich in deiner Haut wohlzufühlen, sich auszahlen. Und wenn du dann am Ziel angekommen bist, wirst du dich besser über dich selbst und dein Äußeres fühlen als je zuvor. Erstaunlicherweise kannst du all das erreichen, ohne auf die Speisen oder alles andere, was dir Freude bereitet, zu verzichten.

Heute vertraue ich darauf, dass mein Körper genau weiß, was ich essen muss, um in Form zu bleiben. Aber das war nicht immer so. Ich habe nicht immer auf meinen Körper vertraut oder mich schön gefunden. Tatsächlich kann ich mich noch deutlich an das erste Mal erinnern, an dem ich die bedeutungsschwangeren Worte aussprach, die einem das ganze Leben ruinieren: „Ich bin dick."

WIE ICH AUS DEM ESSGEFÄNGNIS AUSBRACH

Ich war zwölf Jahre alt, als ich diese Worte zum ersten Mal laut aussprach und mir dabei in den Bauch kniff, um zu beweisen, dass es stimmte. Dabei war ich gar nicht dick. Ich war ein gesundes Mädchen, das in Australien zur Schule ging und die ersten weiblichen Formen bekam. Doch meine Sichtweise, wie ein Frauenkörper aussehen sollte, war schon von dem vorherrschenden Paradigma verzerrt.

Als ich älter wurde, versuchte ich abzunehmen, indem ich darauf achtete, wie viel ich zu mir nahm. Wie ich jedoch bald feststellte, bewirkte Zurückhaltung beim Essen das Gegenteil. Mein Körper ließ sich einfach nicht kasteien. Je mehr ich versuchte, mein Essen zu kontrollieren, desto mehr geriet ich in die Spirale des unkontrollierten Essens. Mein Essensmuster war, beim Frühstück alles Mögliche in mich hineinzustopfen und den Rest des Tages zu hungern, wobei ich meinen Appetit mit der unmenschlichen Gleichgültigkeit eines Sklaventreibers unterdrückte. Am Spätnachmittag konnte ich mich dann nicht mehr beherrschen und verschlang alles Mögliche – meist sehr zuckerhaltiges Zeug. Nach einer solchen Essorgie fühlte ich mich körperlich unwohl und wurde von Schuldgefühlen und Ekel überwältigt. Meine unausgewogenen Essgewohnheiten und der Mangel an Nährstoffen brachten Verstopfung, Müdigkeit und Depressionen mit sich. Ich war voller Scham und Selbsthass – eine von so vielen intelligenten jungen Frauen, die blind in die Fänge der Esssucht und eines negativen Körperbilds geraten sind. Und je mehr meine Versuche, abzunehmen, scheiterten, umso mehr bestärkte mich das in meiner verdrehten Meinung, mit meinem Körper würde etwas nicht stimmen. Das einzig Vertraute, das mir half, mich wieder besser zu fühlen, war Essen. Ich steckte in meinem eigenen unglückseligen Essgefängnis.

Dann lernte ich einen Mann kennen, der mein Leben grundlegend veränderte. Er hieß Gum – wie der *gum tree* (Gummibaum), ein Wahrzeichen Australiens. Gum lud mich ein, ihn im subtropischen Regenwald zu besuchen. Dort lebte er damals (und auch heute noch) in einem Haus aus Recyclingmaterialien, das mit Solarenergie betrieben wurde. Sein Haus befindet sich am Rand eines Nationalparks, der zum Weltkulturerbe gehört. Es steht auf einer kleinen Lichtung, umgeben von Palmen, Farnen und prächtigen hohen Bäumen mit dicken Flechten. Die Luft in dieser pflanzenreichen Umgebung ist erfrischend, kühl und feucht. Alle nur erdenklichen Grüntöne sind dort vertreten. In den 1970er Jahren war Gum ein Umweltschützer. Er machte damals bei Protestaktionen vor Ort mit und half dadurch, die Holzfäller vom Regenwald fernzuhalten. Als Ergebnis stehen nur wenige Gehminuten von seinem Haus entfernt noch immer zwei- bis dreitausend Jahre alte Bäume stolz und majestätisch im Wald und unterstützen eine riesige Ökologie. Wie ich schon bald merkte, wurde ich draußen in der Natur zu einem ganz anderen Menschen. Ich fühlte mich entspannt, mit der Erde verbunden und lebendiger.

Ich war immer ein Stadtmensch gewesen, auch wenn ich oft wandern ging und das Meer und den Strand liebte. Doch der wild wuchernde Wald machte mir Angst. In Gums Haus fühlte ich mich zwar sicher, aber die Wildnis, die es umgab, hatte etwas beängstigend Fremdes. Gum wollte mich unbedingt in die Wege der Natur einweihen. Daher nahm er mich auf Wanderungen tief in die Wildnis abseits der Wanderwege mit. Während er mir zeigte, wie man sich eins mit der Umgebung fühlen kann, fiel meine Angst vor der Natur allmählich von mir ab. Ich stellte fest, dass Mutter Natur keine potenziell gefährliche Bedrohung ist, sondern eine gütige und sanfte, schützende Kraft, die mich in ihren Armen wiegte. Ich wurde mutig genug, allein in den

Wald zu gehen, wo ich mich oft still neben die Wurzeln eines Baums setzte und die Ruhe der Natur auf mich wirken ließ.

Eines Tages machte ich eine Erfahrung, die mein ganzes Leben verändern sollte. Ich war so erzogen zu glauben, dass der Mensch über der Natur steht und dass die Erde uns gehört und wir mit ihr machen können, was wir wollen. Doch während ich auf dem feuchten Waldboden saß und mich sicher und geborgen fühlte, spürte ich, wie meine Trennung von der Natur dahinschmolz. In einem einzigen Augenblick wurde aus meiner Überheblichkeit Demut. Mir wurde klar, dass mein Körper die Natur *ist*. Das Einssein, das ich mit jedem anderen Lebewesen und Organismus auf der Erde fühlte, machte mich ehrfürchtig. Wie sie war auch ich ein Kind der Mutter Natur.

Ich weiß noch, wie ich auf dem Waldboden saß, fasziniert von der Pracht des Ökosystems um mich herum, und plötzlich einen kleinen Baum wahrnahm. Die anderen Bäume ragten bedrohlich über meinem Kopf auf, doch dieser Baum war so klein, dass ich seine Blätter anfassen konnte. Manche waren von Insekten angefressen, hatten Löcher oder Fäulnisflecken; andere hatten Risse oder waren schon halb abgestorben. Der Baum als Ganzes war wunderschön, doch seine Blätter waren eindeutig unperfekt. Das war das erste Mal, an dem mein total negatives Körperbild anfing, aufzuweichen. Mir kam der Gedanke, dass es vielleicht gar nicht schlimm war, wenn mein Körper nicht so perfekt war wie die Normfigur der Fotomodelle in den Zeitschriften. Später kehrte ich immer wieder zu dieser Erinnerung im Wald zurück und fragte mich: *Wenn dieser Baum trotz all seiner Unvollkommenheit schön ist, warum kann ich es nicht auch sein?*

Doch auch nach diesen Offenbarungen war ich immer noch in meinem Esszwang gefangen. Ich dachte, ich wüsste, was ich tun musste, um abzunehmen – weniger essen, mehr Sport treiben –, aber ich war nicht motiviert, ein Programm durchzuziehen. Das ist genau das Dilemma, dem Millionen von Frauen täglich gegenüberstehen. Warum können wir im Zeitalter der Informationen, in dem uns ein Überfluss an Ernährungstipps per Mausklick zur Verfügung steht, nicht einfach das tun, was für uns das Beste sein soll? Der Grund ist ganz einfach: Abnehmen macht keinen Spaß. Es macht uns nicht glücklich, und es ist gewiss auch nicht angenehm.

Erst Jahre später, nach umfassenden Recherchen darüber, wie Geist und Körper funktionieren, fand ich endlich die Antwort, nach der ich gesucht hatte. Das Heilmittel war ein saftiges Geheimnis: Lebensfreude. Ich wurde eine eifrige Schülerin der Lebensfreude. Damit meine ich nicht üppige Eiskreationen, auch wenn Eiscreme in meinem Leben seinen Platz hat. Ich lernte, dass ich, um abzunehmen, meine alten Überzeugungen über Spaß und Freude loslassen musste, mir angewöhnen musste, meinen Körper mit anderen Augen zu sehen, und ein paar simple Methoden anwenden musste, um ein neues Gefühl der Lebensfreude zu erleben – wann immer mir danach ist. Ich lernte zu erkennen, wann eine nichtessbare Quelle der Freude meine Seele mehr tröstet als noch ein Glas Chardonnay oder eine weitere Portion Pasta. Und ich war endlich in der Lage, nicht nur jeden köstlichen Bissen zu genießen, sondern auch zu erkennen, wenn ich genug gegessen hatte. Die Auswirkungen, die mit der Entscheidung, das Leben zu genießen, einhergingen, griffen auch in andere Bereiche meines Lebens über, das bereichert und mehr erfüllt wurde.

Im Gegensatz zu dem, was Sie womöglich denken, ist Genuss weder kindisch noch frivol. Er bedarf der richtigen Sichtweise, Reife und Weisheit. Der griechische Philosoph Epikur, von dessen Namen und Philosophie der Begriff *lukullischer Genuss* stammt, schrieb: „Es ist unmöglich, mit Genuss zu leben, ohne weise, gut und gerecht zu leben. Und es ist unmöglich, weise, gut und gerecht zu leben, ohne genussvoll zu leben." Der Ruf des Genusses wurde eindeutig durch den Schmutz gezogen. Genießen wird als seichtes Unterfangen missverstanden, statt es als den Weg der Weisheit zu sehen, der es in Wirklichkeit ist.

Eine der am weitest verbreiteten Mythen über das Genießen ist, dass es eine träge und passive Lebensweise sei. Nichts könnte falscher sein! Eine träge Art zu leben ist es, wenn man dem Weg folgt, den die Erwartungen der Gesellschaft gelegt haben. Glaube mir: Wenn du dem Zwang des vorherrschenden Paradigmas folgst, wirst du dein Leben nicht wirklich genießen können. Die Trägheit wird dich auf den Weg der Durchschnittlichkeit führen, der Durchschnittsbeziehungen, der durchschnittlichen Arbeit und des durchschnittlichen Lebens, das heutzutage bedeutet, durchschnittliche Depressionen oder Ängste zu haben, durchschnittlich übergewichtig zu sein und seinen Körper durchschnittlich zu hassen. Wohingegen Lebensfreude etwas völlig anderes voraussetzt. Wie Regena Thomashauer (alias „Mama Gena") schreibt, ist „Lebensfreude die höchste Form der Verantwortlichkeit."

Ich habe Lebensfreude immer als etwas gesehen, das einem durch äußere Mächte zuteilwird, wenn man Glück hat. Doch ich verstand nicht, worauf es ankommt: Meine Hände haben die Kontrolle über den Genussschalter meines Lebens. Sobald ich das begriffen hatte, konnte ich mich von den Fesseln des emotionalen Essens, des Kampfes gegen Übergewicht und meines schlechten Körperbilds befreien. Ich bin nicht nur dem Essgefängnis entkommen, sondern habe auch seine Mauern abgerissen und auf seinen Überresten getanzt. Die gelernten Lektionen wurden zu meiner Lebensaufgabe. Heute lehre ich Frauen auf der ganzen Welt, wie sie dem gleichen Elend entrinnen und stattdessen ein Leben führen können, in dem sie Essen genießen und sich in ihrem Körper pudelwohl fühlen.

Wenn wir unser Leben so gestalten, dass es wirklich eine Freude ist, wird unsere Beziehung zum Essen natürlicher und intuitiver, und wenn wir lernen, mit Genuss zu essen, arbeiten unser Gehirn und unser Körper zusammen und sagen uns, wann wir essen sollen und wann es genug ist, ohne uns einschränken oder kontrollieren zu müssen. Dies sind keine Esoterik-Zauberkonzepte, sondern sie basieren auf den neuesten wissenschaftlichen Erkenntnissen über die Hirnfunktion, den Stoffwechsel und die Verdauung.

Heute habe ich den Körper, das Körperbild und den Bezug zum Essen, die ich mir immer gewünscht habe, und ich kann all das seit über zehn Jahren halten. Ich genieße Essen ohne Vorbehalte, ohne Einschränkungen und ohne auf mein Gewicht achten zu müssen. Ich habe erstaunliche Veränderungen erlebt, wenn Genuss und Freude ein fester Bestandteil des Lebens sind – zuerst an mir selbst und später an Tausenden meiner Klientinnen. Und nun bist du an der Reihe.

DIE METHODE DES SCHLANKWERDENS DURCH LEBENSFREUDE

Meine Methode wird es dir ermöglichen, deinen Körper auf eine ganz neue Weise, die deine Seele begeistern wird, zu erleben. Du wirst herausfinden, was dein Körper liebt und was er nicht mag – nicht nur, was das Essen betrifft, sondern auch was deine Sinnlichkeit, Sexualität, körperliche Bewegung, Freundschaften und anderes angeht. Wenn du die Methode des

Abnehmens durch Freude anwendest, wirst du sehen, dass es keine Essensregeln, Punkte oder kein Kalorienzählen gibt. Ich zeige dir nicht nur, wie du auf der Reise der Gewichtsabnahme Spaß haben kannst, sondern auch, wie wichtig es ist, das Essen und das Leben zu genießen – ohne Spaß und Freude wirst du nie erfolgreich abnehmen.

Die Methode des Schlankwerdens durch Lebensfreude ist ein sanfterer und anmutigerer Weg des Abnehmens, und es wird dich freuen zu erfahren, dass sie funktioniert. Du wirst lernen, auf die Weisheit deines Körpers zu hören und mit ihm zusammenzuarbeiten, statt gegen ihn anzukämpfen. In Wahrheit weiß dein wunderschöner Körper längst, was er essen und wie er sich bewegen sollte, um in Topform zu sein. Doch wenn er unter chronischem Stress leidet, kann er seine Höchstform nicht erreichen. Genuss, Spaß und Freude sind der Auslöser, der den Körper weg vom Stress und hin zur Entspannung bringt. Wenn wir uns entspannen, können wir nicht nur Ängste und Scham loslassen, in denen unser Körper gefangen ist, sondern auch die Stoffwechselvorteile der Entspannung erleben. Wenn der Körper entspannt ist, verbrennt er Kalorien effektiver.

Komm mit und lass uns deine tiefsten Wünsche erforschen. Sie sind der Katalysator für einen entspannten geistigen Zustand, der dir helfen wird, abzunehmen, und der deinen Stoffwechsel ohne weitere Anstrengungen ankurbelt. Deine Wünsche werden dich durch eine facettenreiche Erfahrung der angenehmen Gewichtsabnahme und noch mehr hindurchführen.

- **Nimm die Weisheit deines animalischen Wesens an.**
  Statt nach außen zu schauen, indem du noch eine weitere Diät machst, kannst du lernen, auf die Stimme deines weiblichen Körpers zu hören. Wie alle wilden Tiere weiß es längst, wie es sich ernähren und bewegen muss, um im Gleichgewicht zu sein. Im entspannten Zustand wirst du es hören. Dein animalisches Wesen ist stärker als dein rationaler Verstand. Aus diesem Grund musst du seine weibliche Weisheit annehmen, um eine dauerhafte gesunde Beziehung zum Essen und Abnehmen zu erreichen.

- **Verkörpere die Wissenschaft des angenehmen Abnehmens.**
  Wie wissenschaftliche Forschungen ergeben haben, kann Stress zur Gewichtszunahme führen. Zum Glück trifft auch das Gegenteil zu: Ent-

spannung, Freude und Sinnlichkeit schaffen Stoffwechselbedingungen, die die Gewichtsabnahme stimulieren. Freude ist eine zuverlässige, intelligente Führungskraft. Sie ist ein notwendiger täglicher Nährstoff. Statt Selbstkontrolle, Einschränkung und Zwang wirst du lernen, deine Sinne für das Genießen zu wecken, um diese weibliche Methode des Abnehmens mehr zu fühlen, zu kosten und zu genießen.

- **Schaffe dir dein ideales Umfeld für das Abnehmen.**
  Tiere gedeihen in ihrer richtigen natürlichen Umgebung am besten. Auch dein Körper kann gedeihen, wenn du sein ideales Umfeld schaffst, das deine äußere Umgebung wie auch deine Gedanken und Überzeugungen betrifft. Die angenehme Gewichtsabnahme wird auf natürliche Weise erfolgen, wenn die inneren und äußeren Bedingungen stimmen.

- **Wenn sexy ungefährlich ist, werden deine Pfunde purzeln.**
  Gewichtszunahme ist der Schrei deines Körpers nach Aufmerksamkeit und sein Versuch, sich selbst zu schützen. Möglicherweise macht dir die Aufmerksamkeit, die ein sexy Körper auf sich zieht, Angst, und vielleicht glaubst du, abnehmen zu müssen, um sexy zu sein. Doch bevor du gelernt hast, mit den vielen Projektionen unserer Gesellschaft auf eine sexy Frau umzugehen, sabotierst du dich womöglich selbst, indem du dir die Sicherheit und Isolierschicht der Extrapfunde aus dem Kühlschrank holst. Ich werde dir zeigen, wie du dich sexy fühlen kannst, so wie du im Augenblick bist, und ich werde dir zeigen, wie das buchstäblich deinen Stoffwechsel antörnen und damit die Fähigkeit deines Körpers, Kalorien zu verbrennen, steigern wird, was das Schlankwerden durch Lebensfreude fördert.

- **Nähre dein animalisches Wesen mit genussvollem Essen und genussvollem Kochen.**
  Lerne, zuhause und im Restaurant mit Genuss zu essen – Bissen für Bissen – und alles, was dein Herz begehrt, zu genießen, bis du vollkommen satt bist. In diesem Buch findest du Dutzende köstlicher Rezepte, die einfach zubereitet werden und die deine Küche in eine Quelle der Gesundheit verwandeln.

- **Habe Freude an angenehmer Bewegung.**
  Vielleicht denkst du, du könntest durch Fitness abnehmen, auch wenn es dir keinen Spaß macht. Doch jede sportliche Tätigkeit, die dein Körper als Strafe empfindet, hat in Wahrheit die gegenteilige Wirkung: Sie stimuliert eine Stressreaktion, durch die du zunimmst statt abnimmst! Ich werde dir erklären, warum Bewegung auf angenehme Weise die einzige nachhaltige Methode ist, um schlank zu werden.

- **Wende meine „ÜBUNGEN" und „TIPPS" an.**
  Die Vorschläge und Übungen in diesem Buch werden dir den Bezug zur Weisheit deines Körpers vermitteln. Viele der Techniken haben eine körperliche Komponente, während andere tiefschürfendes Denken erfordern. ÜBUNGEN und TIPPS zeigen dir, wie du meine Lehren umsetzen kannst, um mit deiner Verwandlung anzufangen, noch während du dieses Buch liest.

- **Entdecke genussvolle Essgewohnheiten.**
  Beim Abnehmen auf angenehme Art geht es nicht nur darum, was du isst, sondern auch, wie du isst. Genussvolle Essgewohnheiten sind verblüffend einfach, aber sie gehören zu den wichtigsten Geheimnissen einer ausgewogenen Beziehung zum Essen und deinem Körper. Diese Gewohnheiten sind für die Lehren des Schlankwerdens durch Lebensfreude von zentraler Bedeutung.

Jetzt ist die Zeit gekommen, die Vorstellung über Bord zu werfen, es sei selbstsüchtig, dir das zu gönnen, was dir Freude macht. Es ist Zeit für einen Neuanfang. Dies wird ein wundervolles Abenteuer! Du wirst endlich die Waage wegwerfen, das Diätfutter stehen lassen und die schöne und strahlende Frau kennen lernen, die du von Natur aus bist. Viel Spaß auf deiner Reise!

„Den Glauben an den eigenen Körper zu verlieren bedeutet, den Glauben an sich selbst zu verlieren."

SIMONE DE BEAUVOIR

1

RESPEKTIERE DIE WEISHEIT DES ANIMALISCHEN WESENS, DAS IN DIR STECKT

Dein weiblicher Körper kann Erstaunliches bewirken. Dazu gehört auch, mit Freude abzunehmen. Ich möchte dir die Geheimnisse offenbaren, die du brauchst, um zu wissen, wie du ohne Anstrengungen abnehmen und dein Gewicht halten kannst. Dafür musst du als Allererstes lernen, deinen Körper zu respektieren – und zwar jetzt.

Es ist hilfreich, wenn du dir deinen Körper als ein Stück eigenes Land vorstellst, das Mutter Erde dir zugewiesen hat und das genauso stark wie jedes andere Lebewesen und jede Pflanze mit der Intelligenz der Natur verbunden ist. Denk mal nach: Der Herzschlag und Atem deines Körpers erhalten dich am Leben, ohne vom Verstand gelenkt zu werden. Und noch mehr als das: Der weibliche Körper empfängt, gebärt und nährt vollständige neue Lebewesen. Wenn du den ungehinderten Zugang zur Weisheit deines Körpers bekommst, fällt es dir nicht schwer, herauszufinden, was du essen musst oder wie du dich bewegen sollst, um fit zu sein. An diesem Punkt nimmst du auf ganz natürliche Weise ab.

Doch auch ich verstand die Mitteilungen meines Körpers nicht immer. Als Jugendliche und auch noch als Erwachsene litt ich unter Esszwang. Ich hasste meinen Körper und hatte das Gefühl, in einem Essgefängnis zu leben. Ich war in einem sträflichen Kreislauf der Esssucht und Diäten gefangen. Ich glaubte, nur durch die Disziplin der Kontrolle abnehmen zu können.

Das ist über zehn Jahre her. Doch dann kam der Tag, an dem ich zum ersten Mal die Stimme meines Körpers vernahm. Damals stand ich mit dem Bewegungstrainer Bill Hedberg auf einer Barke, die auf dem Hudson schaukelte. Nachdem er sich meine traurigen Geschichten über meinen jahrelangen Esszwang und die Scham über meinen Körper angehört hatte, fragte er mich: »Möchten Sie den Kampf gegen Essen und Gewicht loswerden?«

»Ja, natürlich möchte ich das«, antwortete ich. »Ich weiß nur nicht wie.«

»Ich weiß wie«, sagte er nüchtern. »Der Grund, warum Sie immer noch kämpfen müssen, ist, weil Sie nicht auf ihn hören.«

»Auf wen denn?«, fragte ich.

»Auf Ihren Körper, Jena«, sagte er. »Sie glauben, Sie seien die Stimme in Ihrem Kopf, aber sie ist nur ein Teil von Ihnen. In Wirklichkeit gibt es zwei Teile von Ihnen. Es gibt Ihren Verstand – und es gibt Ihren Körper. Und Ihr Körper ist ein animalisches Wesen, und zwar ein weibliches. Ihr Körper ist eine *Sie*, kein *Es*. Er ist eine warmblütige, pelzige Kreatur, die direkt mit der Weisheit der Natur verbunden ist. Ihr Verstand ist zwar intelligent, doch Ihr Körper ist es auch – auf andere Weise. Die ganze Zeit über haben Sie geglaubt, Ihr Körper sei es nicht wert, auf ihn zu hören, aber er ist es sehr wohl wert.«

Bill machte eine Pause, um zu sehen, wie ich darauf reagierte. Da ich ihm fasziniert zuhörte, fuhr er fort und teilte mir Weisheiten mit, die mein Leben verändern sollten. »Alle Tiere in der Natur wissen, was sie fressen müssen, um im Gleichgewicht zu bleiben, Jena. Ihr animalisches Wesen bildet da keine Ausnahme. Das Problem ist nur, dass Sie es nicht respektieren.«

Plötzlich spürte ich, wie mein animalisches Wesen die Ohren spitzte, so als hätte es zum ersten Mal seinen Namen gehört. Und auch seine Stimme meldete sich: »Hallo! Endlich! Endlich nimmt jemand mich zur Kenntnis! Ich bin weise und ich weiß, welche Nahrung gut für mich ist. Ich weiß viel mehr, als du mir je zugetraut hast. Ich habe dir meine Geheimnisse nur deswegen nicht anvertraut, weil du mich nie danach gefragt hast. Du hast mich immer wie deine Feindin behandelt!«

Ich schluckte schwer. Ich bekannte mich schuldig. Plötzlich hatte ich all die Jahre des Leids, das ich meinem Körper durch meinen Esszwang und mein negatives Körperbild zugefügt hatte, vor Augen. Bis zu diesem Moment hatte ich meinem Körper die Schuld an meinen Problemen mit dem Essen und meinem Gewicht gegeben. Ich war immer überzeugt gewesen, dass mein Körper mich im Stich gelassen hatte. Ich hatte immer geglaubt, an dem Völlegefühl, den Kopfschmerzen und Energieabstürzen wäre mein Körper schuld. Ich hatte eins und eins nicht zusammengezählt, um zu merken, dass das Völlegefühl, die Kopfschmerzen und Energieabstürze Reaktionen waren, dass sie der Versuch meines Körpers waren, mir die Folgen meines Esszwangs mitzuteilen.

Durch meine neue Sichtweise konnte ich die Symptome als die Mitteilungen meines Körpers, dass er das nicht wollte, deuten. Wenn er sich schlecht fühlte, bedeutete das, dass das, was ich gegessen hatte, schlecht für ihn war. Ich erkannte nun, dass seine Warnungen zwar deutlich waren, ich sie jedoch ignoriert hatte. Während ich früher geglaubt hatte, dass mein Körper mich betrog, wurde mir nun klar, dass ich es war, der ihn blind betrogen hatte.

Ich hatte meinen Körper als mein Eigentum angesehen, als etwas, was mir gehörte und was ich nach Lust und Laune benutzen (oder missbrauchen) konnte. Nun begriff ich langsam, dass mein Körper kein Besitz ist, sondern der Partner meines Verstands – ein lebendiges, atmendes, fühlendes und weises animalisches Wesen, das nur dem Leben selbst gehört. Ich hatte die Schuld, die ich jahrelang auf meinen Körper projiziert hatte, vor Augen. Mir wurde sehr schnell bewusst, dass mein Körper nicht der Schuldige war. Und mir wurde klar, dass mein Körper klüger ist, als ich gedacht hatte. Ich dachte an die Male, an denen ich gestolpert war und mich gerade noch rechtzeitig gefangen hatte, bevor ich hinfallen konnte, oder an denen ich mich geschnitten hatte und die Wunde heilte. Bei diesen Ereignissen war es nicht mein Verstand, der die Kontrolle hatte – sondern mein Körper! Sobald mir klar wurde, wie klug mein Körper ist, schmolzen meine Wut und Abneigung gegen ihn dahin. Zum ersten Mal fing ich an, das zu bewundern, was er alles für mich tut, statt mich auf Klagen über mein Äußeres zu konzentrieren.

Nun wusste ich, dass ich anfangen musste, auf diese weibliche Kreatur zu hören, wenn ich abnehmen und meinen Frieden mit dem Essen und meinem Körper schließen wollte. Sobald ich anfing, die Schäden wiedergutzumachen, die ich meinem Körper durch meine schlechte Behandlung zugefügt hatte, sobald ich ihm das Gefühl der Würde zurückgab, reagierte er. Ich spürte neue Energie, die durch meinen Körper floss. Und das war der Augenblick, an dem ich es zum ersten Mal richtig fühlte: mein animalisches Wesen.

Ich hatte meinen Körper so behandelt, als würde er mir etwas schulden, aber in Wahrheit war es umgekehrt: Ich schuldete *ihm* etwas dafür, dass er mich am Leben teilnehmen lässt. Mir wurde schmerzhaft bewusst, dass das Leben, so wie wir es kennen, endet, wenn der Körper stirbt. In dieser Hinsicht ist dein Körper – dein animalisches Wesen – dein Zugang zum Leben.

Auch fing ich an, mein Verhaltensmuster – nur auf seine Mängel zu achten – zu erkennen. Mir fielen all die vielen gemeinen Wörter ein, mit denen ich ihn beschrieben hatte: widerlich, eklig, fett und Schlimmeres. Zum ersten Mal wurde mir klar, wie verletzend es für meinen Körper gewesen war, dass ich so über ihn gesprochen hatte. Ich war so mit der selbstgerechten Kritik meines Verstandes an meinem Körper beschäftigt gewesen, dass ich nie gemerkt hatte, wie viel Kummer und Stress ihm diese Anschuldigungen zugefügt hatten.

Das war der Punkt, an dem sich für mich alles änderte und an dem die Saat der Methode des Schlankwerdens durch Lebensfreude gesät wurde. Sobald ich aufhörte, meinen Körper kontrollieren zu wollen, und stattdessen anfing, ihm zuzuhören, änderte sich das Paradigma. Während meine Sichtweise über meinen Körper vom *ihm*, dem Besitz meines Verstands, zu *ihr*, einer lebendigen Kreatur, wurde, änderte sich auch meine gesamte Vorstellung davon, was mein „Problem" war. Als mir das klar wurde, wurde ich auch mit einem starken Gefühl der Dankbarkeit gegenüber meinem Körper erfüllt. Es war eine 180-Grad-Drehung. Mein Körper war nicht länger der Fluch meiner Existenz – eine übergewichtige, nervige Ursache der Scham. Mein Körper, diese weibliche animalische Kreatur, wurde nun zur Heldin meines Lebens.

ÜBUNG
NIMM DIE VERBINDUNG ZU DEINEM ANIMALISCHEN WESEN AUF.

Früher sah ich meinen Körper als einen Gegenstand an, den mein Verstand manipulieren konnte, um die gewünschte Figur zu erreichen. Doch dann fand ich heraus, dass er ein eigenes Wesen ist, das der Unterhaltung über mein Wohlbefinden seine eigene Weisheit beisteuern kann. Ich warf die Vorstellung, ihn kontrollieren zu müssen, über Bord, und tauschte sie gegen mein neues Ziel, mit ihm zusammenzuarbeiten, ein. Wie könnte ich gut mit ihm auskommen? Wie könnte ich mit ihm ins Gleichgewicht kommen? Wie könnte ich seine Bedürfnisse erkennen? Wie könnten er, der Körper, und ich, der Verstand, mit vereinten Kräften arbeiten? Die folgende tägliche Praktik lässt uns die Verbindung zu unserem animalischen Wesen wieder aufnehmen, so dass wir voll und ganz in unserem Körper leben können. Mache diese Anwendung jeden Morgen und zu jedem anderen Zeitpunkt, wenn du dich mit deinem animalischen Wesen verbunden fühlen willst.

Setze dich hin und nimm eine bequeme Körperhaltung ein. Atme mehrmals tief bis in den Unterbauch hinein, um dich zu entspannen. Lege dir eine Hand auf den Bauch und die andere aufs Herz, und fühle die Lebenskraft in deinem Körper, während du spürst, wie dein Atem ein- und ausströmt. Achte auf den Teil von dir, der atmet. Das ist dein animalisches Wesen. Es ist der sinnliche Teil von dir, der fühlende und der weibliche Teil von dir. Sobald du seine Stimme wahrnimmst, wirst du es immer hören können, selbst wenn es zuerst nur ein leises Flüstern ist.

Lasse zu, dass sich dein Verstand entspannt, und werde offen für ein Gefühl des Vertrauens in die Weisheit deines weiblichen Körpers. Stelle ihm dann die folgenden Fragen:

- Geliebtes Wesen, was brauchst du jetzt in diesem Augenblick?
- Geliebtes Wesen, was kann ich heute für dich tun?
- Geliebtes Wesen, was wünschst du dir am meisten?

Achte auf die Antworten. Sie können sich in Form von Gefühlen, Wahrnehmungen und intuitiven Gedanken äußern. Wenn du möchtest, kannst du sie in einem Tagebuch aufschreiben und sie so im Überblick behalten. Je mehr du auf die Stimme deines animalischen Wesens hörst, umso deutlicher wird sie. Mit der Zeit wird es dir leichter fallen, die Quelle deiner Essgelüste herauszufinden, seien es alte Gewohnheiten oder sei es dein animalisches Wesen. Wenn du auf seine Wünsche hörst, fördert das die Auswahl besserer Nahrungsmittel, die dann immer leichter wird.

TIPP

Finde einen engen Bezug zu deinem inneren Wesen, indem du dich auf alle Viere stellst. Spüre deine Pfoten auf der Erde. Biege und krümme deinen Rücken und stell dir vor, du wärst eine Dschungelkatze mit scharfen Instinkten. Krieche, springe, strecke dich und dreh dich auf den Rücken. Strecke die Zunge heraus und lasse dein animalisches Wesen brüllen.

DEIN GRUNDINSTINKT

Alle Lebewesen in der freien Natur wissen, was sie essen müssen, um zu gedeihen. Es wäre absurd zu glauben, ein Affe in einem tropischen Regenwald könnte verunsichert sein, was oder wann er fressen sollte. Mir wurde allmählich klar, dass sich mein Körper – wie der eines Affen oder irgendeiner anderen Kreatur – im Verlauf der Evolution so entwickelt hat, dass er weiß, wie er sich ernähren muss. Er ist nicht dumm. Seine Impulse sind weder fehlerhaft, korrumpiert noch abgetötet worden, wie ich befürchtet hatte.

Selbst wenn du dein animalisches Wesen jahrelang durch gefühllose Zwangshandlungen misshandelt hast, kannst du sicher sein, dass seine uralte Weisheit nicht verloren gegangen ist. Nach Millionen von Jahren hat die Natur deinen Körper mit dem Wissen ausgestattet, wie er sich selbst nähren muss, und dieser Instinkt lässt sich nicht auslöschen. Auch wenn deine enttäuschenden Versuche in der Vergangenheit scheinbar eindeutig beweisen, dass du den Versuch, abzunehmen, aufgeben solltest und dadurch die Wie-könnte-ich-mich-jetzt noch-ändern?-Einstellung verstärkst, sind in der Zeitzählung von Mutter Natur ein paar Jahrzehnte nicht mehr als ein kurzes Blinzeln. Du hast also noch genug Zeit.

Christopher Ryan, der Autor von *Sex at Dawn: How We Mate, Why We Stray, and What It Means for Modern Relationships*, sagte mir: „Wir tragen die Vergangenheit in uns. Wir sind die Vergangenheit. Wir sind der Entwurf von Hunderttausenden von Jahren der Vergangenheit, die sich in unserer Körpergestalt, unserem Appetit und in den Dingen, die wir für ein gesundes und glückliches Leben brauchen, äußern. Wenn jemand glaubt, er könne sich davon ausklinken, dann hat er eine äußerst undifferenzierte Einstellung zu sich selbst."

ÜBUNG
DIE KAPELLE DER WUNDER UND EHRFURCHT.

Wir können leicht in die Falle tappen, nur auf die Dinge zu achten, die uns an unserem Körper missfallen. Gewöhne dir deshalb als Gegengewicht zu diesen kritischen Stimmen im Kopf an, auf all die tollen Dinge zu achten, die dein Körper täglich für dich macht. Je mehr du die Wunder deines Körpers und alle Dinge, in denen er dich unterstützt, dankbar zur Kenntnis nimmst, umso empfänglicher wirst du für die Signale, durch die er mit dir kommuniziert.

Fühle das Staunen und die Bewunderung für die unzähligen Weisen, in denen dein Körper dir jeden einzelnen Tag dient. Du wachst jeden Morgen nach einem erfrischenden Schlaf auf. Deine Füße ermöglichen es dir, dich frei zu bewegen und die Welt zu entdecken. Du verdaust die Nahrung, die du in den Mund steckst. Du spülst Gifte aus und reparierst dich von allen möglichen Krankheiten und Verletzungen. Du genießt mit all deinen Sinnen. Und das sind nur ein paar der vielen Wunder, die dein Körper dir beschert, während er dich am Leben erhält.

Dein Instinkt ist die erste intuitive Kraft deines Körpers. Denke darüber nach, wie dein animalisches Wesen dich instinktiv versorgt, und empfinde aufrichtige Dankbarkeit für das Phänomen dieser intelligenten Lebenskraft.

GEWICHTSABNAHME IST EIN BEZIEHUNGSPROBLEM

Dieser Wechsel der Sichtweise – der den Körper von einem Gegenstand zu einem Lebewesen und im Falle einer Frau zu einem weiblichen Lebewesen macht – ist der Dreh- und Angelpunkt des Schlankwerdens durch Lebensfreude. Sobald dein Körper von einem Gegenstand ohne Gefühle zu einem weisen animalisches Wesen mit Führungsstärke wird, das Liebe und Fürsorge verdient hat, hast du eine ganz andere Dynamik für die Gewichtsabnahme erreicht. Statt eines Zahlenspiels der Kalorien, die du einnimmst und verbrennst, wird er zu einer intimen Beziehung in deinem Leben, die Zärtlichkeit und Respekt verdient hat. Sobald du deinen Körper als eine Beziehung ansiehst, die es zu entdecken gilt, statt als ein Problem, das man lösen muss, bekommst du eine ganz andere Denkweise. Deine instinktive weibliche Fähigkeit der Fürsorge anzunehmen und auf die Pflege deines tierischen Wesens anzuwenden, ist die wirksamste Strategie der gesunden und nachhaltigen Gewichtsabnahme, die ich finden konnte.

Wenn du einen Schritt zurücktrittst und dir anschaust, was ich hier vorschlage, findest du es womöglich ironisch: Ich bitte dich, deinen Körper als ein getrenntes Wesen anzusehen, um dein Bedürfnis zu erwecken, es mit Güte und Mitgefühl zu behandeln. Wenn du deinen Körper als „Ich“ oder „Mein“ betrachtest, ist es ein Leichtes, ihn schlecht zu behandeln. Womöglich behandelst du dich selbst so schlecht, wie du es bei anderen nie zulassen würdest. Doch wenn du ihn als ein anderes Wesen ansiehst, steht eine bessere Behandlung plötzlich in einem ganz neuen Licht da.

Auch wenn deine Beziehung zum Essen schon immer brutal war, du dein Äußeres hasst und schon länger, als du es zugeben willst, mit deinem Gewicht gekämpft hast, habe ich erlebt, dass eine Frau ihren Körper sofort besser behandeln will, sobald sie aus dem kulturellen Trancezustand, ihr Körper sei ein Besitz und ein Sklave des Verstands, erwacht. Sobald sie ihrem Körper die Würde zugesteht, eine berechtigte Macht in ihrem Leben zu sein, zu der sie eine echte Beziehung hat, ändert sich alles.

Um sich seine Perspektive bewusstzumachen und deine Beziehung zu ihm zu stärken, ist es wirkungsvoll, wenn du deinen Körper kontinuierlich mit den Personalpronomen *sie* und *ihr* benennst. Tu das immer dann, wenn du über deinen Körper sprichst – vor allem bei deinen inneren Dialogen mit dir selbst. Wie du schon bemerkt hast, habe ich diese Praktik in mein Leben integriert, und sie hat alles verändert.

Meine Klientin Sandy sagte mir einmal, dass diese Methode sie aus dem Spinnennetz der Gedanken in ihrem mitunter verwirrten Verstand befreit hat. Sie fühlte sich der Vorstellung, Personalpronomen zur Beschreibung ihres Körpers zu verwenden, so hingezogen, dass sie ihrem Freund Richard von dem Konzept erzählte. Auch er war davon begeistert. Richard fand Sandy zwar total sexy, doch Sandy hatte Probleme mit ihrem Körperbild und Gewicht. Als sie eines Tages überlegten, was sie zu Abend essen sollten, wurde Sandy unsicher: „Ich weiß nicht, was ich essen soll! Sollen wir essen gehen oder zuhause bleiben und uns was kochen?“ Als Richard ihre Verzweiflung sah, warf er ein: „Was will *sie* denn?“

„Sobald er das sagte, war die Antwort für mich völlig klar“, sagte Sandy. „Plötzlich wusste ich, dass sie zu unserem Lieblingsitaliener gehen und Tilapia mit Kartoffeln und Lauch essen wollte. Meine Verwirrung war wie weggeblasen.“

Die Tatsache, dass das Abnehmen im Grund eine Beziehungssache ist, ist eine gute Nachricht für Frauen, da wir dazu vorprogrammiert sind, Beziehungen zu meistern. Wir sind sozusagen Beziehungs-Ninjas. Wir sind Töchter, Schwestern, Mütter, Tanten und treue Freunde, und wir wissen intuitiv, wann eine Beziehung gesund ist und wann nicht. Wir wurden von der Evolution dazu programmiert, die soziale Harmonie sicherzustellen. Wir haben eine stärkere natürliche Affinität zu Beziehungen als Männer. Dies ist eine Eigenschaft, die sich in jeder Phase unseres Lebens erkennen lässt – schon ab der frühesten Kindheit, in der Mädchen feinfühliger auf den Stress anderer in ihrer Umgebung reagieren als Jungen. Wir haben einen sechsten Sinn für die unausgesprochenen Bedürfnisse anderer, eine Fähigkeit, die auf unserer sozialen Konditionierung beruht und die ein Beiprodukt der Evolution ist, die unser Nervensystem ausgebildet hat.

Frauen haben feine Antennen und sind empfänglich für die Gefühle anderer. Wir hören Nuancen einer Emotion aus einer Stimme heraus und lesen Unausgesprochenes in Gesichtern. Wie Louann Brizendine in *Das weibliche Gehirn: Warum Frauen anders sind als Männer* (Hoffmann und Campe, 2013) schreibt, gab die Fähigkeit der Frau, die Bedürfnisse eines Säuglings zu entschlüsseln und vorauszusehen, was ein stärkerer und aggressiverer Mann ihr antun könnte, ihr einen eindeutigen Überlebensvorteil.

Wir sind nicht nur instinktiv fürsorglich, sondern auch stolz auf diese Eigenschaft und geben sie gerne zu. Wir leben in einer Kultur, in der Frauen darauf konditioniert sind, ihre Fähigkeiten herunterzuspielen – außer dieser einen. Fürsorglich zu sein ist eine Eigenschaft, über die sich eine Frau mit der Anerkennung der Gesellschaft definieren darf, was sie umso mehr zu einer Eigenschaft macht, die das Schlankwerden durch Lebensfreude sabotiert.

Sobald mir klar wurde, dass die Heilung meiner Beziehung zu meinem Körper die Voraussetzung war, um die Herausforderung zu meistern, nahm das, was vorher der zwanghafte Versuch gewesen war, abzunehmen und mein zwanghaftes Essmuster loszuwerden, eine völlig neue und weitaus inspirierendere Seite an. Während sich bei meinen früheren Bemühungen alles um Kontrolle gedreht hatte, ging es jetzt ums Zuhören. Während es früher darum gegangen war, mir im Kopf den „richtigen Weg" auszumalen, wie ich eine Veränderung herbeiführen könnte, ging es nun darum, Raum für die wortlose, weise Führung meines Körpers zu lassen.

Aus einem Krieg der Gewichtsabnahme, den mein Verstand über meinen Körper gewinnen wollte, wurde nun Teamarbeit, ein gemeinsamer Akt zweier brillanter Teile von mir. Mir war klar, dass ich nie abnehmen würde, wenn ich die alten Regeln befolgte. Sobald ich das Prinzip einer einfühlsameren Annäherung an meinen Körper verstanden hatte, gab es kein Zurück mehr. Ab diesem Punkt schien mir der Versuch, abzunehmen, ohne mein animalisches Wesen mit einzubeziehen und auf seine Meinung zu hören, barbarisch.

Einer meiner persönlichen Helden, der Pferdeflüsterer Ray Hunt, erlebte eine ähnliche Veränderung in seinem Umgang mit Pferden. „Ich sah mir im Rückblick an, wie rüde oder grob oder verständnislos ich mit dem Tier umgegangen war", sagt Hunt in dem Dokumentarfilm über seine Arbeit *Turning Loose*. Irgendwann wurde Hunt berühmt für die Art, wie er Pferde mit Sanftheit statt erzwungener Unterwerfung zähmt und trainiert. Doch das war nicht von Anfang an der Fall.

„Der Teil, den ich übersehen hatte, war, dass ich mit einem lebendigen, atmenden, fühlenden Tier arbeitete, das eigene Entscheidungen trifft. Ich dachte, wenn es ihm nicht passt, ist es selber schuld. Meiner Meinung nach hatte das Pferd kein Recht auf eine eigene Meinung. Es sollte nur das tun, was ich ihm sagte“, schildert Hunt seine frühere Einstellung, die die gefühllose Einstellung widerspiegelt, die viele Frauen ihrem Körper gegenüber im Namen der Gewichtsabnahme haben.

Als Hunt klar wurde, dass Pferde eigene Gefühle haben, veränderte er seinen Trainingsstil radikal. „Es wurde eine ganz neue Herausforderung für mich, Harmonie mit dem Pferd zu erreichen, *mit* ihm arbeiten zu können. Ich wollte erreichen, dass das Pferd genauso viel Spaß daran hatte wie ich“, sagt er in *Turning Loose.*

Die Partnerschaft, die du zwischen deinem Verstand und deinem animalischen Wesen aufbaust, muss euch beiden Spaß machen. Deswegen nenne ich meine Methode „Schlankwerden durch Lebensfreude“. Auf dieser Reise wirst du herausfinden, wie du uneingeschränkten Spaß an dieser neuen und authentischen Beziehung zu deinem animalischen Wesen haben kannst, während du dein Essen vollständig genießen kannst und echte, anhaltende Freude in allen Lebensbereichen findest.

ÜBUNG
BEFRAGE DEIN ANIMALISCHES WESEN.

Es ist Zeit, die Kommunikationswege zu öffnen, damit du mit deinem Wesen direkt sprechen kannst. Am Anfang mag es dir seltsam vorkommen, so, als würdest du Selbstgespräche führen, doch schon bald wird es dir zur Gewohnheit werden, dich auf diesen Teil deiner selbst einzustellen. Lass es wissen, dass du abnehmen, eine gesunde Beziehung zum Essen bekommen und dich ohne Vorbehalte an deinem weiblichen Körper erfreuen willst, und versichere ihm, dass du es gemeinsam mit ihm tun willst.

In dieser Übung interviewt der Verstand das animalische Wesen. Die Aufgabe deines Verstands ist es, der Stimme deiner animalischen Kreatur gut zuzuhören. Dein Körper hat eine einzigartige Weise, sich mitzuteilen. Sie unterscheidet sich von der Art, wie dein Verstand kommuniziert. Höre deinem Körper zu und lerne, ihn zu verstehen.

Stelle ihm folgende Fragen:

- Wie kann ich das Abnehmen für dich angenehmer machen?
- Welche deiner Wünsche oder Bedürfnisse habe ich bisher vernachlässigt?
- Welche Lebensmittel tun dir besonders gut?
- Was ermöglicht es dir, dich lebendig zu fühlen?
- Was kann ich tun, damit du dich von mir angenommen fühlst?
- Was kann ich tun, damit du dich schön fühlst?

Sei für das, was du hörst, empfänglich und schreibe die Antworten auf.

DEIN ANIMALISTISCHES WESEN LIEBEN

Wenn du anfängst, deinen Körper nicht mehr als einen Gegenstand zu erleben, und ihn zu einer lebenden Kreatur machst, wird er als dein wichtigster Partner lebendig werden, vor allem auf deiner Suche nach Genuss und Lebensfreude. Dein Körper ist der körperliche Teil von dir, der dich das Leben durch die Sinne erleben lässt. Auch wenn wir den geistigen Spaß eines Kreuzworträtsels oder eines Buches genießen können, werden die Arten von Freude, die beim Abnehmen das Meiste erreichen, die Genüsse sein, die du durch deine Sinne erfährst.

Ich habe viele liebevolle Namen für mein animalisches Wesen, wie zum Beispiel mein Mädchen, meine Dame, meine Partnerin und meine Freundin. Und auch wenn glückliche, gesunde, nährende Beziehungen zu anderen ein notwendiger Bestandteil eines befriedigenden Lebens sind, ist die Beziehung zu deinem Körper die wichtigste von allen. Saida Désilets, die Autorin von *Emergence of the Sensual Woman*, beschreibt diese Verbindung zwischen deinem Körper und deinem Geist als deine „Primärbeziehung".

Du kannst in all deinen anderen Beziehungen ein Rockstar sein, doch wenn die Primärbeziehung zwischen Körper und Geist nicht gedeiht, wird das alles andere in deinem Leben überschatten. Ganz egal, wie reich du bist, egal, wie beliebt oder schlank du bist – wenn deine Primärbeziehung nicht liebevoll und intim ist, wird das alle anderen Freuden und Glücksquellen, die dir zur Verfügung stehen, beeinträchtigen. Abzunehmen ist keine Garantie dafür, dass du dann deinen Körper lieben wirst. Vom Stereotyp des Supermodels, das

Zweifel an seiner Attraktivität hat, bis hin zu den unzähligen Frauen, die keine Ahnung haben, wie toll sie aussehen, und die weiterhin mit ihrem Körper unzufrieden sind – tief in unserem Inneren wissen wir alle (auch wenn wir es vielleicht nicht zugeben wollen), dass gutes Aussehen nicht reicht, um uns gut zu fühlen. Erst wenn du lernst, deinen Körper bedingungslos zu lieben, wirst du offen dafür, deine Körperform in all ihrer femininen Pracht zu lieben.

Wenn du eine wirklich gute Primärbeziehung zu deinem Körper hast, liebst du ihn und bist im Gleichgewicht mit ihm, ganz egal, welche Körpergröße du hast. Durch diese gesunde Grundlage wirst du schon Übung darin haben, dich bedingungslos zu lieben und es auch in deiner neuen Figur tun, wenn du abnimmst. Dieses Verständnis, diese Liebe zu deinem Körper muss erfolgen, bevor du dauerhaft abnehmen kannst. Das ist eine der Säulen, auf der die Methode des Schlankwerdens durch Lebensfreude steht.

TIPP

Dein animalisches Wesen sehnt sich nach körperlicher Aufmerksamkeit, die deine liebevollen Berührungen einschließt. Atme tief ein und aus, während du dir übers Haar streichst, dein Gesicht streichelst und dich umarmst. Berühre deine Brüste. Streichle deinen Bauch, den unteren Rücken, deine Hüften und Beine. Genieße die Gefühle, die dabei hochkommen.

DEINE INNERE EHE

Stell dir deinen Geist und Körper als Mann und Frau vor, als intime Partner in einer inneren Ehe. Anders als eine konventionelle Ehe, bei der eine Scheidung immer möglich ist, ist diese Ehe zwischen Körper und Geist tatsächlich eine Beziehung, „bis dass der Tod euch scheidet". Als ich anfing, meinen Körper als meine treue Partnerin anzusehen, wurde mir bewusst, dass es sinnvoll war, dieser Beziehung mein Bestes zu geben, um eine gute Ehe zu haben, da sie eine feste Beziehung für den Rest meines Lebens war. Und warum sollte es keine gute Ehe sein? Oder noch besser: die leidenschaftlichste, schönste, liebevollste Ehe, die es je gegeben hat?

Ich stellte mir zwei Schlüsselfragen: Welche Eigenschaften hat die ideale Ehe, und wie kann ich diese Beziehung aufbauen? Liebe, Mitgefühl, Güte, Neugier, Kreativität, Leidenschaft, Vertrauen und viele andere positive Attribute kamen mir in den Sinn. Vor allem dachte ich daran, dass ideale Partner Freunde sind. Dieses Verständnis ermöglichte es mir, aufzuhören, meinen Körper zu verurteilen, und zu lernen, liebevoll, fürsorglich und gütig zu allen Teilen von mir zu sein.

Es überrascht sicher nicht, dass die Kultivierung dieser Beziehung denselben Level emotionaler Bereitschaft erfordert, den du jeder wichtigen Beziehung entgegenbringen würdest. Als ich fähig war, mich vom kritischen Geplapper meines Verstandes über meinen Körper loszusagen, entdeckte ich eine Bereitwilligkeit in meinem animalischen Wesen, die mir den Atem verschlug. Es stimmt: Mein Körper war verständlicherweise wütend auf meinen Verstand, weil er seine Bedürfnisse vernachlässigt hatte. Doch wie ich feststellte, war er auf einer tieferen Ebene ein treu ergebener Begleiter, der die schlechte Behandlung in der Vergangenheit verzeihen und vergessen konnte. Er freute sich darauf, die Beziehung erneut aufzubauen. Du wirst feststellen, dass, sobald dein Verstand bereit ist, deinen Körper zu akzeptieren, dein animalisches Wesen da ist und schwanzwedelnd darauf wartet, deine Liebe und Aufmerksamkeit zu empfangen – wie ein Welpe, der dich voller Freude und Begeisterung begrüßt, ganz egal, wie viele Stunden du ihn alleingelassen hast.

MITGEFÜHL: DIE MAGISCHE ZUTAT FÜR EINE WUNDERVOLLE BEZIEHUNG

Der Dalai Lama sagt, dass Mitgefühl die Radikalität unserer Zeit ist. Mitgefühl für dein animalisches Wesen zu haben bedeutet Mitgefühl mit seinem Kummer und der Wunsch, seinen Schmerz zu lindern. Fange damit an, die Situation deines Körpers von innen heraus zu spüren, statt ihn von außen zu betrachten. Sagen wir mal, dir gelüstet nach einem Keks. Vielleicht fühlt es sich so an, als würde das Verlangen von ihm kommen, so, als wollte es das und bäte dich darum. Doch wenn du das Verlangen mit Mitgefühl und Neugier näher untersuchst, kannst du in sein Universum einsteigen und sehen, was tatsächlich los ist. Hat es wirklich Hunger? Langweilt es sich?

Ist es wütend oder gestresst und will sich mit dem Keks trösten? Hungert es nach etwas anderem, was nichts mit Essen zu tun hat? Lass dein Mitgefühl weiter nachfragen, um zu überlegen, wie es sich fühlen wird, wenn es den Keks gegessen hat. Wird es das Gefühl haben, sich selbst betrogen zu haben, weil es weiß, dass Kekse nicht in die Kategorie der nährenden, frischen Nahrungsmittel gehören, durch die es sich topfit fühlt? Wird es sich erschöpft fühlen und sich hilflos dem Energiesturz hingeben, der nach einem kurzen Energiestoß durch Zucker folgt?

Mitgefühl lässt dich die Nöte deines animalischen Wesens spüren und gibt dir gleichzeitig Zugang zu einer neuen Quelle der Motivation. Wenn du dir der Auswirkung deiner Handlungen auf dein Wesen vollkommen bewusst bist, willst du seine Bedürfnisse erfüllen. Im Gegensatz zu Selbstmitleid, das dich möglicherweise hilflos oder hoffnungslos macht, öffnet Mitgefühl dir das Herz für dein inneres Tier und erweitert deinen Sinn für die Möglichkeiten. Es gibt dir die Macht zurück, dein eigenes Schicksal bestimmen zu können.

ÜBUNG
DIE GRUNDBEDÜRFNISSE DEINES ANIMALISCHEN WESENS ERFÜLLEN.

Dein animalisches Wesen hat nur wenige Grundbedürfnisse: saubere Luft, viel Wasser, gesunde Nahrung, gesunder Schlaf, tägliche Bewegung, Sex, eine Unterkunft, Gesellschaft, Entspannung und ein bisschen Spaß. Ich habe die Erfahrung gemacht, dass dein Körper gerne mit deinem Wunsch, abzunehmen, kooperieren wird, wenn du Mitgefühl mit ihm hast und seine Grundbedürfnisse erfüllst. Doch wenn die Grundbedürfnisse vernachlässigt werden, kann es sein, dass er sich weigert, auch nur ein Gramm nachzugeben!

Frage dich daher ehrlich: Bist du gut zu deinem animalischen Wesen? Sorgst du für genug frische Luft? Trinkst du ausreichend Wasser? Bekommst du genügend Schlaf? Hast du gute Freunde? Wenn nicht, sind diese offensichtlichen Grundschritte auf dem Weg zum dauerhaften Schlanksein durch Lebensfreude nötig.

Denke als Nächstes über deine Beziehung zu deinem animalischen Wesen nach. Ist es eine Beziehung, in der es misshandelt wird? Eine Beziehung, in der es vernachlässigt wird? Oder ist es eine freundliche, liebevolle, leidenschaftliche und harmonische Beziehung?

Frage dich anschließend: Wenn die Qualität meines Lebens und das erfolgreiche Abnehmen davon abhängen, dass mein animalisches Wesen glücklich ist, was gehört dann zu seinem Glück? Frage es und schreibe seine Antworten auf.

DEIN ANIMALISCHES WESEN IST STARK UND KLUG

In *The Triune Brain in Evolution* erklärt der Neurologe Paul MacLean, dass das menschliche Gehirn aus drei verschiedenen Strukturen besteht, die im Laufe der Evolution hintereinander hinzukamen: das Reptiliengehirn, das Säugetiergehirn und der Neokortex. Das Reptiliengehirn entspricht der physikalischen Welt, das Säugetiergehirn der emotionalen Welt und der Neokortex entspricht der konzeptuellen oder intellektuellen Welt.

Beobachte eine Eidechse in ihrer natürlichen Umgebung. Das gibt dir eine klare Vorstellung davon, womit sich das Reptiliengehirn beschäftigt – dem Überleben und der Vermehrung durch Aktivitäten wie zum Beispiel Nahrungssuche, Paarung und die Verteidigung seines Territoriums. Das Säugetiergehirn, das auch das limbische System genannt wird, besitzt die Fähigkeit, Gefühle zu empfinden. Es ist für Liebe, Umsorgen und Gegenseitigkeit zuständig; es fördert die Fähigkeit, sich mit anderen verbunden zu fühlen und sich als Gruppe zu organisieren und zu handeln. Der Neokortex befähigt uns zu symbolischem Denken, was es uns ermöglicht, Geschichten zu kreieren, Konzepte zu erfinden und Sprache für die Planung und Beschreibung unserer Wahrnehmungen anzuwenden.

Dein animalisches Wesen wird von der Kombination des Reptiliengehirns und des Säugetiergehirns gelenkt. Das ist der Grund, weshalb es sich so häufig im Widerspruch zu deiner denkenden Seite, dem Neokortex, befindet. Kein Wunder, dass sich dein Körper vom Willen deines Verstands zurückhalten lässt! Mit vereinten Kräften sind Reptiliengehirn und Säugetiergehirn dem Neokortex zwei zu eins überlegen. Wenn dein Körper also nach einem Keks zu viel greift, setzen sich diese primitiveren Teile des Gehirns über deinen fortgeschritteneren Verstand hinweg. In der Zwischenzeit wird dein Neokortex, der seine Autorität behaupten will, einen Grund finden, um die Handlung zu rationalisieren („Du hast heute so hart gearbeitet, du hast dir ein paar Kekse verdient"). Das ist der Grund, warum so viele von uns Tag für Tag in die Keksdose greifen, auch wenn unser Verstand genau weiß, dass das nicht gerade förderlich für unser Ziel – abzunehmen – ist.

Lass mich dieses Konzept noch einmal verdeutlichen. Dein animalisches Wesen ist stärker als dein hochentwickelter, rationaler Verstand. Die konventionelle Schlankheitskur scheitert deswegen, weil sie versucht, das Unzähmbare zu zähmen und zu kontrollieren. Die Methode des Schlankwerdens durch Lebensfreude ist erfolgreich, weil sie diesen Irrweg gar nicht erst ausprobiert. Stattdessen versucht sie, die klügste Beziehung zwischen den stark unterschiedlichen, doch gleichermaßen brillanten Teilen deiner selbst zu kultivieren, damit sie gemeinsam eine Lösung finden.

GIB DEINEM ANIMALISCHEN WESEN SEINE WÜRDE ZURÜCK

Wenn ich voller Freude die Offenbarung verkünde, dass der Verstand mit einem animalischen Wesen gepaart ist, sehen mich die Frauen oft so entsetzt an, als würde ich ihnen sagen, sie sollten sich damit zufrieden geben, ein Leben lang mit einem unkontrollierbaren Biest eingesperrt zu sein! Ihre Reaktion überrascht nicht. Unsere ganze Kultur basiert auf dem Glauben, der Verstand sei dem Körper überlegen. Die Religionen haben die körperfeindliche Einstellung verstärkt. Du solltest den Grad, in dem körperfeindliches Denken sich in deinem Verstand festgesetzt hat, nicht unterschätzen. Was du als fraglose „Wahrheit" über deinen Körper und seinen Wert ansiehst, ist in Wahrheit eine erlernte Überzeugung, die dir seit der Geburt eingetrichtert wurde: nämlich dass der Körper im Grunde schlecht, schmutzig und mit Makeln behaftet ist.

Neben anderen Wünschen und Bedürfnissen gehört Sex zu unseren stärksten Impulsen, und wenn wir uns wegen des natürlichen Drangs unseres Körpers schämen oder ihn unterdrücken, macht uns das zum Krüppel. Frauen wird beigebracht, Spaß oder Sex nicht zu sehr zu genießen, und wenn wir es doch tun, werden wir vom Rest der Gesellschaft verachtet und als Schlampe angesehen. Eine meiner Klientinnen, die unter einem lähmenden negativen Körperbild litt, hatte einen Vater, der Geistlicher beim Militär war. Sie fragte mich: „Wie kann ich lernen, meinen Körper zu lieben, wenn ich die Tatsache, dass ich ein sexuelles Wesen bin, hasse?" Die Antwort lautet: Du kannst es nicht.

Wenn ich mich als Dozentin des Schlankwerdens durch Lebensfreude vorstelle, werde ich häufig mit einem unterdrückten Kichern gefragt: „Sie meinen, es geht um Sex, oder?" Vermutlich denken die Teilnehmerinnen, ich würde mir meinen Lebensunterhalt damit verdienen, indem ich Rezepte für „Sex-Fitnessübungen" ausstelle, und da ich das Bild in ihren Köpfen nicht noch bestätigen möchte, bin ich versucht, nein zu sagen. Doch in Wahrheit lautet die Antwort: Ja. Abnehmen durch Lebensfreude hat viel mit Sex zu tun.

Dein animalisches Wesen ist ein sexuelles Wesen. Es wurde geboren, um seine eigenen sexuellen Wünsche zu verkörpern und die Wünsche anderer zu erfüllen. Bevor du das sexuelle Wesen deines Körpers schätzen und honorieren kannst und deinen Frieden mit Sex schließt, kannst du nicht in Frieden mit deinem Körper leben – und auch nicht mit sinnlichen Genüssen oder Essen. Und bevor du nicht deinen Frieden mit Essen geschlossen hast, wirst du auch nie in Frieden mit deinem Gewicht leben können. Daher ist das Loslassen der Scham über Sex und Genießen ein notwendiger Ansatz für das dauerhafte Abnehmen.

Obwohl die stärkste Assoziation, die die Gesellschaft mit Sex verbindet, in Scham gehüllt ist, war das nicht immer so. Urvölker hielten Sex nicht für etwas Schlechtes: Sie sahen Sexualität als etwas Mächtiges und Magisches an. Archäologische Funde liefern Beweise dafür, dass die ersten religiösen Rituale Sexualrituale waren. Urmenschen verehrten die Rolle, die Sex beim Wunder des Lebens spielt, was sich an den ältesten Beispielen menschlicher Kunst erkennen lässt – Felsmalerei und Tonfiguren, die die weiblichen Genitalien abbilden.

Voragrarische Völker waren Animisten. Sie glaubten, Tiere, Pflanzen und Gegenstände hätten eine spirituelle Essenz. Sie hielten alle Lebensformen für göttlich und verehrten die Natur. Der weibliche Körper wurde als ein heiliges Gefäß und ein Tor zum Leben angesehen. Es gab eine prähistorische Zeit – bevor Männer entdeckt hatten, welche Rolle sie bei der Empfängnis spielen –, in der Frauen für ihre Rolle als Erzeugerin von Leben verehrt wurden. (Ich frage mich amüsiert, wann wohl der Moment kam, in dem die erste Frau die Verbindung zwischen ihrem Neugeborenen und der Nacht, die sie mit einem gutaussehenden Höhlenmann neun Vollmonde zuvor verbracht hatte, erkannte.)

Als wir uns zu Jägern und Sammlern entwickelten, begriffen wir, dass wir zur Erde gehörten. Doch mit der Zeit änderte sich unsere Einstellung. Wir begannen zu glauben, die Erde würde zu uns gehören. Die Erde wurde weniger als der Himmel, der Körper wurde weniger als der Verstand, Gefühle wurden weniger als Gedanken, und Frauen wurden weniger als Männer. „Frauen wurden aus gleichwertigen, geschätzten, zentralen Mitgliedern der Gesellschaft zu kaum mehr als Brutvieh“, schreibt Christopher Ryan. Wenn solche Überzeugungen in den Wandteppich unserer Kultur eingewoben wurden – ist es da ein Wunder, dass Frauen ihren eigenen Körper objektivieren und degradieren?

Dieses Patriarchat, das wir verinnerlicht haben, ist zugange, wenn wir unseren Körper wie unser Eigentum behandeln und die körperlichen Bedürfnisse kaum oder gar nicht beachten. Und daher wenden wir Strategien zum Abnehmen an, die darauf aus sind, unser animalisches Wesen zu besiegen. Beim Schlankwerden durch Lebensfreude geht es darum, die patriarchalische Konditionierung abzuschütteln. Es ist an der Zeit, uns wieder wirklich zu lieben. Es ist an der Zeit, die Dinge wieder geradezurücken und dem Körper seinen rechtmäßigen Platz als vertrauenswürdigen und anerkannten Führer wiederzugeben.

Zum Glück haben wir noch Rollenmodelle, von denen wir lernen können, während wir das Gleichgewicht wiederherstellen. Auch wenn die Globalisierung mit einer verheerenden Ausbeutung der Umwelt einhergeht, ist einer ihrer Vorteile die Chance, von intakten Urkulturen zu lernen, die immer noch das Weibliche achten und verehren. Ein solches Beispiel ist die Kultur der Quechua-Indianer der Anden. In ihrer Sprache heißt die Erde *Pachamama*, was buchstäblich „Mutter Welt“ bedeutet. Der spirituelle Lehrmeister Javier Regueiro, der in Peru lebt und bei zahlreichen Lehrmeistern in den

Gebieten Iquitos und Pucallpa in die Lehre ging, erklärte mir: „Die Quechua erleben und nehmen unseren Planeten als einen lebendigen Organismus wahr, der im Wesentlichen weiblich ist. Es ist eine überaus fröhliche, großzügige Mutter, die uns nährt und versorgt. Durch ihren unermüdlichen Prozess der Reproduktion überschüttet sie uns mit Luft, Wasser, Nahrung und Schönheit. Sie wird als Verkörperung des Überflusses dargestellt. Sie *ist* Überfluss, immerwährende Schöpfung, die sich wandelt und weiterentwickelt."

Wenn du Mutter Erde als heilig anerkennst, kannst du darauf vertrauen, dass auch dein Körper heilig ist. Die vorherrschende Glaubensindoktrination der „Transzendenz" lehrt uns, dass wir das Göttliche erfahren, indem wir die körperliche Welt überwinden, was uns wiederum von unserem Körper entfremdet und meistens dazu führt, zu glauben, er sei schmutzig und sündig und seine Wünsche seien verdorben. Die Rückkehr zu den spirituellen Werten der geerdeten Kulturen erinnert uns jedoch wieder an das „Innewohnen", die Vorstellung, dass wir das Göttliche durch die physikalische Welt erleben. Das Innewohnen erhöht das Weibliche und lehrt uns, das natürliche Geschöpf, das unser Körper ist, wertzuschätzen.

Du kannst deinen Kampf mit Essen, deinem Gewicht und Körperbild als den Aufruf zum Glauben an das Innewohnen und die Rückkehr zu den weiblichen Werten betrachten. Wie Javier Regueiro lehrt, geht es beim weiblichen Bewusstsein oder auch dem mütterlichen Bewusstsein um die Inklusion aller Geschöpfe – im Gegensatz zum männlichen Bewusstsein, das sich um das Überleben der Stärksten und die Anerkennung derjenigen, die es bis ganz nach oben schaffen, dreht. Wenn du anfängst, aus diesem Bewusstsein heraus zu leben, wirst du die Bedürfnisse deines Körpers nach frischen, gesunden Nahrungsmitteln, körperlichen Aktivitäten, liebevollen Beziehungen und dem Ausleben deiner Kreativität und Sexualität nicht länger vernachlässigen können. Du wirst nie mehr eine kalte, gefühllose Herrin deines Körpers sein können, die ihn mit Junkfood misshandelt, nur weil das auf einfache Weise den Hunger stillt.

TIPP

Mache einen stillen Spaziergang draußen in der Natur, um dich an die intime Verbindung zwischen deinem animalischen Wesen und Mutter Erde zu erinnern. Wandere durch den Wald, gehe am Flussufer entlang oder schlendere durch einen Park. Öffne deine Sinne für die Wunder der physikalischen Welt um dich herum und für den Zauber deines eigenen physikalischen Körpers.

VEREINE DICH WIEDER MIT DEINEN WILDEN GELÜSTEN

Für manche Frauen sind die ungezähmten animalischen Gelüste von Tieren das Bedrohlichste an meiner Philosophie der Anerkennung, dass unser Körper ein animalisches Wesen ist. Während es einst zum großen Mysterium gehörte, dass gewisse Dinge unbekannt bleiben, ist in einer Kultur, in deren Mittelpunkt der Verstand steht, alles Unbekannte eine Bedrohung. Unsere Kultur fürchtet sich vor unserer wilden Seite, da sie Wildheit mit brutalem, unkontrolliertem Verhalten in Verbindung setzt.

Wenn du anerkennst, dass dein Körper ein weises animalisches Wesen ist, das Entscheidungen trifft und instinktiv weiß, was es essen muss, um abzunehmen, dann musst du deinen wilden, rohen Instinkten in allen Lebensbereichen vertrauen. Du kannst nicht nur deinen Gelüsten vertrauen, wenn es ums Essen geht, und an ihnen zweifeln, wenn es um Sex oder Beziehungen geht. Das ist der Grund, weshalb das Schlankwerden durch Lebensfreude viel mehr als nur eine Diät oder auch ein anderer Lebensstil ist. Bei dieser Methode geht es um den radikalen Akt, in jeder Dimension des Lebens nicht nur dein Vergnügen, sondern auch deine Wildheit ernst zu nehmen.

Die letzte Hürde, die meine Befreiung aus zehn Jahren Bekämpfung des emotionalen Essensdrangs markierte, war der Wille, all meine Gelüste zu akzeptieren, ganz egal, wie einfach oder wild sie sind. Ich war dazu erzogen, zu glauben, dass Verlangen gefährlich ist. Um zu vermeiden, von meinen Eltern getadelt zu werden, versteckte ich meine Gelüste so gut ich konnte – meine heimlichen Verabredungen mit Essen und die Erforschung meiner Sexualität. Doch als mir bewusst wurde, dass mein Körper ein animalisches Wesen mit angeborenen Gelüsten ist, die gut und klug sind, konnte ich diesen Konflikt endlich hinter mir lassen. Als ich das Vertrauen in meine Sehnsüchte zuließ, war die Antwort meines Körpers auf die Frage: „Auf welches Essen hast du Lust?" zu meiner totalen Überraschung keine „verbotenen Speisen" wie Eis oder Kuchen. Stattdessen sagte er mit lauter Stimme: „Ich hätte gern Lachs, Naturreis und Gemüse." Da merkte ich, dass ich den Gelüsten meines Körpers vertrauen konnte und dass sie mich bei der Lösung meiner Gewichtsprobleme und meiner Beziehung zum Essen lenken würden.

ÜBUNG
WONACH SEHNST DU DICH?

Mache eine Liste deiner tiefsten Sehnsüchte. Was willst du wirklich vom Leben? Wonach sehnst du dich? Wonach sehnt sich dein Herz am meisten? Wonach sehnt sich dein Körper am meisten? Wonach sehnt sich deine Seele am meisten?

Diese Sehnsüchte brauchen nicht praktisch, leicht zu erfüllen oder gesellschaftlich akzeptabel zu sein. Es müssen nur die Sehnsüchte sein, die tief in deinem Inneren leben und dich rufen. Es können sexuelle Wünsche, finanzielle Wünsche, ein gewünschter Lebensstil, emotionale Wünsche, Sehnsüchte nach Essen, Menschen, Orten sein. Und es können auch verbotene Gelüste sein – alles, was dir in den Sinn kommt. Befreie dich beim Schreiben dieser Liste, so dass du echt und ehrlich, verletzlich und offen bist.

Akzeptiere deine Sehnsüchte als deine eigenen. Lese die Liste jeden Tag durch. Atme deine Wünsche ein. Das Geheimnis, wie du den größten Gewinn von deinen Wünschen erhältst, ist, nicht nur ihre Erfüllung, sondern auch die Erfahrung der Sehnsucht an sich zu genießen. Bewahre deine Wünsche als Quellen der Freude an sich in deinem Inneren, selbst wenn du nicht weißt, wie du sie umsetzen kannst.

TIPP

Jeder Tag bietet die Gelegenheit zu einer Tanzpause. Alles, was du dazu brauchst, ist, ein ganzes Lied lang zu tanzen, um dich mit deinem animalischen Wesen zu verbinden. Wähle ein Lied (oder auch drei!), und genieße deinen Körper beim Tanzen. Du bist mit dem Geschenk eines menschlichen Lebens gesegnet worden. Wissenschaftler sagen, die statistische Wahrscheinlichkeit, als Mensch geboren zu werden (im Gegensatz zu einer Schildkröte oder einem Baum) ist 1:400 Billionen. Tanze voller Dankbarkeit, um dir zu vergegenwärtigen, was für ein Glückskind du bist.

GENUSSVOLLE ESSPRAKTIK 1

MIT DEINEM ANIMALISCHEN WESEN IN VERBINDUNG TRETEN.

Die erste genussvolle Esspraktik verbindet dich vor dem Essen mit deinem Körper. Stell dir vor, du isst zusammen mit einer Freundin, und diese Freundin ist dein animalisches Wesen. Frage es, wie es ihm geht, während ihr am Tisch Platz nehmt. Achte auf seine Wünsche. Hat es irgendwelche Bedürfnisse, wie zum Beispiel ein Glas Wasser oder eine bequemere Sitzhaltung?

Frage es dann, was es gerne essen würde. Höre aufmerksam zu und basiere deine Essenswahl auf der Zusammenarbeit von Körper und Verstand. Möglicherweise bittet dein animalisches Wesen um Dinge, vor denen sich dein Verstand scheut, wie beispielsweise Kartoffelchips oder Cupcakes. Sei nicht beunruhigt, wenn das passiert. Sich über seine Gelüste zu schämen schadet mehr als das Essen an sich. Wenn du wirklich Appetit darauf hast, nachdem du seinen Wünschen aufmerksam zugehört hast, dann tue es. Suche nach dem, was du essen möchtest. Wähle die beste Qualität mit den besten und frischesten Zutaten aus.

* * *

Jetzt, da du dich wieder mit deinem animalischen Wesen verbunden hast und deine instinktiven weiblichen Wünsche respektierst und auf sie achtest, besteht der nächste Schritt auf unserer Reise des Schlankwerdens durch Lebensfreude darin, die angeborene Sprache deines Körpers – die Freude ist – zu lernen.

„Lasse dein Verlangen nach Freude
– dein Verlangen nach Wohlbefinden –
das einzige Licht sein, das deinen Weg erleuchtet."

ABRAHAM HICKS

2

DAS GENUSSPRINZIP

Als ich noch mit meinem Gewicht und meiner Beziehung zum Essen kämpfte, war ich davon überzeugt, dass zu viel Genuss die Ursache meines Problems war. Ich will in meinem Leben jeden Tag voll ausschöpfen, und ich gebe mich mit Begeisterung allen Freuden des Lebens hin – einschließlich Essen. Als ich noch esssüchtig war, schwelgte ich in meinen Lieblingsspeisen, wie zum Beispiel Käse, Brot, Kekse, Kuchen, Eis und Schokolade. Ich schämte mich für meine Beziehung zum Essen und hasste die Auswirkungen auf meine unförmige Taille. Warum tat ich es immer wieder? Die Antwort war einfach: Weil es mir Genuss bereitete, diese Dinge zu essen.

Es fiel mir daher leicht, zu vermuten, dass Genuss die Wurzel des Übels war. Ich dachte, wenn ich nur nicht diesen verdammten Drang nach Genuss hätte, würde ich nicht zu viel essen und wäre auch nicht übergewichtig. Stattdessen wäre ich schlank und schön! Also machte Genuss mich misstrauisch. Ich machte meine Gelüste verantwortlich dafür, dass sie die böse

Macht waren, die mich dazu brachten, die Dinge zu essen, von denen ich wusste, dass ich sie nicht essen sollte. Unabhängig von der Meinung meines Verstands und ganz egal, wie sehr ich mich bemühte, die Situation unter Kontrolle zu behalten – mein Körper war vergesslich und schien von den Verlockungen unaufhaltsam angezogen zu werden.

Ich klagte oft darüber, was für ein fieser Streich es sei, den die Natur der Menschheit spielen würde: Nämlich dass sich Genuss so gut anfühlt, aber unangenehme Folgen hat. Warum schmeckt Käse so köstlich, wenn wir mit Gewichtszunahme bestraft werden, weil wir ihn essen? Was mir damals nicht bewusst war, war meine verdrehte Sichtweise. Mein Problem war nicht etwa, dass ich zu viel Spaß am Leben hatte, sondern mein Problem war, dass ich zu wenig Spaß am Leben hatte! Ich bin erzogen worden, Spaß als eine gelegentliche Belohnung für harte Arbeit anzusehen, und mein Leben spiegelte diese Überzeugung wider. Ob Schule, Sport, Musik oder einer meiner vielen Jobs: Ich war das Paradebeispiel eines Arbeitstiers. Außer beim Essen und Sex, was mich mit Scham erfüllte, war Lebensfreude nicht mehr als eine Nebensache. Für mich war Lebensfreude etwas, was verdient werden musste.

Tatsächlich sind Freude und Spaß eine biologische Notwendigkeit. Im Gegensatz zu dem, was die Gesellschaft uns weismacht, ist Freude wie das Atmen kein Luxus, sondern ein nicht verhandelbares Bedürfnis. „Spaß in seiner Essenz ist gesundheitsfördernd. Der Grund, warum sich etwas gut anfühlt, ist, dass es einen evolutionären Grund gibt, danach zu suchen", sagt Christopher Ryan.

Alle Lebewesen gehorchen einem gemeinsamen evolutionären Prinzip, seit sie auf der Erde existieren: Suche Spaß und vermeide Schmerz. Von der einfachen Amöbe bis hin zum komplexen Menschen ist dieser Mechanismus der evolutionäre Kompass, der jede Lebensform auf unserem Planeten sicher in seine heutige Entwicklung geführt hat.

Als beispielsweise unsere Vorfahren das Feuer und die Vorteile, die es mit sich bringt – wie Essen kochen, Wärme bieten und Raubtiere fernhalten – entdeckten, wussten sie, dass sie auf eine gute Sache gestoßen waren. Du kannst Gift darauf nehmen, dass sie nicht herumsaßen und moralische Bedenken äußerten: „Glaubt ihr, dass wir es wirklich genießen sollten? Ist es so angenehm, dass es uns schaden könnte? Wird es unsere Arbeitsethik untergraben?“ Mit Sicherheit nicht. Ihre instinktive Weisheit sagte ihnen, dass die Annehmlichkeiten des Feuers, nämlich der Lebensunterhalt, Wärme und Schutz, ihrem Überleben förderlich sein würden. Gleichzeitig lehrte der Instinkt, Schmerzen zu vermeiden, ihnen: „Die Flammen sind heiß. Setzt euch nicht zu nahe ans Feuer, sonst holen wir uns Verbrennungen.“ Anders ausgedrückt: Unsere Vorfahren waren erfolgreich, weil sie sich auf das Genießen konzentrierten und Schmerzen mieden. Du bist hier, weil deine Vorfahren fleißige Spaßsucher waren. Wie der Experte in Selbstliebe, Michel Madie, sagt: „Es machte Spaß, sich fortzupflanzen, zu essen, den Kindern die Brust zu geben und ihnen Dinge beizubringen. Es machte Spaß, zu einer Gemeinschaft zu gehören und einander zu beschützen.“

Heute ist Spaß weiterhin ein Bestandteil, der notwendig ist, um zu überleben, vor allem, wenn es ums Essen geht. Wissenschaftliche Untersuchungen zeigen, dass wir unserem Stoffwechsel auf die Sprünge helfen, wenn wir mit Genuss essen; dies fördert die Verdauung und hilft beim Abnehmen. Beim simplen Akt des Essens werden Wohlfühl-Biochemikalien freigesetzt, die Endorphine genannt werden. Allein diese Tatsache deutet darauf hin, dass aus evolutionärer Sicht vorgesehen ist, dass Essen eine angenehme Beschäftigung ist. Auch Endorphine stimulieren den Stoffwechsel, und wie Marc David in seinem Buch *The Slow Down Diet* erklärt, verbrennen dieselben Biochemikalien, die uns beim Essen ein Wohlgefühl geben, zugleich auch Fett. Wenn wir all das zusammenzählen, lautet die Lektion: Wenn Essen angenehmer wird, stärken wir unsere Fähigkeit, abzunehmen. Ist das nicht fantastisch?

Tragischerweise sind wir so stark darauf konditioniert, unserem Spaß am Essen zu misstrauen, dass viele von uns sich dafür schämen, wenn wir unsere Lieblingsspeisen genießen. Wir fürchten, dass unser Heißhunger ein Beweis für eine innere Schwäche ist, die wir unter Kontrolle haben müssten. Doch Essen soll genossen und mit Begeisterung gegessen werden, nicht mit Zurückhaltung oder analytischer Logik, wie wissenschaftliche Forschungen beweisen. Schuldgefühle beim Essen fördern die Gewichtszunahme, doch, wenn wir uns vom Genuss des Essens anstecken lassen, drehen wir dadurch buchstäblich den Schalter unseres Stoffwechsels ganz auf.

Als mir die Bedeutung von Genuss klar wurde, konnte ich die verborgene Weisheit erkennen, die hinter meinen Essorgien steckte. Ich hatte so gehandelt, als wäre Genuss etwas Schlechtes und harte Arbeit etwas Gutes, und hatte all meine Energien in produktive Leistungen gesteckt. Mir war nicht bewusst gewesen, dass ich eine Macht, die so stark ist, dass mein Verstand ihr nicht trotzen kann, ignoriert hatte, indem ich das Genießen vernachlässigt hatte.

BEGRÜSSE DEN TAG MIT FREUDE

Du kannst die Willenskraft deines Verstands nutzen, um dein animalisches Wesen zu bestrafen und die Verlockungen des Genusses eine Weile zu unterdrücken. Doch hier ist der Teil, den herkömmliche Diäten übersehen: Irgendwann, wenn dein Verstand müde ist und seine Rolle als Wachmann, der dich vor dem Genuss schützt, nicht länger aufrechterhalten kann, schläft er buchstäblich bei der Arbeit ein. Dann wittert dein animalisches Wesen, dass die Luft rein ist, und schleicht sich an. Deine Willenskraft kann schon beim Frühstück ermüden. Wenn das geschieht, fängt das zwanghafte Essen an. In diesem Moment sieht es zwar aus, als wäre der Genuss „das Problem", doch, wenn du ein wenig tiefer gräbst, wirst du erkennen, dass es die Unterdrückung von Genuss ist, die den Esszwang hervorgerufen hat. Wenn dein animalisches Wesen nicht auf eine gesunde Weise Genuss bekommt, wird es sich ihn auf jede mögliche Art nehmen – mit oder ohne deine Zustimmung. Du hast die Wahl: entweder gesunder Genuss oder ungesunder Genuss. Gar kein Genuss ist das Einzige, was keine Option ist.

Stell dir vor, den Tag damit zu begrüßen, dass du Genuss als biologische Notwendigkeit, als weise Führungskraft in deinem Leben begrüßt. Schenke dir ein paar Minuten des Genießens, bevor du deine E-mails beantwortest, die Zeitung liest oder aus dem Haus stürmst, um die Bedürfnisse anderer zu erfüllen. Stelle das Stereo an und tanze oder meditiere und lasse deinen Verstand zur Ruhe kommen und sich entspannen. Du kannst auch aus dem Fenster schauen und die Wolken betrachten oder den Vögeln zuhören. Auch wenn du nur ein paar Minuten für dich hast, nutze sie weise, um deinen Genusstank zu füllen.

Stell dir vor, du würdest jede Gelegenheit nutzen, um deinen Tag mit Genießen aufzupeppen. Du trägst ein Outfit, das dir gefällt. Auf dem Weg zur

Arbeit hörst du ein Hörbuch, das deinen Verstand erweitert. Du machst es dir zur Gewohnheit, in einer ruhigen Umgebung zu Mittag zu essen. Wenn du am Nachmittag dein Energietief hast, gehst du spazieren, um dich zu erfrischen, statt dich mit einer Tasse Kaffee zu bewaffnen. Schließlich sagen alle Produktivitätsfachleute einstimmig, dass das Opfern von Spaß im Namen des Zeitmanagements und der Effektivität die gegenteilige Wirkung hat: Es lässt uns langsamer werden. Auf dem Heimweg kaufst du einen Blumenstrauß für die Küche, weil die Blumen dich glücklich machen, und wenn du zuhause angekommen bist, rufst du deine Freundin für einen erquickenden Plausch unter Mädels an.

Wie würdest du dich am Ende eines solchen Tages fühlen? Ich wette, du wärst voller Energie und zufrieden und hättest das Gefühl, ein wertvoller Mensch zu sein. Auf kleinen Wegen hast du tagsüber die biologischen Bedürfnisse deines Körpers nach Spaß erfüllt. Würdest du immer noch den Ruf der Keksdose hören? Vielleicht. Doch mit dem Verständnis, dass dein Körper eine animalische Kreatur der Evolution ist, die Genuss sucht, wirst du die Verlockung des Kekses aus einer neuen Perspektive sehen. Statt sich schuldig zu fühlen, weil du etwas Süßes willst, wirst du dich unschuldig fühlen. Diese bewusste Änderung der Sichtweise – von Schuld und Scham über Genuss zur freudigen Akzeptanz – ist der Punkt, an dem die Magie des genussvollen Abnehmens greift. Wenn du dich aus dem Klammergriff der Schuld befreit hast, kannst du die Schichten deines Heißhungers auf Kekse abbauen.

Statt dein Verlangen mit eiserner Faust zu bekämpfen oder dich gegen dein besseres Wissen blind in die Speisekammer zerren zu lassen, bist du nun in der Lage, die Situation mit Neugier anzugehen. Wenn du die Sache voller Neugier statt Wut, Schuldgefühlen oder Scham angehst, wirst du feststellen, dass du den Luxus der Wahl hast. Wenn ein Keks das ist, was dein Körper wirklich will, dann hast du die Freiheit, dir den besten Keks auszusuchen, den du finden kannst – vielleicht einen Vollkorn-Biokeks, der statt mit Zucker mit Ahornsirup gesüßt wurde. Und wenn du den Keks isst, wirst du es mit Neugier tun und jeden Bissen so genießen, als wäre es der erste Keks, den du je gegessen hast. Möglicherweise stellst du fest, dass du den Keks nicht wirklich genießt. Dann lege ihn beiseite und suche dir woanders etwas, was du genießen kannst.

Vielleicht kann dein Hunger auf Genuss durch ein herzhaftes Lachen bei einem witzigen YouTube-Video oder einer Unterhaltung mit einem geliebten Menschen ebenso gestillt werden. Wenn dich der Ruf der Keksdose zuhause ereilt, könnte deine Auswahl größer sein. Ein heißes Bad, eine Fußmassage oder auch ein Nickerchen auf dem Sofa könnte deinem animalischen Wesen gefallen. Ich bin noch nie einer Frau begegnet, die sich für übermäßiges Essen entschied, wenn sie eine ganze Palette an Spaßoptionen zur Auswahl hatte. Wenn wir unser natürliches Bedürfnis an Spaß verleugnen, schließen wir die Türen unserer Wahrnehmung und übersehen gesündere Optionen, bei denen wir Spaß haben und zugleich abnehmen können.

Spaß ist so wirksam, dass er deinen Stoffwechsel wiederbeleben kann. Du wirst feststellen, dass du mühelos abnimmst, wenn du eine entspannte Phase im Leben durchläufst und alles im Fluss ist. Das zeigt uns, dass wir uns nicht direkt auf das Abnehmen konzentrieren sollten, sondern es besser indirekt angehen. Eine nachhaltige Gewichtsabnahme erreichst du nicht, indem du das, was du tust oder isst, einschränkst, sondern indem du die Lebensbereiche erweiterst, die dir Spaß machen.

Wenn du dir den Genuss des Essens verbietest, verbietest du dir womöglich auch andere Freuden in anderen Lebensbereichen. Dann ist es wahrscheinlich, dass es dir auch an notwendigen Berührungen und Bewegung sowie sinnlicher und sexueller Befriedigung mangelt. Die Spaßexpertin Tonya Leigh sagt hierzu: „Du musst viele Varianten in deinem Spaß-Portfolio unterbringen.“ Wenn zu viel deiner körperlichen Spaßquote aus Essen besteht, investierst du nicht klug in Spaß. Dann werden die Glücksmomente, die du beim Essen suchst, übersteigert, weil dein animalisches Wesen versucht, dir mitzuteilen, dass es extrem bedürftig ist. Daher greifst du zu übermäßig süßen, salzigen oder fettigen Dingen oder trinkst eine Menge Alkohol, um deine Spaßquote auf einmal aufzufüllen. Doch wenn du eine Vielzahl an Freudequellen zur Verfügung hast, wird dein tierisches Wesen sich mit dem feineren Geschmack natürlicher Lebensmittel zufriedengeben und künstliches Junkfood wird irgendwann seine Anziehungskraft auf dich verlieren.

ÜBUNG
WAS BEREITET DIR FREUDE?

Für mich war eine Belohnung immer, etwas zu essen. Doch heute weiß ich, dass es neben dem Essen noch unzählige andere Dinge gibt, die mir Freude machen, wie zum Beispiel Schönheit, Komfort, Abenteuer, Freundschaften, Streiche, Sinnlichkeit, Spiel und Spaß. Sobald du bereit bist zu erforschen, was dir Freude bereitet, wirst du herausfinden, dass dir außer dem vorhersehbaren, schnellen Rausch durch Essen eine Vielzahl an verschiedenen Quellen der Freude zur Verfügung stehen. Echte Freude lässt sich überall finden. Du brauchst ihr nur den Raum zu geben.

Erstelle eine Liste von allen Dingen, die dir im Leben schon Spaß gemacht haben. Beziehe Menschen, Orte, Essen, erotische Erlebnisse, Gefühle, Gedanken, Dinge und Situationen mit ein. Beschreibe, wie du zu ihnen kamst, was sie dir bedeuten, wie sie dir geholfen oder dich geheilt haben. Lasse die Liste immer weiterwachsen, indem du jedes Mal, wenn du etwas Neues entdeckst, das dir Freude macht, dies hinzufügst.

Schreibe außerdem eine Liste aller nur vorstellbaren Dinge auf, die dir Spaß machen könnten – nicht nur solche, die du schon kennst, sondern auch Dinge, von denen du träumst. Welche Formen von Spaß kannst du in diesem Augenblick in dein Leben einbringen?

GENIESSEN IST EINE KUNST

Die Methode des Schlankwerdens durch Lebensfreude erfordert, dass du das Genießen als eine Kunst ansiehst. Es ist an der Zeit, eine Expertin wahrer Freuden zu werden. Wenn du den Genüssen, die in der Werbung suggeriert werden, blind folgst, riskierst du, am Ende mit einem kranken, unglücklichen und übergewichtigen animalischen Wesen leben zu müssen. Der Grund dafür ist, dass moderne Genüsse auf unseren Körper verwirrend wirken können; unsere Genussinstinkte bestehen aus unschuldigeren und älteren Zeiten der Menschheit. Die intensive Reaktion deines Körpers auf den Genuss von Süßspeisen entwickelte sich in einer Welt, in der Süßes rar war. Honig konnte man beispielsweise nur ernten, wenn man einen Zusammenstoß mit einem wütenden Bienenschwarm riskierte. Honig zu genießen war daher keine Option. Auch entwickelten sich unsere Instinkte in einer Umgebung, in der alle Nahrungsmittel natürlich und unbehandelt waren.

Heute operiert dasselbe Belohnungssystem, das uns früher motivierte, uns auf die Suche nach den süßen Nahrungsmitteln der Natur zu machen, in einer neuen Umwelt. Wir sind wie Motten, die früher am nächtlichen Himmel flatterten, der nur von den Sternen beleuchtet war. Ihre einst elegante nächtliche Überlebensstrategie wurde durch die Erfindung der Elektrizität sabotiert. Jede Terrassenlampe ist für eine Motte eine tödliche Gefahr. Heute befinden wir uns in einer Ära der Supermärkte, die unseren Heißhunger auf Süßes ganz einfach mit einem Glas Honig oder einer Tüte Bonbons befriedigen können. Unser primitives Belohnungssystem wird zwar immer noch aktiviert, doch der einfache Zugang zum Essen und zu Lebensmitteln hat unsere Lust auf Süßes von einer Belohnung in eine Pflicht verwandelt. Noch schlimmer ist, dass die Lebensmittelindustrie Milliarden in die Werbung steckt, um uns dazu zu verführen, Appetit auf verarbeitete Lebensmittel zu bekommen, was unsere natürlichen Genussinstinkte korrumpiert. Davor kannst du dein animalisches Wesen nur schützen, indem du dir dies bewusstmachst.

Was heißt das also? Musst du den Genüssen wieder misstrauen? Nein. Diese Reaktion ist der Fehler, den Millionen von Frauen machen, indem sie weiterhin das Genießen ablehnen, weil sie die Folgen und Komplexitäten fürchten. Im Gegenteil: Die Situation verdeutlicht die Notwendigkeit, eine echte Genussexpertin zu werden, jemand, der zwischen hochwertigen und minderwertigen Genüssen unterscheiden kann, jemand, der weiß, dass sein animalisches Wesen nur das Beste verdient hat.

Eine Genussexpertin weiß, dass Genießen mehr als nur eine augenblickliche Explosion der Geschmacksnerven ist. Sie hat eine demokratische Einstellung zu Genuss. Das bedeutet, dass sie weiß, dass alle Teile von ihr Genuss verdienen. Tatsache ist außerdem, dass wir zwar die Zunge stimulieren mögen, aber unser animalisches Wesen nicht auf andere Weise glücklich machen, wenn wir zu viel essen oder Lebensmittel zu uns nehmen, die mit Chemie vollgestopft sind. Zu viel essen kann Magenschmerzen oder Kopfweh verursachen, uns wie vernebelt fühlen lassen oder müde machen. Wenn du ehrlich zu dir bist, hast du schon erkannt, dass übermäßiges Essen dir kein anhaltendes Wohlbefinden gibt. Die Autorin Geneen Roth sagt: „Das übermäßige Essen fängt da an, wo der Spaß aufhört."

Wenn du beim Essen auf deinen Genuss achtest, wie es ein Feinschmecker tut, dann wirst du merken, wenn das Esserlebnis aufhört, ein Genuss zu sein, und stattdessen langweilig und automatisch wird. Diese Veränderung deutet an, dass du die Linie überschritten hast und vom Essen im Einklang mit den Wünschen und Bedürfnissen deines animalischen Wesens zum übermäßigen Essen übergewechselt bist, ohne es zu merken. Ganz egal, inwieweit du dir einredest, dass du übermäßiges Essen genießt, du weißt, dass es nicht stimmt. In der Natur essen alle Tiere genau die richtige Menge – und nicht mehr.

Sobald du den Anfang und das Ende eines genussvollen Erlebnisses erkennen kannst, indem du bei der Sache bleibst, wirst du eine echte Genussexpertin werden. Und dann wirst du auf deine Wünsche reagieren können, ohne dir Sorgen machen zu müssen, dass sie dich auf einen Irrweg führen, der letztendlich schmerzhaft ist.

TIPP

Nimm das luxuriöseste Bad, das du vorbereiten kannst. Zünde Kerzen an und leg deine Lieblingsmusik zum Entspannen auf. Fülle die Wanne bis zum Rand mit Wasser und füge Duftöl hinzu – vielleicht Lavendel oder Cananga. Fühle dich dekadent, indem du frische Blütenblätter aufs Wasser streust. Verwöhne dich.

ECHTER GENUSS IM VERGLEICH ZU UNECHTEM GENUSS

Eine Genussexpertin kann zwischen zwei Arten von Genuss unterscheiden, die andere miteinander verwechseln: echtem Genuss und unechtem Genuss. Echter Genuss ist wie das Leben selbst – er ist nachhaltig. Er lässt sich genießen, ohne deine Fähigkeit einzuschränken, später mehr davon zu haben. Denke zum Beispiel daran, wie du dich fühlst, nachdem du einen frischen, saftigen Pfirsich gegessen hast, im Vergleich dazu, wie es dir geht, nachdem du Schokoladenkuchen verspeist hast. Echter Genuss löst bei uns nicht den Drang aus, zurückzueilen, um noch mehr davon zu konsumieren. Darüber hinaus wurzelt die Denkweise des echten Genusses im Glauben an ein Universum des Überflusses und unsere Fähigkeit, unsere Wünsche zu manifestieren – daher können wir ein Erlebnis genießen, ohne uns Sorgen machen zu müssen, ob es morgen noch mehr davon geben wird. Echter Genuss lehrt uns Folgendes: Wenn du das Erlebnis nicht ohne Scham genießen kannst, dann ist es auch kein Genuss.

Die Liebestrainerin Annie Lalla lehrt, dass bei echtem Genuss die folgende Filterfrage mit „ja" beantwortet wird: Wird dieses Erlebnis mir jetzt, in einer Stunde, morgen, in einer Woche, in einem Monat und in einem Jahr Freude bereiten? Wenn nicht, hast du es mit einem unechten Genuss zu tun. Annie Lalla sagt: „Ein unechter Genuss liegt vor, wenn das natürliche, nützliche, lebensnotwendige Genussbelohnungssystem von einer kürzeren zwanghaften Strategie missbraucht wird, die dir ein kurzes Hoch statt anhaltenden Gewinn gibt. Dies dient nicht länger deiner Entwicklung oder deinem Überleben, sondern beeinträchtigt beides."

Beispielsweise fühlst du dich möglicherweise nur eine Stunde nach dem unechten Genuss deiner Lieblingsspeise elend (und wir alle wissen, wohin das mit der Zeit führt). Echter Genuss ist die Eiswaffel, die du an einem heißen Tag genossen hast und die als eine schöne Erinnerung bleibt, von der du noch jahrelang zehrst. Ein unechter Genuss ist der Konsum einer ganzen Großpackung Eiscreme auf einmal, der Überzuckerung und eine Überdosis an heimlicher Scham zur Folge hat.

Unechter Genuss geht mit zwanghaftem Verhalten einher. Beim Versuch, die Belohnung, die du ursprünglich durch Essen, Alkohol, Shoppen oder Sex gefühlt hast, erneut zu fühlen, wiederholst du die gleiche Erfahrung, doch mit jeder Wiederholung brauchst du ein bisschen mehr davon, um dasselbe Gefühl der Befriedigung zu bekommen. Was noch schlimmer ist: Obwohl du das Erlebnis wiederholst, fühlst du dich dabei nicht gut. Jemand mit Esszwang genießt den Kuchen, den zu essen er nicht aufhören kann, nicht.

Wenn dein Verlangen nach dem, was du essen willst, eine lockere, freie Energie aufweist, dann leidest du nicht unter einem Esszwang. Echter Genuss ist nicht zwanghaft, während unechter Genuss es ist. Immer wenn ich mich in diesem Buch auf Genuss beziehe, meine ich damit nur echten Genuss. Wenn du weiser wirst und die Wirkung von Genuss in deinem Leben mit der Zeit besser verstehst, wirst du auch besser darauf vorbereitet sein, zwischen echtem und unechtem Genuss zu unterscheiden. Wenn du lernst, den Unterschied zu erkennen, und alle möglichen echten Freuden in deinen Alltag integrierst, wirst du aufblühen und wird dein Körper als eine natürliche Nebenwirkung leichter werden.

GENUSS UND SUCHT

Genuss und Sucht unterscheiden sich zwar, doch sie können verwechselt werden. Das ist der Unterschied: Genuss ist das angenehme Gefühl, aus einer Reihe von Optionen wählen zu können, während Sucht ein Drang ist, der deine Auswahl eingrenzt. Sucht wird durch eine negative Beurteilung von Genuss hervorgerufen. Wenn wir unser natürliches Verlangen nach Genuss nicht akzeptieren, sondern es stattdessen verurteilen und unterdrücken, pflanzen wir die Saat für eine Sucht. Der gesunde Instinkt deines animalischen Wesens, nach Genüssen zu streben, wird in heimliche, schuldbeladene, gestörte Verhaltensweisen gedrängt, die im Gegensatz zur heilenden Eigenschaft echter Genüsse letztendlich schädlich sind. Wenn wir uns dafür schämen, etwas zu genießen, tun wir Dinge, die uns Freude bereiten sollen, ohne sie jedoch wirklich zu erleben. Da uns das Erlebnis nicht das gibt, was wir brauchen, streben wir nach mehr davon, und so dreht sich der Kreislauf der Sucht immer weiter.

Süchte sind unechte Genüsse. Der Genuss mag zwar der Impuls sein, der dich dazu gebracht hat, den ersten Bissen zu essen oder den ersten Schluck zu trinken, doch zu dem Zeitpunkt, an dem du dich in ein Essenskoma gegessen oder in ein Saufkoma getrunken hast, ist der Konsum nicht länger ein Genuss. Was dich dazu bringt, weiter zu essen oder zu trinken, ist Scham. An diesem Punkt denkst du, noch während du isst: „Ich sollte das nicht tun. Ich weiß, wohin es führt. Ich werde nie abnehmen. Ich werde immer dick und hässlich sein."

Scham und Freude können nicht nebeneinander bestehen; das Gleiche gilt für Schuld und Freude. Hinter der Vorstellung eines „sündigen Vergnügens" verbirgt sich etwas Beschämendes. Wenn du wegen eines Erlebnisses ein schlechtes Gewissen hast – selbst wenn du dich nach außen hin bestens zu amüsieren scheinst –, wirst du das Vergnügen, das du wirklich haben könntest, im tiefsten Inneren kompromittieren. Wenn Scham deine Aufmerksamkeit in Anspruch nimmt, wendet sich zumindest ein Teil deines Bewusstseins vom Essen oder Drink in deinem Mund ab, um sich um die Gedanken in deinem Kopf zu kümmern. Als Ergebnis kann dein animalisches Wesen den Genuss, den es sich erhofft hatte, als es dir das Signal zum Essen oder Trinken gab, nicht voll und ganz erleben. Höre in einer solchen Situation auf die Stimme deines Wesens, anstatt dich auf deine Scham zu konzentrieren. Nimm immer Verbindung zu deinem animalischen Wesen auf, um herauszufinden, was ihm wirklich – Bissen um Bissen – Genuss bereitet. Dann wirst du frei von Scham essen können, weil du in deinem Inneren weißt, dass du auf seine wahren Bedürfnisse gehört hast.

TIPP

Suche die Frucht aus, die du am sinnlichsten findest (für mich ist das eine saftige Mango), und gönne dir ein sinnliches Essensritual. Bereite die Frucht zu, lege sie auf einen schönen Teller und verbinde dir dann die Augen. Lass deinem animalischen Wesen freien Lauf, während du beim Essen deine Sinne einbringst. Genieße den Duft, die Textur und den Geschmack dieses reifen Geschenks der Natur.

HOLE DEN GRÖSSTEN GENUSS AUS DEM ESSEN

Es ist an der Zeit, die bestrafende Diätmentalität über Bord zu werfen und die Disziplin des Genießens zu übernehmen. Genieße bewusst jeden köstlichen Bissen deines Essens, egal, ob es sich um deine Lieblingsschokolade, eine sonnengereifte Erdbeere oder eine gesunde Mahlzeit aus Bohnen mit Reis handelt. Der Zeitpunkt ist gekommen, die Freiheit und Selbstliebe beim Essen zu erleben. Iss Dinge, die dir schmecken, und mache aus jeder Mahlzeit ein Ritual, bei dem du das Göttliche in dir würdigst.

Die Genussstrategien, die wir näher untersuchen, werden dir helfen, dich zu entspannen, und wenn du entspannt bist, wird es dir leichter fallen, bewusst gesunde Dinge auszuwählen, die eine ungewollte Gewichtszunahme verhindern. Darüber hinaus wirst du feststellen, dass gesunde Lebensmittel ein echter Genuss sind: Sie werden dir schmecken, und hinterher wirst du dich super fühlen.

Und vergiss nicht, dass es dir umso leichter fallen wird, dich gesünder zu ernähren, je mehr du genießt, was dir in allen Lebensbereichen Spaß macht. Als ich noch unter einem Esszwang litt, steckte ich alle fünf Minuten den Kopf in den Kühlschrank, weil ich mich langweilte: Ich arbeitete zu hart und bemühte mich nicht um echten Spaß. Selbst wenn dein Leben ganz gut zu laufen scheint und du bequem zuhause sitzt und nichts tust, wirst du nach Essen greifen, um die Leere zu füllen, wenn du kein erfülltes Leben hast. Wenn du ein erfülltes Leben hast, brauchst du die Kompensation, die übermäßiges Essen bietet, nicht. Lasse deinen Wunsch, abzunehmen und eine friedliche Beziehung zum Essen zu haben, die Antriebskraft sein, die dich motiviert, die Disziplin aufzubringen, um Freude in jeden Lebensbereich zu bringen.

GENUSSVOLLE ESSPRAKTIK 2
VERBESSERE DEINE UMGEBUNG BEIM ESSEN.

Wenn du aus jeder Mahlzeit ein genussvolles Erlebnis machst, trägt das zu deiner Verdauung und dem effektiven Verbrennen der Kalorien bei. Schaffe einen Raum, in dem du das Essen noch mehr genießen kannst. Wenn du zuhause isst, dann mache es dir zur Gewohnheit, am Tisch zu sitzen. Schalte den Fernseher und Computer aus und lege andere Geräte und Ablenkungen beiseite. Räume auf. Richte dein Essen auf Geschirr an, das dir gefällt. Du kannst sogar eine Kerze anzünden, um dadurch zu symbolisieren, dass du dich ganz dem Essen widmest. Kreiere eine so entspannende und angenehme Umgebung wie möglich.

ECHTER GENUSS ERFORDERT PRÄSENZ

Wenn es darum geht, echten Genuss zu erleben, ist der jetzige Augenblick der richtige Ort. Wenn du an die Genüsse, die du in der Vergangenheit erlebt hast, oder an die, die du in der Zukunft erleben möchtest, denkst, eröffnet dir das nur das Konzept von Genuss. Wahrer Genuss existiert in der Gegenwart. Wenn du nicht in der Gegenwart präsent bist, erlebst du den Genuss auch nicht wirklich.

Präsent zu sein ist eine Fähigkeit, die viele spirituelle Traditionen fördern. Bevor du jetzt anfängst zu gähnen und denkst: „Ach, jetzt kommt der Vortrag über die Geistesgegenwärtigkeit", möchte ich dir versichern, dass es beim Präsentsein nicht nur darum geht, andächtig auf deinen Atem zu achten, während du auf einem Meditationskissen sitzt. Völlig in der Gegenwart zu sein bedeutet, dich gleichzeitig deiner Gedanken, deiner Gefühle und deines Körpers gegenwärtig zu sein, und es ist das Geheimnis eines Daseins voller Freuden, einschließlich einer schlanken Figur und einer friedlichen Beziehung zum Essen.

Aus der evolutionären Sichtweise gab es früher keine andere Wahl, als in der Gegenwart zu leben – mit mehr konnte das Gehirn nicht umgehen. Doch als wir Zentren im Hirn entwickelten, die für die Wahrnehmung vergangener Zeit zuständig sind, entwickelten wir die Fähigkeit, uns auf die Vergangenheit zu konzentrieren oder über die Zukunft nachzudenken. Und auch wenn es nicht verkehrt ist, sich an Vergangenes zu erinnern oder von der Zukunft zu träumen, geht es beim Leben darum, im jetzigen Augenblick präsent zu sein.

Nehmen wir zum Beispiel meine Klientin Lisa, eine erfolgreiche Unternehmerin, die ein traumhaftes Leben führte. Sie hatte einen tollen Mann, ein neugeborenes Baby und ihre eigene Firma. Doch sie sagte mir verzweifelt: „Ich bin süchtig nach Zucker." Als ich ihr beigebracht hatte, beim Essen wirklich präsent zu sein, ließ Lisa mich jedoch wissen: „Mir ist jetzt klar geworden, dass ich Zucker noch nicht einmal wirklich mag. Nach dem Essen von Süßem fühle ich mich schlecht, und wenn ich mich wirklich auf den Geschmack konzentriere, stelle ich fest, dass er nicht so köstlich schmeckt, wie ich dachte."

Betrachte echten Genuss als eine indirekte Meditation. Während man sich beim Meditieren auf das Atmen, ein Mantra oder eine kreative Visualisierung konzentriert, muss man sich beim Genießen dessen bewusst sein, was man durch die Sinne erlebt. Ganz egal, wie sehr dir dein Verstand einreden will, dass du den Augenblick total genießt, kannst du das Erlebnis nicht vollständig genießen, solange dein Bewusstsein bei dem Genuss nicht auf der sinnlichen Ebene – dem Sehen, Schmecken, Riechen, Fühlen und Hören – präsent ist.

An diesem Punkt wird es interessant. Da dein Körper über Jahrtausende dazu programmiert wurde, Genuss zu suchen, versäumst du die Vorteile des Genießens, die von der Natur vorgesehen sind – worunter auch das Signal ans Gehirn ist, dass du satt und zufrieden bist –, wenn du beim Essen nicht präsent bist. Das ist der Grund, warum es sich immer so anfühlt, als würde etwas fehlen, und du dich nicht satt fühlst, egal, wie viel du isst, wenn du dich nicht darauf konzentrierst.

Stell dir vor, etwas beschäftigt dich und du sehnst dich nach der Unterstützung einer guten Freundin. Du schüttest ihr also dein Herz aus, doch deine Freundin ist nicht bei der Sache. Sie liest nebenher ihre SMS, postet ein schnelles Update auf Facebook oder sieht geistesabwesend aus dem Fenster. Unabhängig davon, wie leidenschaftlich oder deutlich du dich auch ausdrückst – wenn deine Freundin in Gedanken nicht bei dir ist, hast du das Gefühl, dass deine Bedürfnisse nicht befriedigt werden, und du suchst dir einen anderen Menschen, mit dem du reden kannst, jemanden, der präsent ist.

Genauso ist es, wenn du dein Essen herunterschlingst, während du Multitasking betreibst – egal, ob du gerade fernsiehst, im Internet surfst, telefonierst oder durch etwas abgelenkt wirst, was um dich herum geschieht. Dann verlierst du das Bewusstsein darüber, was in deinem Mund und Bauch passiert, was deinen Körper veranlasst zu signalisieren, dass du mehr Nahrung brauchst. Es ist, als würde dein Körper sagen: „Ich habe nichts gesehen, nichts gerochen, nichts geschmeckt oder gefühlt. Es scheint, als sei nichts passiert. Offensichtlich muss ich noch mehr essen." Als ich übermäßig aß, verblüffte mich immer, welche Mengen ich essen konnte, ohne satt zu werden. Heute verstehe ich den Grund: Ich war beim Essen nicht präsent. Wenn wir präsent sind, muss der Genuss nicht in übermäßigem Essen ausarten. Dann fühlt man sich während und nach dem Erlebnis toll.

Jeder einzelne Augenblick im Leben bietet die Gelegenheit, die Fähigkeit zu üben, präsent zu sein. Zu spüren, wie sich die Textur deiner Kleider auf der Haut anfühlt, der Geruch draußen in der Natur, der Geschmack eines Kusses deines Partners, der Klang von Gelächter und der Anblick eines Sonnenuntergangs – all das gibt dir die Gelegenheit, deine Sinne für den jetzigen Moment zu schärfen. Achte auf die winzigen Augenblicke der Freude, die jeder Tag zu bieten hat und die man so leicht übersehen kann.

Wenn du wie betäubt durchs Leben gehst, ohne das Streicheln der Sonnenstrahlen auf deiner Haut, die tiefe Herzlichkeit einer Umarmung oder das berauschende Kribbeln von tollem Sex zu spüren, wirst du dich sehr viel stärker anstrengen müssen, um dir essbarer Genüsse bewusst zu werden. Doch wenn du im Voraus dein Bewusstsein der Freuden schärfst, die das Leben dir täglich schenkt, wirst du wie selbstverständlich dein Essen genießen können. Je mehr du deine Fähigkeit, alle Freuden und Genüsse zu bemerken, verbesserst, umso bewusster wirst du dir des echten Genusses werden, den dir das Essen gibt – und umso unwahrscheinlicher wird es, dass du zu viel isst oder nach ungesunden Speisen greifst, die Genuss verheißen, ohne ihn zu liefern.

Wie lernen wir, präsent zu sein? Es klingt zwar einfach, doch präsent zu sein ist eine erlernte Kunst. Und es ist nie zu spät, damit anzufangen. Hier sind ein paar Techniken für den Start:

- Eine Universalmethode, um dich in das Hier und Jetzt zu holen, ist, auf deinen Atem zu achten. Achte darauf, wie er ein- und ausströmt. Meditation ist eine großartige Praktik, um auf den Atem zu achten, so wie auch Yoga, Tai-Chi, Schwimmen und andere körperliche Aktivitäten, die auf dem Bewusstsein basieren und die die Bewegungen mit dem Atem synchronisieren.

- Zwinkere mit den Augen. Der bewusste Akt des Zwinkerns holt dich in die momentane Gegenwart, da du dadurch das Bewusstsein auf deinen Körper richtest. Es ist ein nützliches Hilfsmittel, wenn du merkst, dass deine Gedanken von einer Unterhaltung abschweifen und du dich diskret wieder in die Gegenwart zurückholen möchtest.

- Prüfe deine Sinne. Konzentriere dich Stück für Stück auf jeden deiner fünf Sinne. Lass die anderen vier Sinne in den Hintergrund treten, während du dich auf den einzelnen Sinn fokussierst. Schließe zum Beispiel die Augen, wenn du an einer Blume riechst, atme ihren Duft ein und lasse dann den Verstand ruhen.

- Schau dir an, was vor dir liegt. Unsere Augen sind meist offen und im technischen Sinne sehen wir, doch ohne unsere Präsenz nehmen wir das, was vor uns ist, nicht wirklich auf. Durch diese Übung betrachtest du die Welt um dich herum und nimmst das, was du siehst, bewusst wahr.

- Wende dein äußeres Erlebnis nach innen und wende deine innere Erfahrung nach außen. Richte dein Bewusstsein auf deine äußere Umwelt, während du eine Verbindung zu dem, was du innerlich empfindest, weiterhin aufrechterhältst.

PRÄSENT ZU SEIN BEDEUTET, GEERDET ZU SEIN

Ein weiteres Mittel, wie man das Präsentsein beschreiben kann, ist die Verbundenheit zur Erde. Ich hörte den Begriff „geerdet sein“ zum ersten Mal von einer geerdeten Frau, die gerne barfuß ging. Als ich sie näher kennen lernte, erzählte sie mir, dass eine ihrer täglichen Praktiken darin bestand, darauf zu achten, dass sie geerdet war. Ich fand auf Anhieb, dass das toll klang.

Wenn du geerdet bist, bist du dir allem, was in dir selbst und in deiner Umgebung passiert, völlig bewusst. Dann bist du in Bezug auf die Wahrnehmungen deines Körpers präsent. Deine Gesichtszüge werden weicher, dein Atem wird entspannt, und du sitzt bequemer. Deine Stimme wird klarer. Du fühlst dich wie eine Königin – stark, selbstbewusst, weise und authentisch. Wenn du geerdet bist, kannst du den Unterschied zwischen Hunger und Gewohnheit, zwischen dem wahren Bedürfnis deines animalischen Wesens und einem alten Muster, das dir nicht mehr dienlich ist, erkennen. Früher war ich nervös und verunsichert, was ich essen sollte, und meine Reaktion war, von allem zu viel zu essen. Ich war nicht geerdet, und daher konnte ich meine wahren Bedürfnisse nicht erkennen.

Meine Klientin Patricia litt unter einem Esszwang und Übergewicht. Ich spürte sofort, dass sie nicht geerdet war und versuchte, sich durch Essen mit der Erde zu verbinden. Sie sagte mir, dass sie sich nicht mit ihrem Körper identifiziere; sie sah sich als einen Kopf auf einem Stock. Um eine neue Verbundenheit zu ihrem Körper herzustellen, erforschten wir genussvolle Optionen, wie sie ohne Essen geerdet werden könnte – den Körper mit einer Hautlotion einreiben, tägliche Streckübungen, eine wöchentliche Massage, Spaziergänge im Park und Besuche der heißen Quellen am Ort. Als sie mehr Zeit damit verbrachte, bei den körperlichen Sinneswahrnehmungen dieser Aktivitäten präsent zu sein, fing sie an, sich mit ihrem Körper – ihrem animalischen Wesen – zu verbinden. Vorher hatte sich Patricia in einem unbewussten Nebel durch eine Schachtel Kekse hindurchfuttern können, doch jetzt, da sie geerdet war, konnte sie ihren Fokus von der Speisekammer abwenden. Ohne das Gefühl zu haben, als würde sie sich einschränken, fing sie an abzunehmen.

Du weißt, dass du nicht geerdet bist, wenn du unorganisiert, leicht abzulenken, vergesslich, ungeschickt, deiner selbst nicht sicher oder nervös bist. Körperliche Anzeichen können Unruhe, Aufgedrehtheit oder ein nervöser Magen sein. Dies sind die Signale deines animalischen Wesens, dass es sich mit der Erde verbinden muss. Solange du auf diese Zeichen nicht mit gesunden Mitteln, mit denen man die Geerdetheit herstellen kann, reagierst, bist du gefährdet, dich unbewusst dem Essen zuzuwenden, da die Dichte von Nahrung in deinem Körper sich wie Geerdetheit anfühlen kann.

Wenn du geerdet bist, verlangsamen sich die Gedanken, die in deinem Kopf herumwirbeln, und alles wird still und klar. Dann wirst du weder von Gedanken über die Vergangenheit noch von Sorgen über die Zukunft beeinträchtigt. Angst und Unruhe verschwinden, und du bekommst das Gefühl, mit einer unendlichen Energiequelle verbunden zu sein. Geerdetheit lässt dich die Stille erleben, in der du die Signale deines Körpers laut und deutlich hören kannst – so deutlich, dass die Weisheit deines Körpers sich nicht länger ignorieren lässt.

Wie schaffst du es also, in dem Moment, in dem du nach der Keksdose greifst, präsent und geerdet zu sein? Die Tanzlehrerin Tenley Wallace teilte mir diese Übung mit: Stell dir vor, du hättest die Angewohnheit, mitten am Nachmittag einen Snack zu dir zu nehmen, und wärst in dem Muster gefangen, mehr Kekse zu essen, als gut und angenehm für deinen Körper ist. Der erste Schritt ist, genau darauf zu achten, was du in diesem Augenblick tust. Beobachte deine Hand, während sie sich nach dem Keks ausstreckt. Richte nun die Aufmerksamkeit auf deine Hand und ziehe sie an den Körper zurück. Atme nun bewusst länger aus und ein und fange an, in diesem Moment deine Umwelt mit deinen Sinnen bewusst wahrzunehmen. Achte darauf, wie dein restliches Körpersystem auf dein tieferes Atmen reagiert. Entspanne die Knie und dein Becken und spüre deine Füße. Schicke dann den Atem bewusst deinen Körper hinauf und wieder hinunter. Nimm zur Kenntnis, was sich bei dir tut, während du dich auf deinen Atem konzentrierst.

Sobald du geerdet bist, kannst du dir darüber klar werden, was dein wahres Bedürfnis ist. Vielleicht willst du wirklich einen Keks (wenn auch nicht die ganze Schachtel) oder vielleicht brauchst du stattdessen einen Schluck Wasser, frische Luft, einen Spaziergang, eine Tanzpause oder etwas Kamillentee.

ÜBUNG
ERDE DICH.

Einer der angenehmsten Orte, um sich zu erden, ist draußen in der Natur. Mache diese Übung, am besten barfuß, spüre das Gras, die Erde, den Sand oder die Felsen unter den Füßen. Fühle den Wind oder die sanfte Brise auf der Haut. Stelle dich hin, verteile das Gewicht gleichmäßig auf beide Beine und schließe die Augen. Stell dir vor, du wärst ein uralter Baum, der fest verwurzelt und mit Mutter Erde verbunden ist. Achte auf deine Fußsohlen und wie sie mit der Erde verbunden sind. Beuge die Knie leicht, um die Erde, die sich nach oben drückt, während du die Fußsohlen zu ihr nach unten drückst, noch stärker zu spüren. Fange an, tief bis in den Unterbauch hinein zu atmen, und stelle dir Wurzeln vor, die aus deinen Fußsohlen in die Erde bis hinunter in ihren Kern wachsen. Beobachte, wie die Wurzeln immer stärker und dicker werden, während sie immer tiefer bis in den geschmolzenen Erdkern hineinwachsen. Öffne die Augen, sobald du dich durch die Wurzeln mit der Erde verbunden fühlst. Gehe langsam weiter und stelle dir vor, wie deine Wurzeln aus deinen Füßen treten, während du sie abwechselnd auf den Boden setzt.

DU BIST DIE AUTORIN DEINES LEBENS

Wenn du geerdet bist, kannst du die selbstbestimmten Entscheidungen treffen, die die gewünschte Gewichtsabnahme fördern. Das Geheimnis ist auch hier, die Instinkte und Wünsche deines animalischen Wesens zu respektieren. Wenn du nicht auf dieses Wesen hörst, wirst du ein Opfer deiner Süchte, Erwartungen und äußeren Definitionen dessen, was gute und was schlechte Nahrung ist, sowie dessen, was schmeckt oder nicht schmeckt.

Die meisten Frauen werden indirekt oder auch nicht so indirekt dazu erzogen, eine Opfermentalität zu entwickeln. Wir haben uns schon an den inneren Refrain gewöhnt, vor allem im Bereich der Gewichtsabnahme: „Ich Arme. Warum passiert ausgerechnet mir das?" In jedem „ich Arme" steckt ein Opfer und ein Täter. Das Opfer ist „gut" und der Täter ist „schlecht". Bei Übergewicht, emotionalem Essen und einem schlechten Körperimage erscheint es dir womöglich, als wäre dein Körper der Täter, dein innerer Feind: „Warum tut er mir das an?"

Es ist leicht, die Schlussfolgerung zu ziehen, dass dir Unrecht angetan wird. Und auch wenn du nicht jeden Umstand oder Ausgang unter Kontrolle hast, gibt es nichts, was für Freude tödlicher wäre, als ständig über all die Aspekte nachzudenken, in denen dich das Leben ungerecht behandelt. Diese Einstellung verhindert nicht nur, dass andere sich mit dir abgeben wollen, sondern sie wirkt sich auch negativ auf dein Gewicht aus.

Es muss nicht betont werden, dass eine Opfermentalität eine stressige Angelegenheit ist. Wir werden uns im nächsten Kapitel die biochemische Zusammensetzung von Stress näher ansehen. Doch für den Augenblick reicht es zu wissen, dass der Körper den Stoffwechsel unterdrückt, wenn wir unter Stress stehen. Das fördert die Gewichtszunahme. Wer hätte gedacht, dass Selbstmitleid das Abnehmen gefährdet? Wenn du zunimmst, fühlst du dich möglicherweise noch mehr als Opfer der Umstände. Wenn du dich nicht aus dem Kreislauf befreist, den ich die „Endlosschleife des unendlichen Mangels an Selbstverantwortung" nenne, bleibst du womöglich in einem ewigen Teufelskreis der Gewichtzunahme gefangen.

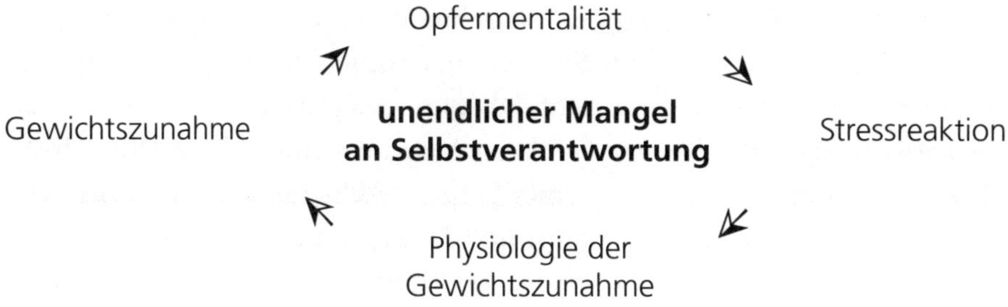

ILL. 1

Doch wenn du die richtigen Mittel zur Hand hast, wirst du die Macht haben, deine Reaktionen auf die Herausforderungen des Lebens selbst steuern zu können. Um dieser Endlosschleife zu entkommen, musst du lernen, dich von einer Situation genügend zu distanzieren, um die Dinge anders sehen zu können. Wenn du die Opferrolle annimmst, wirst du immer Beweise dafür finden, dass die Welt dir auf die eine oder andere Weise Unrecht tut. „Ja, dein Chef ist echt fies", wird dich eine Freundin trösten und denken, dass sie dir damit hilft, doch in Wahrheit ermöglicht sie dir dadurch nichtsahnend dein Opferspiel. Wunder geschehen erst, wenn du den Mut aufbringst, dir die Situation aus einem anderen Blickwinkel anzusehen.

Auch wenn du womöglich sicher bist, dass du in einer bestimmten Situation eindeutig das Opfer und der andere der Täter ist, hängt diese Sichtweise davon ab, über wessen Schulter du blickst. Wenn beispielsweise eine Freundin eure Verabredung zum Mittagessen absagt, kannst du als Opfer reagieren und deine Freundin für die Täterin halten: „Ich bin dir nicht wichtig. Unsere Freundschaft ist dir egal." Doch wenn du ihr Schuldgefühle machst, erlebt sie dich als die Täterin und sich selbst als Opfer. Indem du dich wie ein Opfer fühlen lässt, stempelst du automatisch den anderen als Täter ab. Dieser Tanz kann ein Leben lang so weitergehen. „Ich bin in dieser Situation das Opfer", sagt die eine. „Nein, das stimmt nicht – *ich* bin das Opfer", widerspricht die andere. Obwohl die Rollen des Opfers und des Täters auf den ersten Blick zwei verschiedene Welten zu sein scheinen, zeigt sich bei näherer Betrachtung, dass es zwei Seiten derselben Medaille sind: Beide, das Opfer und der Täter, weigern sich, die Verantwortung zu übernehmen. Tatsächlich könnten Serienopfer die schlimmsten Täter sein, weil sie ihren

Anteil an der Verursachung der Situationen verneinen. Der Ausweg aus diesem Kreislauf ist eine neue Sichtweise, nämlich die Verantwortung für sich selbst zu übernehmen. Es geht dabei um das Geschichtenerzählen. Die Verantwortung für sich selbst zu übernehmen bedeutet, deine Doppelrolle als Autorin und Hauptperson deiner Lebensgeschichte anzuerkennen. Gewöhnlich identifizieren wir uns nur mit der Hauptperson, doch die Magie, die Schlankwerden durch Lebensfreude ankurbelt, findet statt, wenn dir klar wird, dass du auch die Autorin bist, die das Heft in der Hand hält. Du schreibst das Skript, das du – die Hauptperson – auslebst.

Vielleicht denkst du jetzt: „Warum zum Teufel sollte ich ein Skript schreiben, in dem ich übergewichtig bin, unter einem Esszwang leide und mich vor meinem eigenen Körper ekle?" Das ist eine gute Frage. Doch was auch immer der Grund sein mag – in diesem Augenblick bekommst du die Gelegenheit, deine Antworten auf die folgenden Fragen selbst zu wählen: Was für ein Mensch bin ich und was für ein Mensch will ich werden? Genau das ist es, was es heißt, für sich selbst verantwortlich zu sein.

Wenn dir dein Körper oder ein Aspekt deines Lebens momentan nicht gefällt, dann bedeutet das, dass es immer noch ein bisschen mehr Selbstverantwortung gibt, die du übernehmen kannst. Das Geheimnis dabei ist, gerade genug zu übernehmen, um das zu bekommen, was du dir wünschst. Im Extremfall kann Selbstverantwortung dir den Eindruck geben, als wäre alles deine Schuld. Das ist nicht meine Absicht. Du bist zum Beispiel nicht alleine für die Erderwärmung verantwortlich, aber du bist für deine Zufriedenheit mit deinem Leben und deinem Körper verantwortlich.

Bryan Franklin, der Führungskräfte berät, beschreibt den Schritt weg vom Opfer/Täter hin zur Selbstverantwortung „so, als würde man ein mit Scheiße belegtes Sandwich essen" (nette Vorstellung, nicht wahr?). Ein Scheißesandwich zu essen ist eindeutig keine angenehme Erfahrung. Es bedeutet, zuzugeben, dass man bei der Entstehung der Situation, in der man steckt, selbst eine Rolle gespielt hat, und seine Fähigkeit, etwas anderes entstehen zu lassen, nutzt. Auch wenn ein Sandwich mit Scheiße sicher nicht lecker ist, ist es noch viel ungesünder, im Saft der Opferrolle zu schmoren. Vergegenwärtige dir immer, wenn du dich dabei ertappst, dass du in der Endlosschleife des Gedankens „Ich Arme" steckst: „Ich bin kein Opfer; ich habe die Situation selbst entstehen lassen."

Bryan schlägt außerdem vor, sich zu fragen: „Was wäre der unterhaltsamste nächste Schritt in die Richtung des von mir erwünschten Ausgangs?“ Diese Frage soll dich dazu inspirieren, eine interessante Geschichte für dich selbst zu schreiben. Geschichten haben eine sehr starke Wirkung auf den Verstand. Die Geschichte, die du über dich selbst verinnerlichst, wird zur Geschichte des Menschen, der du bist. Das ist die enorme Verantwortung und das riesige Geschenk dafür, dass du Selbstverantwortung übernimmst: Dir wird bewusst, dass du die Macht hast, dein Schicksal selbst zu gestalten.

Wenn du dich in der Opferrolle wiederfindest und überzeugt bist, dass dir Unrecht widerfahren ist, hilft es, wenn du dich fragst: „Inwiefern profitiere ich von dieser Situation?“ Normalerweise ist die Belohnung des Opfers die Befriedigung, moralisch im Recht zu sein. Es fühlt sich so gut an, diejenige zu sein, die im „Recht“ ist, dass wir bereit sind, die Rolle derjenigen zu spielen, der „Unrecht“ angetan wurde. Wenn du deine Täter aus ihren Rollen entlässt, indem du Selbstverantwortung übernimmst, gibst du womöglich die Position auf, moralisch im Recht zu sein, doch du kehrst damit auch zu einer gleichberechtigten Basis zurück. Was auch immer du zu verlieren glaubst – der Gewinn ist höher. Indem du Selbstverantwortung übernimmst, erkennst du an, dass du ein freies und selbstbestimmtes Wesen bist, das seine eigene Realität erschafft. Es gibt nichts, was sich besser anfühlt!

Die Opferrolle entsteht, wenn deine Grenzen ignoriert wurden oder du sie nie gesetzt hast. Statt eine Entschuldigung vom Täter anzustreben, kannst du in beiden Fällen mit Bryans Mantra „Danke, dass du mir gezeigt hast, wo ich keine Grenzen gesetzt hatte“ von der Opferhaltung zur Einstellung der Selbstverantwortung wechseln. Wenn du das, was du zuvor als ein Vergehen an dir angesehen hast, als eine Lektion im Grenzensetzen umdefinierst, wirst du ein Mitspieler der Erfahrung und übernimmst einen Teil der Verantwortung für das Geschehen.

Als meine Klientin Dara mich zum ersten Mal aufsuchte, schilderte sie mir, wie sie sich für andere aufopferte. In ihrer Lebensgeschichte war sie immer entweder die Märtyrerin oder das Opfer. Ihre Tage waren angefüllt mit Kompromissen, die sie nur widerwillig machte. Doch als ihr klar wurde, dass ihre Opferhaltung sie in allen Lebensbereichen – einschließlich der Gewichtsabnahme – behinderte, wusste sie, dass sie sich ändern musste. Ich brachte ihr bei, dass die Umstrukturierung jeder Situation, in der sie sich als

Opfer sah, ihr die Chance gab, ehrlicher zu sich selbst und anderen zu sein. Indem Dara wirksamere Grenzen setzte, brauchte sie Ressentiment nicht mehr durch Essen zum Schweigen zu bringen. Als sie die Opferhaltung aufgab, wurde ihre Kleidung weiter und auch ihr Leben wurde erfüllender.

Selbst in den schlimmsten Situationen löst die Kontrolle über die eigene Souveränität Entspannung aus. Indem du deine Selbstwahrnehmung vom Opfer zur Herrin deines Lebens änderst, löst du die Fesseln, die dich bisher zurückgehalten haben, und gibst deinem Leben damit eine neue Richtung. Es überrascht nicht, dass diese Bedingung erfüllt werden muss, bevor du abnehmen kannst.

Immer, wenn eine Opferdynamik besteht, ist es ganz natürlich, sich nach einem Helden umzusehen, nach jemandem, der uns rettet. In Bezug auf das Abnehmen hast du vielleicht gehofft, dass die letzte Schlankheitskur oder Fitnessmethode dieser Held sein würde. Doch der wahre Held steckt in uns selbst. Sobald du Selbstverantwortung übernommen hast, wirst du merken, dass keine Diät, nichts und niemand dich vor deinem Kampf mit dem Essen und gegen die Pfunde retten kann. Du bist die Schöpferin deiner Realität. Es liegt an dir, deine Heldin zu werden.

Die Wissenschaft bezeichnet Selbstverantwortung und Selbstbestimmung als Selbstregulierung, bei der du lernst, das Nervensystem zu beeinflussen, um einen wachen, doch ruhigen und entspannten Zustand des Körpers und des Geistes herzustellen. Wenn du radikal die Verantwortung für deinen Gefühlszustand übernimmst, lernst du, wirksame Strategien zur Beruhigung deines Nervensystems zu entwickeln, damit du dich nicht dem Essen zuwenden musst, um dich zu beruhigen. Das erfordert, dass du deinem animalischen Wesen zuhörst, geerdet bist und gesunde Grenzen setzt.

ÜBUNG
PRAKTISCHE SELBSTVERANTWORTUNG

Durchsuche dein Leben nach den Bereichen, die dich am meisten frustrieren oder enttäuschen, in denen du nicht weiterkommst oder dich als Opfer fühlst. Zeichne auf einem Blatt Papier eine Trennlinie zwischen zwei Spalten. Schreibe alle Orte, an denen du dich als Opfer siehst, in die linke Spalte. Überlege dir dann, wie das Gefühl, ein Opfer zu sein, sich auf deine Entscheidungen, was das Essen betrifft, und dein Gewicht auswirkt.

Gehe nun alle Punkte auf der Liste durch und frage dich: „Was ist das geringste Maß an Selbstverantwortung, die ich übernehmen kann, um meine Erfahrung positiver zu machen? Wo kann ich ‚ein Scheißesandwich' essen?“ Schreibe einen oder zwei Sätze darüber, inwiefern du deinen Anteil an jeder Dynamik ändern kannst, in die rechte Spalte. Es ist vielleicht nicht gerade angenehm, zuzugeben, dass du zu einer Situation, die dich unglücklich macht, beigetragen hast, doch indem du etwas Verantwortung dafür übernimmst, klarere Grenzen setzt oder deine Sichtweise der Situation änderst, wirst du deine Rolle vom Opfer in die der Autorin verwandeln. Jetzt hast du deine Geschichte – und damit auch dein Leben und die Gewichtsabnahme – selbst in der Hand.

BESTRAFUNGSSTRATEGIEN IM GEGENSATZ ZU SPASSSTRATEGIEN

Ein beständiges Muster, das ich bei den Frauen feststelle, mit denen ich arbeite, ist, dass sie schon viele Bücher über das Abnehmen und Schlankheitskuren ausprobiert haben. Wenn sie zu mir kommen, sind sie verbittert und desillusioniert und sagen häufig: „Jena, du bist meine letzte Hoffnung.“ Auch wenn sie nicht immer genau sagen können, warum andere Programme ihnen nicht geholfen haben, ist es mir klar. Der Grund, warum sie sich so hoffnungslos fühlen, ist, dass sie unbewusst das angewandt haben, was ich „Bestrafungsstrategien“ zum Abnehmen nenne. Sie haben noch nicht gelernt, die Autorin ihres eigenen Lebens zu werden, und auch nicht, auf die Stimme ihres animalischen Wesens zu hören. Deshalb suchen sie nach einer äußeren Lösung.

Die Bestrafungsstrategien sind die Methoden, die wir alle mit nur mäßigem Erfolg ausprobiert haben. Ob Weight Watchers, Jenny Craig, kein Fett, nur wenig Fett, keine Kohlenhydrate, proteinreich oder was auch immer der letzte Schrei ist – all diese Strategien ermutigen dich, auf die externe Macht der „Experten“ zu vertrauen und die Stimme deines weisen animalischen

Wesens zu ignorieren. Unabhängig davon, ob sie zum Kalorienzählen, der Einschränkung von Lebensmitteln, dem Zählen von Punkten oder dem täglichen Wiegen raten, ermutigen Bestrafungsstrategien uns, Nein zu unseren eigenen Instinkten zu sagen und stattdessen ihre Regeln zu befolgen. Auch wenn es möglich ist, durch Zurückhaltung abzunehmen, wirst du dennoch von einem Gefühl, dich einschränken zu müssen, geplagt, was weder Spaß macht noch weiblich ist.

So hat zum Beispiel die Selbstkasteiung eine bestrafende Wirkung, weil sie Stress bereitet. Wenn du es nicht schaffst, den Diätplan einzuhalten, gibst du dir die Schuld, und jedes Mal, wenn du etwas isst, hast du ein schlechtes Gewissen und machst dir Sorgen. Wenn ich einer Frau begegne, die auf Diät ist, bricht es mir das Herz. In ihren Augen liegt immer ein Ausdruck von Schmerz und Selbstkasteiung, so, als würde sie in einem kleinen Käfig stecken, der vom Kalorienzählen und der Portionskontrolle bewacht wird. Solche Frauen respektieren sich selbst nicht; stattdessen verhalten sie sich ihrem animalischen Wesen gegenüber aggressiv. Immer wieder, wenn eine Diät nicht funktioniert, geben sich die Frauen selbst die Schuld oder fühlen sich als Opfer, ohne den Wahnsinn zu erkennen, der in der bestrafenden Methode steckt.

Ein weiterer Grund, warum die bestrafenden Methoden nicht funktionieren, ist der übermäßige Fokus auf Zahlen. Ich will damit nicht sagen, dass Zahlen an sich etwas Schlechtes seien. Garrett Gunderson, der Autor von *Killing Sacred Cows*, weist Zahlen ihren Stellenwert zu: „Zahlen können wertvolle Hilfsmittel sein, wenn wir sie im richtigen Zusammenhang einsetzen, doch, wenn wir sie überbewerten, vernebeln sie unsere Urteilsfähigkeit und beeinflussen unsere Entscheidungen auf negative Weise. Zahlen können benutzt werden, um zu manipulieren, zu täuschen und etwas überzubewerten." An sich sind Zahlen neutral, doch die Art und Weise, wie wir sie verwenden, kann gefährlich sein. Wenn du die Zahl auf der Waage deinen Selbstwert, das Maß deiner Zufriedenheit oder dein Recht, wie gut du dich heute fühlen darfst, entscheiden lässt, machst du einen großen Fehler beim Abnehmen. Die Falle der Bestrafungsstrategien ist, dass sie diesen Zahlen eine zu hohe Relevanz für dein Leben zuschreiben.

Ich arbeitete schon mehrere Wochen mit meiner Klientin Judy, und sie machte unglaubliche Fortschritte. Sie wählte andere Speisen aus, kleidete sich anders, fühlte sich in ihrer Haut wohler und hatte angefangen, im öffentlichen Schwimmbad zu schwimmen. Doch dann stieg sie in ihrem Badezimmer auf die Waage und stellte zu ihrem Entsetzen fest, dass sie ein Pfund zugenommen hatte. Dieses Pfund konnte gut aus Muskelmasse bestehen, da Muskeln mehr wiegen als Fett, doch ihr Verstand glaubte, dass die Waage ihr zeigte, dass sie eine Versagerin war. Sie fühlte sich so schlecht, dass sie den Schwung verlor, mit den gesunden Veränderungen, die sie gemacht hatte, fortzufahren. Es dauerte Wochen, bis sie wieder genug Auftrieb bekommen hatte.

Um dich davon abzuhalten, denselben Fehler zu machen, empfehle ich dir, deine Waage zu entsorgen. Es gibt andere, bessere Methoden zur Beurteilung deiner Fortschritte: wie du dich in deinem Körper fühlst und wie deine Kleidung sitzt.

Zahlen geben uns zwar Quantität, doch was wir wirklich erreichen wollen, ist Qualität. Eine Zahl auf der Waage anzustreben oder die Kalorien, die du schluckst, zu zählen, ist letztendlich nicht hilfreich. Sinnvoll ist, ein Gefühl, das du erleben willst, anzustreben. Dein Ziel ist beispielsweise, 70 Kilo zu wiegen: Wie sollen sich diese 70 Kilo anfühlen? Eine Zahl kann man nicht fühlen! Was du in Wirklichkeit anstrebst, ist, dich glücklich, sexy, sinnlich und lebendig zu fühlen. Außerdem wird dein Gewicht nie eine feste Zahl sein. Der Körper einer Frau ändert sich von Natur aus ständig, und es ist völlig normal, aufgrund hormonaler Veränderungen, die mit dem Menstruationskreislauf zusammenhängen, im Laufe eines Monats fünf Pfund mehr oder weniger zu wiegen.

Während die Bestrafungsstrategien einen kurzzeitigen Gewichtsverlust bewirken können, wirken sie sich weder auf die Eigenschaften, die du dir für deinen Körper wünschst, noch auf die Qualität deiner Nahrung oder deines Lebens aus. Klar mögen manche Diäten Körner oder nützliche Informationen beinhalten, doch sie konzentrieren sich nur auf einen kleinen Ausschnitt des Abnehmpuzzles. Bestrafungsstrategien schränken deine Essenswahl ein und können dich zu „Diätspeisen“ lenken, die weder besonders ansprechend noch gut für dich sind, die jedoch aufgrund ihrer niedrigen Kalorienwerte empfohlen werden. Beispielsweise mag eine Diätcola oder Diätvorspeise aus der Tiefkühltruhe aufgrund der Bestrafungsstrategie, die auf Zahlen beruht, die perfekte Wahl sein, doch kann dein animalisches Wesen sie wirklich genießen, und sind sie auf Dauer wirklich nahrhaft?

Das Wichtigste ist jedoch, dass Bestrafungsstrategien einfach keinen Spaß machen. Und weil sie keinen Spaß machen, hindert der Stress, den sie verursachen, dich daran, jemals die Entspannung zu erreichen, die wir von Natur aus erfahren sollten. Das ist der Grund, weshalb Bestrafungsstrategien dir mit der Zeit immer wieder die verlorenen Pfunde zurückbringen oder, was noch schlimmer ist, zu einer weiteren Gewichtszunahme führen.

Damit eine Frau erfolgreich abnehmen kann, muss ihre Methode so feminin sein wie sie selbst. Deshalb lehre ich genussvolle Strategien des Abnehmens. Sie lassen Frauen so dauerhaft abnehmen, wie es einschränkende Diäten niemals schaffen. Der Grund, warum Genuss und Lebensfreude ein so starker Antrieb für das Abnehmen sind, ist, dass sie den Modus des Körpers von gestresst, nervös oder unbewusst in einen Modus verändern, der darauf eingestellt und angetörnt ist.

Selbst wenn du mit einer bestrafenden Methode abnimmst, fühlt es sich wie eine Strafe an, dein neues Gewicht zu halten – und im Ernst: Wer will so leben? Eine genussvolle Methode auf der anderen Seite bringt ein Ergebnis, das du gerne halten wirst. Da es bei der genussvollen nichts gibt, wogegen du rebellieren müsstest, ist sie das Geheimnis der dauerhaften Resultate, weil sie die Entspannungsreaktion aktiviert. Während es bei traditionellen Schlankheitskuren darum geht, sich ein Ziel zu setzen und den direktesten und logischsten Weg dorthin zu beschreiten, geht die genussvolle weibliche Methode einen anderen Weg. Indem du den Fokus von Anfang an auf das Erreichen des Endresultats – der Freude, dich in deinem Körper wohlzufühlen – richtest, brauchst du nicht deinen Kalorienzähler herauszuholen oder auch nur zehn Minuten auf dem Laufband zu verbringen, wenn es dir keinen Spaß macht. Die Genussstrategien befassen sich nur mit Zahlen, wenn sie hilfreich sind (wie zum Beispiel bei einem Kochrezept).

Während die Bestrafungsstrategien deinen Körper antreiben und überwachen, erwecken die Genussstrategien das Genie in dir. Dein weises animalisches Wesen weiß schon instinktiv, was es essen muss und wie es sich bewegen muss, um in Form zu sein. Ein angenehmes Erlebnis gibt dir das Gefühl von Leichtigkeit und Beschwingtheit. Eine bestrafende Erfahrung bewirkt, dass du dich schwer und schlecht fühlst! Sobald dir das bewusst geworden ist, wirst du erkennen, dass es verrückt ist, dich zu bestrafen, um abzunehmen. Und das Beste von allem ist, dass die Genussstrategien dich die

Speisen essen lassen, die du liebst, und dich erkennen lassen, wenn du satt bist. Bei ihnen gibt es keine Einschränkungen: Du bekommst buchstäblich das Beste aus zwei Welten! Kein Essen ist verboten, solange es dir echten Genuss bereitet. Doch das Genussempfinden kann sich von einem Bissen auf den nächsten ändern; deswegen lernst du, „live" auf das zu achten, was dich leichter werden lässt. Auf diese Weise kannst du die Speisen, die du und dein animalisches Wesen lieben, in den richtigen Mengen weiterhin genießen.

Das strafende Musterbeispiel der Gewichtsabnahme	**Das genussvolle Musterbeispiel der Gewichtsabnahme**
Mein Körper ist ein Biest, dem ich nicht vertrauen kann.	Mein Körper ist ein weises weibliches animalisches Wesen.
Mein Körper ist ein „Es".	Mein Körper ist eine „Sie".
Mein Körper ist mein Eigentum, das ich beherrsche.	Mein Körper ist eine Kreatur, die ich beschütze.
Essen zu genießen ist etwas Schlechtes.	Essen zu genießen ist etwas Gutes.
Genuss ist eine gelegentliche Belohnung.	Genuss ist die notwendige tägliche Ernährung.
Ich kann das, was mein Körper will, nicht essen.	Ich kann das essen, was mein Körper will.
Zunehmen ist ein Zeichen dafür, dass mein Körper versagt hat.	Zunehmen ist der Ruf meines Körpers nach Aufmerksamkeit.
Essen ist der Feind meines Körpers.	Essen ist der Freund und Verbündete meines Körpers.
Ich habe einen zu großen Appetit.	Mein Appetit ist perfekt.
Eine äußere Autorität sagt mir, was ich essen soll.	Mein Körper weiß, was ich essen soll.
Sport bedeutet Anstrengung für meinen Körper.	Sport bedeutet Spiel für meinen Körper.
Ich schäme mich meines Körpers.	Ich bin stolz auf meinen Körper.

DIE SCHÖNSTEN DINGE GIBT ES UMSONST

Wenn du dich ohne jede Einschränkung voll und ganz fühlen kannst, wirst du auch in der Lage sein, die wunderbare Tatsache zu nutzen, dass – auch wenn es viele Quellen der Freude gibt – die größten Freuden und Genüsse (die zugleich als Tabus gelten) kostenlos oder fast umsonst zu haben sind – sexuelle Freuden, Duftgenüsse und die Genüsse des Gaumens. Es kostet nichts, die Brise auf deiner Haut zu spüren oder im Park zu liegen und dem Vogelgezwitscher zu lauschen. Es kostet nichts, dich selbst sexuell zu berühren oder von jemand anderem berühren zu lassen. Köstliche frische Speisen müssen nicht teuer sein. Der Experte in Selbstliebe, Michel Madie, sagte zu mir: „Die Tatsache, dass der Zugang zum Genießen eine bewusste Entscheidung ist und dass die schönsten Genüsse so gut wie nichts kosten, ist das beste sozialistische Prinzip der menschlichen Existenz."

„Die einfachsten Genüsse sind die letzte Zuflucht komplizierter Menschen."

OSCAR WILDE

3

DIE WISSENSCHAFT DES SCHLANKWERDENS DURCH LEBENSFREUDE

Als ich anfing, meinem Körper und der Freude als Lebensweise zu vertrauen, fing das Gewicht, an dem ich festgehalten hatte, an zu schmelzen. Das Vertrauen in meine Wünsche hatte eine tiefgehende Verwandlung meines Körpers ausgelöst. Ich wusste zwar, dass ich jetzt glücklicher und entspannter war, aber was ich nicht wusste, war, dass es einen echten biologischen Grund dafür gibt, warum meine neu gefundene Freude am Essen und Leben das Abnehmen förderte. Marc David, der Gründer des Institute for the Psychology of Eating (Institut der Ernährungspsychologie), lehrte mich, dass es eine direkte Verbindung zwischen Freude und der Wissenschaft der Gewichtsabnahme gibt.

Die wissenschaftliche Grundlage meiner Methode des Abnehmens ist die Biochemie der Freude, ein starker Stoffwechselkatalysator, der die Verdauung, Nährstoffaufnahme und – was dich begeistern wird – das Verbrennen von Kalorien stimuliert. Was das Abnehmen meistens zu einer Herausforderung werden lässt – selbst für Frauen, die an Erfolg in anderen Lebensbereichen gewöhnt sind –, ist die Tatsache, dass unser Stoffwechsel von zwei ausgeprägten Zusammenspielen zwischen dem Verstand und dem Körper gelenkt wird: dem zentralen Nervensystem (ZNS) und dem autonomen Nervensystem (ANS). Auch wenn du deine Hand bewusst zur Tasse führen kannst, kannst du deinem Körper nicht einfach sagen, er solle an Gewicht verlieren, und erwarten, dass er gehorcht. Der Grund dafür ist, dass das ANS – wie sein Name andeutet – die körperlichen Reaktionen organisiert, die wir nicht bewusst kontrollieren können. Wenn du je sexuell erregt warst, ohne es zu beabsichtigen, dann wurde das von deinem ANS ausgelöst. In ähnlicher Weise ist dein ANS dafür verantwortlich, wenn du es trotz aller Versuche nicht schaffst abzunehmen.

Das ANS ist ein Barometer für unser Gefühl der Sicherheit oder Gefahr, und dementsprechend bedient es sich eines von zwei Modi: des Sympathikus oder des Parasympathikus. Du kannst sie dir wie einen Ein-Aus-Schalter vorstellen; entweder befindest du dich in dem einen Modus oder im anderen. Die Frage, unter wie viel Stress du stehst und wie du mit ihm umgehst, bestimmt die Reaktion deines ANS.

Wir alle wissen, dass wir durch äußere Einwirkungen (die Arbeit, unsere Beziehungen, das Wetter usw.) Stress erleben. Auch unser seelischer Zustand (Opfermentalität, innere Unruhe, geringes Selbstbewusstsein oder ein schlechtes Körperbild usw.) wie auch physikalische Veränderungen in unserem Körper (Schmerzen, hormonelle Veränderungen usw.) können Stress verursachen. Was du vielleicht nicht weißt, ist die Tatsache, dass unsere Verbindung zur Weisheit unseres animalischen Wesens beeinträchtigt oder sogar unterbrochen wird, wenn wir unter Stress stehen. Doch wenn wir uns vollkommen entspannen, sind diese Kommunikationsleitungen ganz offen, und dann können wir seine Stimme laut und deutlich hören.

Meine Klientin Marjorie sagte mir einmal, dass sie professionelle Fußmassagen liebt. Wie sie mir berichtete, spricht ihr animalisches Wesen deutlicher als sonst zu ihr, während ihre Füße massiert werden. In diesen Zeiten empfängt sie den Großteil der Weisheit ihres Körpers.

Darüber hinaus behindert Stress den Stoffwechsel, was wiederum unsere Fähigkeit, abzunehmen, beeinträchtigt. Wenn wir uns im Stressmodus befinden, stellt sich die berühmte Angriff-oder-Flucht-Reaktion ein und aktiviert den Sympathikus. Trotz des weitverbreiteten Mythos, wegen unseres Gewichts zu stressen sei eine Motivierung, die zum Abnehmen notwendig sei, bewirkt die Biochemie des Sympathikus in Wahrheit das Gegenteil. Sobald du die dahinterliegende Wissenschaft begriffen hast und dir alle Stressfaktoren, denen du dich zum Abnehmen aussetzt, aufrichtig vor Augen hältst, wird eindeutig klar, warum die überwältigende Mehrheit der Menschen das durch eine Schlankheitskur abgenommene Gewicht innerhalb eines Jahres wieder zunimmt.

Indem der Stresszustand eine mögliche Gefahr signalisiert, macht er das Überleben zur höchsten Priorität und instruiert deinen Körper, sich mit einer Reihe biologischer Reaktionen zu schützen. In den ersten zwei bis vier Stressminuten verbrennt dein Körper rasch Kalorien, während du einen Adrenalinstoß erlebst. Doch dieser Energieanstieg endet abrupt, und dann verlangsamt sich der Stoffwechsel und wird weitaus weniger effizient – zum Leid aller gestressten Diäthalter. Der Körper wird dazu gebracht, das Gewicht bei Stress zu halten, statt Fett zu verbrennen. Dies geschieht in Form von stufenförmigen Reaktionen im Körper, darunter auch ein deutlicher Anstieg des Hormons Cortisol und der chemischen Stoffe Adrenalin und Noradrenalin im Gehirn, die alle Gewichtsabnahme verhindern. Eine übermäßige Cortisolproduktion entspricht einem Anstieg in der Insulinproduktion – dem fettspeichernden Hormon, das die wirksamste Methode deines Körpers zur Konservierung von Kalorien und ihre Speicherung in Form von Fett für den späteren Gebrauch ist. Diese Fettablagerung findet sich typischerweise um den Bauch herum. Adrenalin und Noradrenalin stoppen die Verdauungstätigkeit und leiten den Blutfluss vom Magen zurück zum Gehirn (für schnelles Denken) und in die Arme und Beine (für schnelles Fliehen oder Kämpfen). All das geschieht zur Unterstützung deines Überlebens bei einer wahrgenommenen Lebensbedrohung. „Fluchtverhalten" zeigt sich auch in Form von „Vermeidung der Situation", wie zum Beispiel der soziale Rückzug, übermäßiges Essen oder Suchtverhalten.

Ein weiterer Aspekt des Stresszustands ist die „Reaktion des Erstarrens". Es ist die typische Reaktion eines Rehs, das vor Autoscheinwerfern stehen bleibt. Statt zu fliehen oder zu kämpfen, bleibt die gestresste Kreatur wie erstarrt stehen oder stellt sich tot, um das Raubtier zu verwirren, damit es sich ein anderes Beutetier sucht. Wenn du dich in deinem Verhalten gefangen fühlst – egal, ob es sich um ein Muster des übermäßigen Essens oder des übermäßigen Einsatzes von Diäten, eine ungesunde Beziehung, einen verhassten Job oder auch zu viel Zeit vor dem Fernseher oder Computer handelt, – ist die Wahrscheinlichkeit groß, dass du in der Reaktion des Erstarrens gefangen bist. Aber du musst nicht für immer erstarrt bleiben. Du kannst lernen, den Stress, der dich gefangen hält, loszulassen, damit du beginnen kannst, dir das Leben deiner Träume zu erschaffen.

Der Begriff „sich kümmern und sich anfreunden" beschreibt ein weiteres Verhaltensmuster, das Frauen unter Stress häufig aufweisen. Diese Reaktion bezieht sich auf unseren einzigartigen Instinkt, in bedrohlichen Zeiten unsere Kinder zu beschützen (sich kümmern) und uns in Gruppen zusammenzuschließen (sich anfreunden). Frauen werden für diese Verhaltensweisen mit der Ausschüttung des chemischen Stoffs, der im Gehirn wirkt und als Liebeshormon bekannt ist, belohnt. Es signalisiert das Wohlgefühl, das wir empfinden, wenn wir uns um andere kümmern. Doch wenn du merkst, dass du dich um andere kümmerst, obwohl du dich stattdessen lieber um dich selbst kümmern solltest, ist das ein Hinweis darauf, dass du die Reaktion des „Sichkümmerns und Sichanfreundens" zu deinem Nachteil anwendest. Als Alternative kannst du lernen, den angeborenen Drang, sich zu kümmern und anzufreunden, zu deinem eigenen Vorteil statt dem anderer zu nutzen. Dann wirst du dich mit dem Mitgefühl und der Liebe überschütten, die du normalerweise anderen gibst. Du wirst dein Gehirn in den heilsamen Säften der Entspannungsreaktion baden, was die Grundlage für genussvolles und einfaches Abnehmen bildet.

IST DEIN STRESS REAL ODER NUR EINBILDUNG?

Dein Körper unterscheidet nicht zwischen einer realen und einer eingebildeten Bedrohung. Allein der Gedanke an eine Bedrohung reicht schon, um die Stressreaktion auszulösen. Was auch immer die Ursache sein mag – wenn du unter Stress stehst, sagst du deinem animalischen Wesen damit, dass es nicht an Gewicht verlieren soll.

Tatsächlich half die Gewichtszunahme in Stresssituationen unseren Vorfahren zu überleben: Der Körper wusste, dass er umso geschützter war, je größer er war. Mehr Gewicht bedeutete, dass er besser ausgestattet war, um eine Hungerszeit zu überleben, da er größer als das Lebewesen neben ihm war. Das bedeutete, dass er nicht angegriffen und daher länger leben würde.

Heute arbeitet dieselbe Überlebensstrategie, die einst unseren Vorfahren half, möglicherweise gegen uns, wenn wir auf gestresste Weise versuchen abzunehmen. Im heutigen Leben ist der Stress schon so allgegenwärtig, dass du möglicherweise dein animalisches Wesen schon zu lange zu sehr überfordert hast. Viele von uns leben unter chronischem Stress mit nur wenig oder gar keinem Trost oder Ausgleich, und wir haben uns so daran gewöhnt, dass wir noch nicht einmal wissen, wie gestresst wir sind.

Ich will damit nicht sagen, dass dein Leben nur aus blauem Himmel und Gänseblümchen bestehen muss, damit du abnehmen kannst. Stress kann jedoch eine temporäre Situation statt eines dauerhaften Lebensstils sein. Es liegt wirklich an dir zu lernen, wie du mit den Stresssituationen, die sich in deinem Leben ergeben, umgehen kannst, und den selbst auferlegten Stressballast abzuwerfen. Wenn du dich beispielsweise von Selbstkasteiungen beim Essen gestresst fühlst oder dein negatives Körperbild unkontrolliert im Kopf herumschwirren lässt, löst du dadurch die innere Biochemie aus, die die erwünschte Gewichtsabnahme verhindert – ganz egal, wie erfolgreich du dich selbst kasteist.

Wenn wir ehrlich zu uns sind, erkennen wir, dass viele unserer Stressfaktoren das Produkt selbstverfasster Narrative sind. Das können die ständigen negativen Gedanken sein, die immer wieder in unserem Kopf kreisen, oder die endlose Scham, die wir wegen unseres Körpers empfinden. Wenn das passiert, signalisieren wir einen Alarm, und unser Gehirn reagiert mit der Stressreaktion. Die unsichtbaren Gedanken in der Privatsphäre unseres Gehirns setzen unsere Bemühungen außer Kraft, indem sie das Signal aussenden, dass an unserem Gewicht festgehalten werden soll. Selbst wenn du nicht zugeben kannst, dass du an diesem Teufelskreis beteiligt bist, kannst du dein ANS nicht belügen. Deshalb zahlst du trotzdem den Preis.

Außerdem fühlt man sich unbehaglich, wenn man auf Diät ist, wie jeder, der Schlankheitskuren macht, weiß. Das verleitet einen dazu, nach etwas zu suchen, was die Last leichter macht. Bevor man es weiß, greift die Hand wieder in die Keksdose, was zu noch mehr Schuldgefühlen und Scham führt und zu der erneuten Entscheidung, sich wieder einzuschränken, zu kontrollieren und zu kasteien. Der unbarmherzige Zyklus setzt sich fort.

Die Botschaft des Körpers ist eindeutig: Jede Diät und jedes Fitnessprogramm, das dir Stress bereitet, ist zum Misserfolg verdammt. Verzicht, Diäten, Selbstverurteilung, Schuld, Scham, Regeln, Regulierungen, Diäten, Punkte, Tabellen, Waagen, Pläne, kontrollierte Portionen, Kalorienzählen, anstrengende Laufbänder, strikte Übungspläne, eine Ohne-Fleiß-kein-Preis-Einstellung – wenn du nicht der seltene Vogel bist, dem so was Spaß macht, sind all diese Methoden stressig. Das bedeutet, dass es wissenschaftlich fundiert ist zu sagen, dass sie nicht funktionieren.

Deshalb halte ich die Gewichtszunahme für den persönlichen Engel einer Frau. Ja, du hast richtig gelesen – Engel, nicht Teufel. So instinktlos es auch klingen mag: Die Gewichtszunahme ist dein Engel, weil sie eine heilige Botschaft überbringt, die mehr oder weniger besagt: „Moment mal, Mädel! Du bist viel zu gestresst. Dein Elend dauert schon zu lange. Du musst dich entspannen." Wenn dir das klar wird, kannst du damit anfangen, deine Einstellung zu ändern. Statt zu denken: „Das muss natürlich wieder mal *mir* passieren", verstehst du die Botschaft: „Das passiert, *damit* ich daraus lerne und daran wachse."

Die Herausforderung beim genussvollen Abnehmen ist, die verborgene Botschaft in deiner Gewichtszunahme zu akzeptieren. Denn so sehr du auch deine Figur hasst und deine Beziehung zum Essen verabscheust, lenken die neuen Pfunde deine Aufmerksamkeit auf das, was du sonst übersehen hättest. Durch die Gewichtszunahme und den Essenszwang schafft es dein animalisches Wesen, deine Aufmerksamkeit zu erringen und dir klarzumachen, dass es nicht glücklich ist.

Die gute Nachricht (die, wie ich hoffe, dir einen Seufzer der Erleichterung entlockt) ist, dass die Entspannungsreaktion das Heilmittel für all deinen Stress ist. Dieses Phänomen wird von den fernöstlichen Heilungs- und Weisheitstraditionen seit langem erkannt und wurde in jüngerer Zeit auch im Westen identifiziert, und zwar von Dr. Herbert Benson im Jahr 1975. Und so funktioniert es: Wenn du entspannt bist, dominiert dein Parasympathikus, und dein Körper erhält die Mitteilung, dass das Leben sicher ist. Befreit von dem Bedürfnis, sich vor Gefahren zu schützen, wird dein Körper darauf vorbereitet, „sich auszuruhen und zu verdauen", d.h. das Extragewicht abzubauen, das er als Schutz gespeichert hat. Deine Verdauung und Nährstoffaufnahme werden optimiert; die Fähigkeit, Kalorien zu verbrennen und nach dem Essen Sättigung an dein Gehirn weiterzugeben, wird gestärkt. Dein ganzes System ist darauf ausgerichtet, körperlich, geistig und emotional lockerer zu werden, wenn du dich entspannst. Das sind die idealen Bedingungen zum Abnehmen.

Selbst jemand, der keine Ahnung von Technik hat, weiß, dass man bei einer Computerstörung das Gerät ausstellt, es einen Moment ruhen lässt und dann wieder hochfährt. Meistens löst sich dadurch das Problem von alleine. Die Entspannungsreaktion hat dieselbe Wirkung auf deinen Körper. Dein System wird dadurch wieder hochgefahren. Heilung findet im entspannten Zustand des Stoffwechsels, der auch als regenerativer Modus und Verjüngungsmodus bekannt ist, statt. Wenn du das Gefühl hast, als würdest du eine Grippe bekommen, dich ins Bett legst und dich am Morgen wie neugeboren fühlst, dann hast du dein System während des Schlafs wieder hochgefahren. Du hast es deinem Körper ermöglicht, sich zu entspannen, und dein Immunsystem konnte seine Arbeit verrichten. Das Geheimnis des dauerhaften Abnehmens ist, dein Nervensystem von chronischem Stress in einen beständigen Zustand der Entspannung zu versetzen.

Meine Klientin Rosa führte ein äußerst aktives Leben. Sie war Krankenschwester im Krankenhaus einer Großstadt sowie Ehefrau und Mutter. Sie war so daran gewöhnt, ihre Energie und Aufmerksamkeit für andere einzusetzen, dass ihr nie in den Sinn kam, sich mal Zeit für sich zu gönnen. Erst als sie zu mir kam, um ihr Gewichtsproblem anzugehen, lernte sie, dass es einen Bezug zwischen Entspannung und Stoffwechsel gibt. Auf mein Drängen hin war sie bereit, sich die Zeit zum Entspannen zu einer ihrer Prioritäten zu machen. Ich schlug Rosa vor, den Teufelskreis ihres chronischen Stresses zu unterbrechen, indem sie jeden Tag eine halbe Stunde für etwas reservierte, was sie entspannte. Rosa wendete voller Begeisterung diese Praktik an. Manchmal sang sie in der Zeit, die sie ihre „halbe Stunde Energie“ nannte, oder sie tanzte oder machte die Augen zu und träumte einfach nur. Ich riet ihr auch, sich in dieser Auszeit nicht an den PC zu setzen. Wie Rosa mir später berichtete, bewirkten diese dreißig Minuten am Tag eine Verringerung ihres generellen Stresslevels, und ihr Körper fühlte sich jetzt schon schlanker und leichter an.

Stressmodus	Entspannungsmodus
Der Sympathikus dominiert	Der Parasympathikus dominiert
Modus des Kämpfens, der Flucht oder des Erstarrens	Modus des Ausruhens und Verdauens
Fokus auf Überleben	Fokus auf Gedeihen
Verstärkte Produktion von Cortisol	Verringerte Produktion von Cortisol
Verstärkte Produktion von Insulin	Verringerte Produktion von Insulin
Zunahme des Fettpolsters	Zunahme der Fettverbrennung

WAS FREUDE DAMIT ZU TUN HAT

Wenn du in deinem Leben ein großzügiges Maß an Freude hast, wirst du nicht nur mühelos abnehmen, sondern dein Leben wird auch viel mehr Spaß machen. Freude löst Entspannung aus, und Entspannung löst eine Gewichtsabnahme aus: Alles, was dir hilft, dich zu entspannen, unterstützt dein animalisches Wesen dabei, überschüssige Pfunde loszuwerden.

Ein Mythos über ein freudiges Erlebnis ist, dass es außerordentlich, dekadent oder extravagant sein muss. Doch es sind die simplen Freuden, die häufig am meisten befriedigen. Auch stehen sie dir täglich zur Verfügung. Alle Arten von Freude, unabhängig davon, wie einfach oder komplex sie sind, helfen dir, den Zustand der Entspannung zu erreichen. Hier ist eine Liste einiger meiner Lieblingsbeschäftigungen, die Stress abbauen und Entspannung fördern, und du kannst deine eigenen noch hinzufügen:

- tanzen
- singen
- Musik hören oder machen
- sich draußen in der freien Natur aufhalten
- lachen
- ein heißes Bad nehmen oder heiß duschen
- einen Orgasmus haben (mehr darüber in Kapitel 7)
- sich an Kunst, Handarbeiten oder anderen kreativen Aufgaben betätigen

- spielen
- sich Zeit fürs Nichtstun nehmen

Es gibt also drei verschiedene Praktiken, mit denen du sofort Stress vermindern kannst: tiefes Durchatmen, gesunder Schlaf und Meditieren.

ENTSPANNUNG BEGINNT BEIM ATMEN

Bewusstes Atmen ist die wirksamste Methode, um Körper und Geist zu beruhigen und deinen Stoffwechsel in den Modus des genussvollen Abnehmens zu schalten. Mit nur drei tiefen Atemzügen kannst du buchstäblich deine Physiologie aus dem Stresszustand in einen Zustand völliger Entspannung bringen und dadurch die Grundfähigkeit deines Körpers, Kalorien zu verbrennen, dramatisch ändern. Selbst wenn du die gesündesten Nahrungsmittel in ideal ausgewogenen Anteilen isst, kannst du dich nicht entspannen und daher auch das Abnehmen nicht stimulieren, wenn du nicht gelernt hast, bewusst zu atmen. Der Grund dafür ist klar: Du musst dich entspannen, um abnehmen zu können, und du musst tief atmen, um dich entspannen zu können. Wenn du lernen kannst, anders zu atmen, kannst du auch lernen, alles an dir zu ändern – einschließlich deiner Beziehung zum Essen, deinem Gewicht und deinem Selbstbild.

Gestresstes Atmen ist flach, während entspanntes Atmen rhythmisch und tief ist. Atme so langsam und tief wie möglich, bis in den Bauch hinein, so dass er sich beim Einatmen dehnt und beim Ausatmen zusammenzieht. Hole fünf- bis zehnmal tief Luft. Du kannst dir diese langsamen, bewussten Atemzüge als ein Geschenk für deinen Körper und deinen Geist vorstellen, da sich beide im entspannten Zustand am wohlsten fühlen und am besten funktionieren. Du kannst das bewusste Atmen mit deinem animalischen Wesen üben, während du sitzt, singst, meditierst, skandierst, isst, in Bewegung bist (zum Beispiel beim Yoga, Tai-Chi oder Tanzen) oder auch beim sinnlichen und sexuellen Spiel.

ÜBUNG
DEN GEIST RUHEN LASSEN

Die ultimative Entspannungsübung im Yoga ist als die Totenstellung bekannt. Lege dich auf dem Boden oder der Erde auf den Rücken, während deine Handflächen nach oben zeigen, und lasse deine Gedanken los. Achte auf deinen Atem. Atme durch die Nase ein und fülle erst den Bauch, dann die Brust und dann deine Schultern mit Luft. Atme auch durch die Nase aus und lasse dabei die Luft zuerst aus den Schultern, dann aus der Brust und schließlich aus dem Bauch ausströmen. Diese Atemtechnik wird vollständiges Atmen genannt und hilft dir, den Geist zu entspannen und Stress abzubauen, um mit der tieferen Weisheit deines animalischen Wesens in Verbindung treten zu können.

GENUSSVOLLE ESSPRAKTIK 3
ENTSPANNE DICH VOR DEM ESSEN

So wie Feuer Sauerstoff zum Brennen braucht, benötigt dein Körper eine ständige Sauerstoffquelle – die du durch tiefes Atmen schaffst –, um seine Effizienz beim Verbrennen von Kalorien zu maximieren. Tiefes Atmen kann die Sauerstoffaufnahme in nur ein oder zwei Minuten bedeutend erhöhen und deinen Stoffwechsel anfeuern. Nimm vor dem Essen immer mehrere tiefe, bewusste Atemzüge, um deinen Körper und Geist zu entspannen und dein Verdauungsfeuer mit Sauerstoff zu versorgen. Sorge dafür, dass du sitzt, und achte auf deine Körperhaltung, so dass dein Gewicht gleichmäßig zwischen beiden Körperseiten verteilt ist, statt auf einer Seite herunterzuhängen. Eine unbequeme Sitzposition erhöht den Stress nur noch mehr, während das bequeme Sitzen im Gleichgewicht den Grundstein dafür legt, dass deine gesamte Physiologie einen entspannten Zustand einnimmt, in dem dein animalisches Wesen optimal funktioniert. Schließe für ein paar Sekunden die Augen und konzentriere dich einfach auf deinen Atem, bis du spürst, dass sich der Stress oder die Anspannung im Körper oder Kopf auflöst. Chronischer Stress vermindert deine Fähigkeit, zu genießen, wodurch du mehr essen musst, um dein biologisches Bedürfnis nach Genuss und Sättigung zu befriedigen. Wenn du jedoch beim Essen entspannt bist, hat das die gegenteilige Wirkung: Du empfindest mehr Befriedigung durch weniger Essen.

DER GENUSS EINES GESUNDEN SCHLAFS

Eine weitverbreitete Art und Weise, wie wir unser animalisches Wesen vernachlässigen, ist zu wenig Schlaf. In einer kopforientierten Kultur ist es leicht, die Bedeutung des Schlafs zu ignorieren und das Gefühl zu haben, die wichtigen Dinge würden passieren, während wir wach sind. Einer der größten Mythen über das Abnehmen, der Frauen dazu bringt, an intensiven Fitnessprogrammen festzuhalten, die ihnen keinen Spaß machen, ist die irrtümliche Vorstellung, sie würden durch ehrgeizigen Sport abnehmen. Auch wenn wir während des Sports Kalorien verbrennen, purzeln die Pfunde in Wahrheit erst dann, wenn wir uns ausruhen. Die Frage, wie dein Körper im Ruhezustand arbeitet, ist für das dauerhafte Abnehmen weitaus wichtiger als die, wie er bei Anstrengung arbeitet.

Dein animalisches Wesen muss sich ausruhen können. Es ist äußerst wichtig, dass du genügend Schlaf bekommst, denn das ist die Zeit, in der dein Körper heilt und die Muskeln wachsen. Auch wenn es deinem Verstand möglicherweise widerstrebt, sich dem Kopfkissen zu übergeben, wird Schlaf immer zu den Lieblingsbeschäftigungen deines animalischen Wesens zählen. Ehrlich gesagt finde ich nichts entspannender als gesunden, ausreichenden Schlaf. Schlaf gehört zu den Geheimnissen des Schlankwerdens durch Lebensfreude. Möglicherweise verlierst du die gewünschten Pfunde nie, wenn du dir diese einfache Freude nicht gönnst.

Wenn du nicht genug Schlaf bekommst, wirst du gereizt und kommst nicht so leicht durch den nächsten Tag. Dann läufst du Gefahr, die Zeichen deines animalischen Wesens zu übersehen, was dazu führen kann, dass du eine schlechte Essenswahl triffst, um Nahrung zu finden, die Energie liefert. Ein übermüdetes Gehirn ist hungriger. Wenn du ständig müde bist, ist es wahrscheinlicher, dass du zu viel isst. Zu wenig Schlaf verursacht auch einen Anstieg des Cortisolspiegels, der deinem Körper signalisiert, Fett zu lagern, und der deinen generellen Stresslevel erhöht. Schlaf hingegen ist eine Methode, mit der man aus einer chronischen Stressreaktion in eine Reaktion der Entspannung umschaltet. Das macht Schlaf zu einer der besten Mittel zur Stressverringerung. „Schlaf ist die beste Meditation", wie der Dalai Lama sagt.

Strebe den Idealfall von acht Stunden Schlaf pro Nacht an. Wenn du regelmäßig müde aufwachst, versucht dir dein animalisches Wesen damit zu sagen, dass du mehr ungestörten Schlaf brauchst. Gewöhne dir ein angenehmes Schlafritual an, damit du dich bewusst lockern kannst und die besten Bedingungen für gesunden Schlaf schaffst. Dunkle dein Schlafzimmer völlig ab, wenn du ins Bett gehst. Überlege dir auch, ob du nicht dein Smartphone aus dem Schlafzimmer verbannen solltest, um nicht in Versuchung zu geraten, dich damit zu beschäftigen, während dein Körper eigentlich schlafen muss. Und vermeide es, vor dem Schlafengehen noch etwas zu essen.

Schlafen ist unleugbar ein Genuss, doch viele Frauen verzichten zugunsten ihrer „Produktivität" bewusst darauf. Betrüge deinen Körper nicht um diesen notwendigen Genuss.

TIPP

Lasse dein animalisches Wesen ein Nickerchen machen. Zieh dich für nur zwanzig Minuten am Tag zurück, um dich hinzulegen, die Augen zu schließen und dich ohne ein schlechtes Gewissen völlig zu entspannen. Ganz gleich, ob du einschläfst oder nur in einen tiefen Zustand der Entspannung verfällst – vergiss nicht, dass ein Nickerchen noch so ein Genuss ist, der ganz einfach ist und nichts kostet.

BEWUSST ZU ESSEN AKTIVIERT DAS ABNEHMEN

Wie Marc David in *The Slow Down Diet* lehrt, reagiert unser Körper auf bestimmte Weisen, wenn wir vollkommen bewusst essen und uns auf das Essen konzentrieren. Zuerst aktivieren wir eine Verbindung zwischen dem Gehirn und dem Körper, die „cephalische Phase der Verdauung" genannt wird. Das Wort „cephalisch" stammt aus dem Lateinischen und bedeutet „vom Kopf"; es bezieht sich auf die Ausschüttung von Verdauungsenzymen aus Lebensmitteln, die uns schmecken, und dem genussvollen Essen. Wenn uns in Erwartung der Speisen, die wir sehen und riechen, der Mund wässerig wird, dann wird dies von der cephalischen Phase der Verdauung verursacht, die die wirksamsten Verdauungsenzyme unseres Körpers aktiviert.

Wissenschaftler schätzen, dass 30 bis 40 Prozent der gesamten Verdauung einer Mahlzeit ohne das Zutun der cephalischen Phase beeinträchtigt wird. Im Klartext bedeutet das: Wenn du auf den Genuss verzichtest, mit deinen aktivierten Sinnen zu essen, verzichtest du dadurch auch darauf, deine Nahrung vollständig zu verwerten. Das bringt den Körper dazu, überschüssige Kalorien als Körperfett zu lagern, was letztendlich zur Gewichtszunahme führt. Das ist ein weiterer Wink der Natur, dass Genuss und Gesundheit Hand in Hand gehen.

Beim Essen präsent zu sein ist auch für die Entspannungsreaktion unumgänglich. Immer wenn wir einen Stresszustand herbeiführen – also auch, wenn wir auf Essen verzichten oder eine strikte Diät einhalten –, schüttet unser Gehirn einen chemischen Stoff aus, der Neuropeptid Y genannt wird. Das Neuropeptid Y erfüllt mehrere Funktionen, darunter auch die Steigerung des Appetits und die Förderung der Fettablagerung. Wenn du dein Essen herunterschlingst, ohne den Duft, Geschmack und die Textur der Speisen zu genießen, dann erkennt das Neuropeptid Y, dass du etwas versäumt hast, und sendet das Signal an dein Gehirn, nach weiterer Nahrung zu suchen, damit du eine weitere Gelegenheit für die Befriedigung der Sinne bekommst, auf die dein Gehirn programmiert ist.

Diese beiden Reaktionen zeigen uns, dass wir dem biologischen Imperativ des Genusses nicht entrinnen können. Wenn wir beim Essen keine Befriedigung der Sinne erreichen, rebelliert der Körper, indem er noch mehr Hunger generiert. Und wenn wir unser Essen herunterschlingen oder uns Nahrung vorenthalten, lösen wir eine Stressreaktion aus und verringern die Effizienz des Verbrennens der Kalorien, indem wir die Fähigkeit unseres Körpers, Befriedigung wahrzunehmen, ausschalten. Wenn wir uns jedoch auf unsere Mahlzeiten konzentrieren und die sanfte Macht des Entspannens und Genießens nutzen, bieten wir unserem Körper das optimale Szenario, das er für den vollständigen Stoffwechsel braucht.

Das Schaubild unten zeigt, wie sich Genuss direkt auf den Appetit auswirkt und wie er mit der soeben beschriebenen Chemie in Zusammenhang steht. Jedes Mal, wenn du etwas zu dir nimmst, ist eine Gelegenheit, den Genuss vom Essen zu bekommen, den dein Körper braucht. Doch du musst für den Genuss präsent sein, um ihn wahrzunehmen. Wenn du gestresst bist, Multitasking betreibst oder ganz einfach nicht aufs Essen achtest, wirst du nicht dasselbe Maß an Genuss erleben, das du haben würdest, wenn du präsent und vollständig empfänglich für die Wahrnehmungen der Sinne wärst, die der Akt des Essens mit sich bringt. Wenn du ein schlechtes Gewissen hast, weil du etwas isst, achtest du auf deine Schuldgefühle statt auf die Sinneswahrnehmungen in deinem Mund. In dem Wissen, dass er etwas Wichtiges versäumt, produziert dein Körper Hormone, die den Appetit stimulieren und dich dazu bringen, nach noch mehr Essen zu suchen, um eine weitere Gelegenheit zu erhalten, Genuss zu empfinden. Wenn du erneut isst, ohne für den Genuss präsent zu sein, wird sich dieser Kreislauf so lange fortsetzen, bis dein Körper eine „erzwungene Entspannung" in Form eines Essenskomas bewirkt. An diesem Punkt wirst du endlich aufhören zu essen. Wenn du andererseits bewusst darauf achtest, den Genuss wahrzunehmen, den du erleben kannst, wenn die Bissen in deinen Mund wandern, dann wirst du einen alternativen Weg für den Stoffwechsel aktivieren, der für das Abnehmen ideal ist. Entspanntes und genussvolles Essen unterstützt die vollständige Verdauung des Essens und lässt dich wissen, wann du satt bist. Dadurch wird ein kontrollierter Appetit überflüssig. Du brauchst deinen Appetit nicht länger zurückzuhalten, da du genau die richtige Menge essen kannst, indem du deinem animalischen Wesen zuhörst und ihm Aufmerksamkeit schenkst.

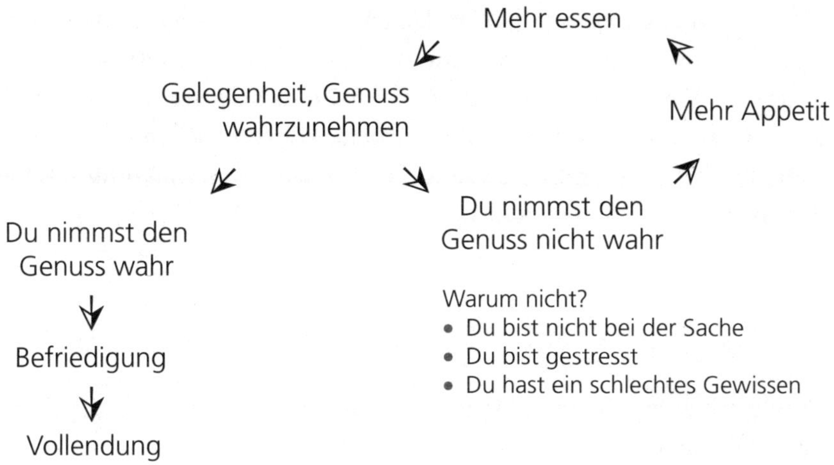

ILL. 2

Früher träumte ich von dem Tag, an dem die Ernährungsforscher eine „Essenspille“ erfinden würden, die das Bedürfnis zu essen ganz löscht, doch wie die cephalische Phase der Verdauung und die Aktivitäten des Neuropeptids Y uns zeigen, wird dieser Tag nie kommen. Die Stoffwechselforschung zeigt uns, dass es beim Essen nicht nur darum geht, Nährstoffe zu uns zu nehmen, um die Körperfunktionen aufrechtzuerhalten. Um optimal funktionieren zu können, ist es für den Körper auch notwendig, dass das Essen eine genussvolle und befriedigende Erfahrung ist.

Wenn du für die Freuden des Essens präsent bist, es langsamer verzehrst, dich entspannst und jeden Bissen genießt, aktivierst du zugleich einen anderen Weg des Stoffwechsels, der ein großartiger Verbündeter für das Schlankwerden durch Lebensfreude ist. Cholecystokinin (CCK) ist ein Hormon, das im Verdauungstrakt ausgeschüttet wird und mehrere Funktionen erfüllt. Es stimuliert die Verdauung von Fetten und zugleich die Genusssensoren im Gehirn. Auch sendet es ein Signal aus dem Darm ans Gehirn, das dich wissen lässt, wann du genug gegessen hast, indem dein Appetit ausgeschaltet wird. Wenn du schon mal jemanden beobachtet hast, der völlig satt zu sein schien und Essen auf dem Teller liegengelassen hat, dann war vermutlich das CCK im Spiel. Wenn du befürchtest, dass Genuss dich dazu bringt, zu viel zu essen, lehrt CCK uns etwas anderes. CCK zeigt, dass Genuss, Appetit und Stoffwechsel wunderbar und stark miteinander verbunden sind. Statt zu versuchen, deinen Appetit durch Willenskraft zu kontrollieren oder zu unterdrücken, wird deine Präsenz beim Genuss deiner Mahlzeiten deinen Körper dabei unterstützen, auf natürliche Weise zu wissen, wann er genug Nahrung bekommen hat. Diese äußerst positive Entwicklung setzt jedoch voraus, dass du bei der Sache bist.

DIE FREUDEN DER MEDITATION

Häufig scheinen unsere Gedanken unsere Realität zu beherrschen, während sie die weise Stimme unseres animalischen Wesens übertönen. Meditation ist eine Methode, die dazu dient, den Verstand ruhen zu lassen, indem man die Aufmerksamkeit durch das Atmen, ein Mantra oder das Visualisieren bewusst nach innen wendet. Indem du deine kreisenden Gedanken unterbrichst, kannst du ihre vorübergehende Eigenschaft wahrnehmen und erkennen, dass du jederzeit die Freiheit hast, einen neuen Gedanken zu formen.

Meditation steigert die Konzentration und hilft uns, in allen Lebensbereichen, einschließlich des Essens und anderer genussvoller Erlebnisse, in der Gegenwart, bewusst und aufmerksam zu sein. Durch Übung wirst du in der Lage sein, deinen Verstand zur Ruhe kommen zu lassen und einen zentrierten, heiligen Raum zu finden, den du aufsuchen kannst, wann immer du unruhig oder gestresst bist. Meditation löst auch die Entspannungsreaktion aus und ermöglicht es dir dadurch, deinen Stresslevel unter Kontrolle zu halten, Nervosität zu verringern und deine generelle Stimmung aufzuhellen. Und das Beste ist: Sie lehrt dich, dass du nicht im Äußeren nach Freude suchen musst. Alles, was du tun musst, um Freude und Genuss oder sogar Ekstase zu erleben, ist, dich nach innen zu wenden.

Dr. Jon Kabat-Zinn ist bekannt für seine Meditationsforschung; er hat herausgefunden, dass Menschen, die regelmäßig meditieren, glücklicher werden – was der Grund ist, warum Meditation für mich ein echter Genuss ist. Leute, die regelmäßig meditieren, berichten, dass sie sich „eins" oder „verbunden" mit der Welt fühlen. Immer, wenn ich meditiere, erlebe ich auch ein Gefühl der Gemeinschaft mit der gesamten verwobenen Vielfalt der Existenz.

ÜBUNG
VERBINDE DICH DURCH MEDITATION MIT DEINEM ANIMALISCHEN WESEN.

Lies diese Übung vollständig durch. Danach kannst du die folgende Meditation laut vorlesen und auf Band aufnehmen, wenn du möchtest, so dass du das Band während der Übung abspielen kannst. Du kannst auch eine Freundin bitten, sie dir vorzulesen. Begib dich in eine bequeme und entspannende Umgebung, in der du den Alltagsstress völlig loslassen kannst, bevor du damit anfängst.

Schließe die Augen und hole ein paarmal tief Luft, um dich zu entspannen. Visualisiere, wie du nachts im Bett liegst. Deine Augen werden schwer, das Bett ist bequem, weich und warm. Du bist in Sicherheit. Achte beim Einschlafen darauf, wie du automatisch darauf vertraust, dass dein Herz die ganze Nacht über schlagen wird. Du vertraust darauf, dass du morgen wieder sehen kannst, obwohl du jetzt die Augen zugemacht hast. Du vertraust auf deine Verdauung und die Vielzahl an anderen Systemen in deinem Körper. Im Zustand festen Vertrauens lässt du dich in den Genuss dieses Betts fallen, in den Komfort des Schlafs und in das Loslassen, im Wissen, dass am nächsten Morgen alle Teile von dir da sein und funktionieren werden.

Stell dir nun vor, wie du aufwachst und deinen Tag mit demselben Vertrauen, dass du abnehmen wirst, beginnst. Du vertraust darauf, dass du bei deiner nächsten Mahlzeit, dem Frühstück, wissen wirst, was du essen, was du trinken und wann du aufhören sollst. Du vertraust darauf, dass du dich daran erinnern wirst, beim Essen zu atmen und zu kauen, langsam zu essen und jeden Bissen zu genießen.

Setze nun deinen Tag fort und visualisiere, wie du deinem Körper beim Mittagessen vertraust. Stell dir dann vor, wie du deinen Nachmittagssnack zu dir nimmst, während du deinem Körper völlig vertraust. Nun visualisiere, wie du zu Abend isst und dabei deinem Hunger, deinem Appetit vertraust. Du vertraust deinem animalischen Wesen, der weisen Kreatur in deinem Inneren. Du vertraust ihr, dass sie dich genau da hinführen wird, wo du hin musst, um die überflüssigen Pfunde loszulassen, die dir nicht dienen.

Sieh das glückliche Lächeln auf deinem Gesicht. Fühle, wie die weibliche Kreatur aus deinem Inneren heraus leuchtet, weil sie für die, die sie ist, und für die Weisheit, die sie in sich trägt, anerkannt wird. Achte darauf, wie sie in der Entspannung und dem Essensgenuss aufblüht. Kehre nun mit einem tiefen Atemzug zurück in die Gegenwart. Öffne die Augen und nimm dieses gefühlte Vertrauen in deinen Körper mit in den Tag.

TIPP

Nimm dir etwas Zeit, um die Außenwelt verschwinden zu lassen und Schutz in der angenehmen Meditation zu finden. Statte deinen Raum mit weichen Kissen, Kerzen und Räucherstäbchen aus oder meditiere draußen in der freien Natur. Entdecke die innere Glückseligkeit.

DAS GEHEIMNIS DES VERTRAUENS

Wenn du deinem Körper vertraust, kannst du hören, was er sagt. Dann kannst du loslassen und dich entspannen. Das ist der Punkt, an dem Kalorien effizient verbrannt werden. Nun denkst du vielleicht: „Meinem Körper zu vertrauen klingt wie eine tolle Idee für andere Leute, aber nicht für mich. Wenn ich darauf höre, was er mir zu essen vorschlägt, nehme ich nicht ab, sondern zu.“ Falls das auf dich zutrifft, dann wird deine Denkweise von unserer Kultur beeinflusst, die uns darauf konditioniert, unserem Körper und generell dem Weiblichen zu misstrauen. Zu lernen, deinem Körper zu vertrauen, ist eine Haltung, die du dir wieder aneignen musst.

Statt darauf zu warten, bis dein Körper dein Vertrauen verdient hat, indem er deinem Wunsch, zu deinen Bedingungen abzunehmen, entspricht, musst du deinem Körper jetzt dein Vertrauen schenken. Vergiss nicht: Er ist die Kreatur, die dich am Leben erhält. Er dient deinem Wohlbefinden und verdient dein Vertrauen. Wenn du seine Instinkte nicht für vertrauenswürdig hältst, ist das ein Hinweis, dass du stärker darauf achten musst, was er dir sagen will. Möglicherweise stellst du fest, dass das, was er dir übermittelt – vor allem über das Essen – nicht das ist, wonach es oberflächlich betrachtet aussieht. Wenn dein animalisches Wesen dich zum Beispiel zu einem Schokoriegel führt, kannst du trotzdem sicher sein, dass es einen Grund dafür gibt. Es muss nicht sein, dass du Zucker brauchst, sondern es kann auch ein Hinweis darauf sein, dass du etwas brauchst, wofür der Schokoriegel steht. Vielleicht brauchst du einen kleinen Snack, eine ganze Mahlzeit, ein Mittagsschläfchen oder ein bisschen Abenteuer und Spaß.

Vertrauen in deinen Körper ist ein Mittel, mit dem du deinem treuen Lebensgefährten deine Liebe und Bewunderung zeigen kannst. Vergiss nicht, dass du mit der vertrauenswürdigen, weisen inneren Stimme am stärksten verbunden bist, wenn du dich entspannst. Wenn du deinem Körper völlig vertraust, wirst du nicht nur Pfunde verlieren, sondern auch eine liebevollere Beziehung zu deinem animalischen Wesen aufbauen – was die Grundlage für eine friedliche und glückliche Existenz in jeder Lebensdimension ist.

„Gehe sorgsam mit deinem Körper um.
Er ist der einzige Ort, den du zum Leben hast."
JIM ROHN

4

LERNE, DEINEN KÖRPER ZU LIEBEN

Für meine Klientin Cassandra bedeutete jeder Tag, an dem sie in ihrem Körper aufwachte, ein weiterer Tag des Selbsthasses. Obwohl wir über die Vorstellung, dass sie ihren Körper lieben könnte, sprachen, protestierte sie, dass das bei ihrem derzeitigen Gewicht illusionär klang. „Wie könnte ich meinen Körper bei meiner jetzigen Figur lieben?", widersprach sie irritiert. Ihre Umwelt schien zu bestätigen, dass ihr Körper es nicht wert war, geliebt und akzeptiert zu werden. Von der Botschaft der Medien, dass der Wert einer Frau von einem bestimmten Aussehen abhängt, bis hin zum Widerhall der negativen Kommentare ihrer Mutter, die sie seit der Kindheit über ihren Körper gehört hatte, war Cassandra davon überzeugt, dass ihr Körper minderwertig war. „Ich bin einfach nicht genug", war das schallende Mantra, das sie nicht zum Schweigen bringen konnte, egal, wie sehr sie es versuchte.

Wenn Cassandras Geschichte vertraut klingt, dann ist das, weil sie das unglückliche Gefühl beschreibt, das die Mehrheit der Frauen über ihren

Körper hat. Das ist der Grund, weshalb ich ein schlechtes Körperbild als den stillen Killer der Gewichtsabnahme bezeichne; es sind die unausgesprochenen Gedanken, die uns am stärksten sabotieren können. Viele der Frauen, die Scham und Wut über ihren „dicken" Körper empfinden und ihn ablehnen, realisieren nicht, dass ihre negativen Gefühle die tatsächliche Ursache für ihre Gewichtszunahme sein können und sie womöglich davon abhalten, ihr Übergewicht zu verlieren.

Die Statistiken sind erschreckend. Laut Dr. Margo Maine, der Autorin von *Body Wars: Making Peace with Women's Bodies*, sind 54 Prozent aller dreizehnjährigen Mädchen mit ihrem Körper unzufrieden – einer Zahl, die bei 18-Jährigen auf 78 Prozent steigt. Durch meine Recherchen, die aus Berichten bestehen, würde ich die Zahl eher auf 95 Prozent schätzen. Manche Frauen sagen, dass sie keine einzige Frau kennen, die ihren Körper rückhaltlos liebt. Tragischerweise gibt es sogar fünf- oder sechsjährige Mädchen, die von sich sagen, sie würden „eine Diät machen".

Als ich noch ein Teenager war und zum ersten Mal hörte, dass die Fotos der wunderschönen Frauen in Zeitschriften retouchiert sind, konnte ich es nicht glauben. Heutzutage veröffentlichen Werbeagenturen nur selten Fotos von Frauen, die nicht digital bearbeitet worden sind, um die Models übermenschlich perfekt aussehen zu lassen. Ein Modefotograf nannte solche Bilder einmal „Fotokunst" im Gegensatz zu normalen Fotografien. Die Folge ist, dass wir uns mit Schönheitsnormen vergleichen, die außerhalb von Photoshops nicht existieren. Egal, welche Kleidergröße wir auch haben – wir werden nie mit diesen künstlichen Bildern konkurrieren können. Dr. Caroline Heldman, eine Politikprofessorin, die sich auf die Medien spezialisiert hat, macht eine erschreckende Aussage: „Dies ist das erste Mal in der Geschichte der Menschheit, dass Werbeleute uns kulturelle Normen und Werte diktieren." Kein Wunder also, dass die meisten Frauen im ständigen Gefühl der Unzulänglichkeit gefangen sind.

Hier in den Vereinigten Staaten sind wir so darauf konditioniert, die Körper dünner Models und Schauspielerinnen als „normal" wahrzunehmen, dass selbst Frauen mit einer normalen Körpergröße eine verzerrte Sicht auf ihren Körper haben und sich in gewisser Weise einbilden, sie wären hässlich. So muss es jedoch nicht sein. An anderen Orten auf der Welt haben Frauen ein besseres Körperbild. Sie wurden nicht dazu konditioniert, zu glauben, ihr Körper sei unperfekt, und daher finden sie eine breite Spanne von Kleidergrößen schön.

Die Milliarden Dollar, die jedes Jahr für die Untermauerung des Bildes, wie wir aussehen „sollten“, ausgegeben werden, um Produkte und Dienstleistungen zu verkaufen, die angeblich unsere Probleme lösen, erinnern uns immer wieder daran, dass wir solchen Schönheitsidealen nicht entsprechen können. Wir werden darauf getrimmt zu glauben, dass wir ein „perfektes Leben“ haben könnten, wenn wir nur den „perfekten Körper“ hätten. (Schau dir an, wie glücklich all diese Frauen wirken, nicht wahr?) Doch diese Bilder bieten nur eine Illusion, ein Versprechen, das eine dreiste Lüge ist. Ich bin sicher, du kennst genügend dünne Frauen, die total unglücklich über ihren Körper oder ihr Leben sind. Dünn oder schön zu sein ist keine Garantie dafür, dass du ein traumhaftes Leben haben oder dich selbst lieben wirst.

TIPP

Statte dein animalisches Wesen mit prächtigen Accessoires aus, die es sich schön fühlen lassen. Ohrringe, Schals, Armbänder oder eine besondere Kette müssen nicht teuer sein, um toll auszusehen, und sie können ein Gefühl von Freude, Weiblichkeit und Sinnlichkeit vermitteln.

DER TEUFELSKREIS DES NEGATIVEN KÖRPERBILDS

Auch wenn du vielleicht glaubst, der Grund, weshalb du abnehmen willst, ist einfach nur, weil dir deine Figur nicht gefällt, ist diese Erklärung zu simpel. Wenn du tiefer schürfst, wirst du herausfinden, dass hinter dem Wunsch, so oder so auszusehen, die Sehnsucht steckt, deinen Körper und dich zu lieben – was das natürlichste Verlangen der Welt ist.

Wenn du deinen Körper nicht liebst, bist du in der Opferrolle gefangen. Du ermöglichst dadurch die Illusion, dass dein Körper dich leiden lässt, und daher siehst du dich als ein Opfer deiner körperlichen Fehler und Makel. Dadurch, dass du in einer Selbst-Obsession gefangen bist, die kostbare Zeit sowie geistige und emotionale Kraft stiehlt, wirst du daran gehindert, dich voll und ganz den Dingen zu widmen, die dir Freude bereiten: zum Beispiel kreativ zu sein, sich mit anderen Menschen verbunden zu fühlen und etwas zu bewirken. Wenn du deinem schlechten Körperbild Bedeutung beimisst, verursacht deine negative Beschäftigung mit dir selbst, dass du die tiefere Bedeutung des Lebens versäumst. Das wiederum motiviert dich, deinen Körper zu bestrafen, dein animalisches Wesen zu misshandeln und den Teufelskreis der Trennung und Machtlosigkeit ewig aufrechtzuerhalten. Dein schlechtes Körperbild ist der ultimative Verrat an deinem Körper und dir selbst. Tatsächlich sagst du damit zu ihm und zu dir: „Du bist nicht gut genug, und ich schäme mich für dich."

Wenn du deinen Körper nicht liebst, möchtest du dich womöglich vor der Welt verstecken. Deine Festung der Selbstablehnung könnte dich von anderen isolieren. Ich habe schon so viele tragische Geschichten von Frauen gehört, die Einladungen zu Partys, Familientreffen und einmaligen Gelegenheiten abgesagt haben, weil sie sich nicht zeigen wollten.

Willst du dich zu Grabe tragen lassen, ohne deinen Körper zu lieben? Stell dir vor, wie die Menschen, die dich lieben, neben deinem Sarg stehen und bedauernd sagen: „Wie unendlich schade! Sie hat nie gesehen, wie schön sie war. Sie hat zwar andere geliebt, aber nicht sich selbst." Das kannst du jedoch ändern und die bewusste Entscheidung treffen, zu akzeptieren, dass du zu streng mit dir umgehst. Du musst die Negativität, die gegen dich selbst gerichtet ist, jetzt in diesem Moment beenden, während ich deine Zeugin bin, und anfangen, dich und deinen Körper zu lieben, ganz egal, welche Kleidergröße du trägst.

Ein Mittel, das den meisten von uns unbewusst anerzogen worden ist, um eine Änderung herbeizuführen, ist die Scham. Wenn du als Kind etwas getan hast, was du nicht solltest, hat deine Mutter womöglich gesagt: „Tu das nicht! Du solltest dich was schämen!" Auf diese Weise wurde uns Scham als die Emotion, die wir empfinden, wenn wir etwas an uns bemerken, was uns nicht gefällt und was wir ändern wollen, eingeimpft. Die meisten Frauen halten negative Selbstgespräche über ihren Körper für harmlos, weil sie ja nur in ihrem Kopf stattfinden. Wovon sie nichts ahnen, ist der Stoffwechsel-Dominoeffekt, den ihr inneres Zwiegespräch auslöst.

Lass uns dein negatives Körperbild aus der Perspektive deines animalischen Wesens betrachten. Du stehst also da, schaust in den Spiegel, sagst alle möglichen boshaften, kritischen Dinge über deinen Körper und glaubst, niemand könnte dich hören, weil es nur Gedanken in deinem Kopf sind. Aber dein animalisches Wesen hört jedes Wort! Jede Beleidigung schmerzt wie ein Dolchstoß. Es fühlt sich beschämt und erniedrigt, und es überrascht nicht, dass das eine stressige Erfahrung für es ist. Und vergiss nicht: Da Stress Gewichtszunahme auslöst, wird dein schlechtes Körperbild zur selbst erfüllenden Prophezeiung. Die darauffolgende Gewichtszunahme wird dann als Rechtfertigung für noch mehr Selbsthass benutzt, und so dreht sich der Kreislauf, den ich die Körperscham-Endlosschleife nenne.

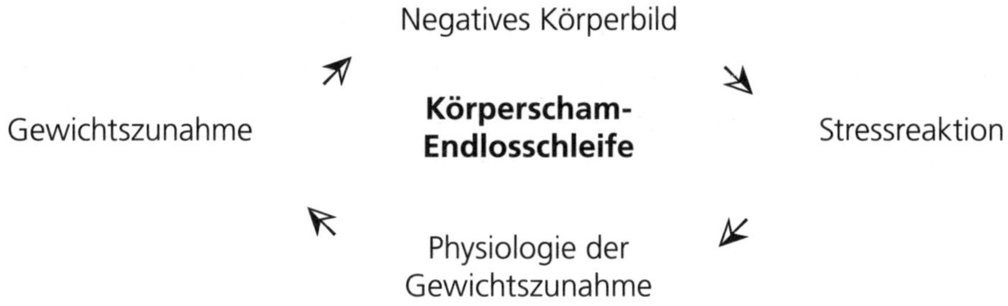

ILL. 3

Hinzu kommt, dass die Verbindung zur Weisheit deines Körpers getrübt ist, wenn du unter dem Stress der Körperscham-Endlosschleife leidest, und das Gleiche gilt für deine Empfänglichkeit für Genuss und Spaß, so dass dein Leben abgestumpfter wird. Dies wiederum bringt dich vermutlich dazu, beim Versuch, deine Abgestumpftheit gegenüber allen Freuden des Lebens – einschließlich Essen – auszugleichen, noch mehr Essen zu konsumieren.

HÖR AUF, WEGEN DEINES GEWICHTS DARAUF ZU WARTEN, BIS DU DICH ENDLICH LIEBEN KANNST

Wenn du dich und deinen Körper hasst, betrachtest du Genuss als den Feind und untersagst dir aus Trotz das Genießen. Du hast nur ein Leben und kannst es dir nicht leisten, es zu vergeuden, indem du dich hasst oder dir Genüsse und Freuden verbietest, selbst wenn du in einem Körper steckst, der nicht so perfekt ist wie die Körper der Zeitschriftenmodels. Ich möchte, dass du aufwachst und empört bist, weil du bisher zugelassen hast, dass die Extrapfunde am Bauch und den Oberschenkeln deine Gelegenheit, das Leben zu feiern, behindern. Wenn du ein Kind mit einer körperlichen Behinderung hättest, würdest du es deshalb doch auch nicht weniger lieben, oder? Natürlich nicht! Also sieh über das hinweg, was du als körperliche Makel empfindest, und liebe deinen Körper so inniglich und bedingungslos, wie du dein eigenes Kind lieben würdest.

Wenn wir glauben, gut auszusehen, ist das der Zauber, der es uns endlich ermöglicht, uns zu mögen? Von Marc David habe ich aber gelernt, dass in Wahrheit genau das Gegenteil der Fall ist: Wenn wir uns selbst mögen, werden wir auch glauben, dass wir gut aussehen. Ist dir schon mal aufgefallen, dass dein Körperbild variiert, sogar im Laufe eines einzigen Tages? Hast du dich jemals morgens angezogen und dabei gedacht, dass du schrecklich aussiehst, doch später ist etwas unerwartet Tolles passiert und deine Stimmung hat sich erhellt? Und dann fandest du, dass du doch ganz gut aussiehst, obwohl du immer noch dieselben Sachen getragen hast? Oder denke daran, wenn du dich mitten in einem sinnlichen oder sexuellen Erlebnis befindest. Dann hast du gar nicht den geistigen Raum, um zu denken, du würdest schlecht aussehen, weil du dich auf ein Gefühl statt eines bewussten Gedankens konzentrierst – dein Fokus ist auf ein Gefühl des Genießens gerichtet. Wenn du bei der Sache bist und dich großartig fühlst, richtest du deine Aufmerksamkeit auf dein Erlebnis, und alle Gedanken an ein negatives Körperbild hören auf zu existieren. Tatsache ist, dass du dann die schlechten Gedanken verdrängst und durch ein positives Gefühl ersetzt.

Wenn du genießt, ergibt sich dein Verstand und du hörst auf, dir Sorgen zu machen. Wenn du dich gut fühlst und nicht länger auf deinen inneren

Verbalangriff hörst, entspannt sich auch dein Körper, und – o Wunder – du machst die Erfahrung, dass du das Gefühl hast, gut auszusehen. Während sich deine Aufmerksamkeit von dem Gedanken, wie schlecht du aussiehst, abwendet und der Wahrnehmung, wie gut du dich fühlst, zuwendet, wirst du mit der Zeit schlanker werden, ohne überhaupt zu versuchen, Pfunde loszuwerden – was wiederum dein gutes Körperbild fördert. Dann befindest du dich in einem positiven Kreislauf, den ich die Körperliebe-Endlosschleife nenne. Anders ausgedrückt: Genuss, der Held unserer Geschichte, ist wieder der Katalysator, der den Teufelskreis durchbricht.

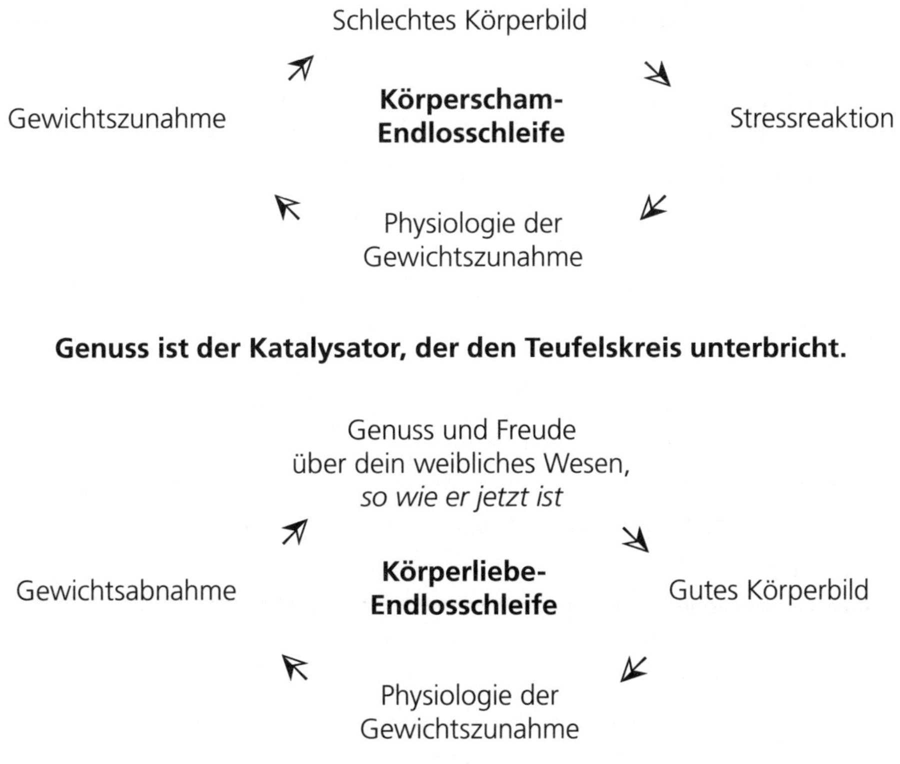

ILL. 4

Wenn du wartest, bis du dich attraktiv findest, bevor du dir erlaubst, das Leben wirklich zu genießen und dich gutzufühlen, wirst du für immer ein Hund sein, der seinen eigenen Schwanz jagt. Du kannst dich darauf verlassen, dass dein Verstand zu der Schlussfolgerung kommen wird, dass du nicht gut genug bist. Wenn du also darauf wartest, bis du dich für attraktiv hältst, bevor du dich gutfühlen kannst, wartest du womöglich ewig, ganz egal, was du tatsächlich wiegst.

Bevor du die Reise zur Entwicklung eines positiven Körperbilds antreten kannst, ist die grundsätzlichste Art und Weise, wie du dich gutfühlen kannst, die, dich gutzufühlen, weil du lebst. Jeder kann jederzeit dieses Gefühl empfinden, da es nur ein verändertes Bewusstsein weg von der Selbstgefälligkeit und hin zur Dankbarkeit ist – unabhängig von deinem Kampf gegen Essen und dein Gewicht.

Dich selbst zu lieben ist ein wundervolles und befreiendes Gefühl, und es ist notwendig, um Freude zu erleben und dein Leben völlig selbst zu bestimmen. Wenn du dich liebst, hast du viel mehr Energie, Inspiration und geistige sowie emotionale Fähigkeiten, die du nach außen einbringen und mit deren Hilfe du ein Leben voller echter Freuden und Genüsse für dich selbst erschaffen kannst. Wenn du in der nach unten führenden Spirale der Überzeugung, dass du erst abnehmen musst, bevor du deinen Körper gutfinden kannst, gefangen bist, ist es an der Zeit, zu realisieren, dass du versuchst, ein Spiel zu gewinnen, das man nicht gewinnen kann. Genauso wie die Medien das Schlanksein zum Schlüssel all deiner Träume gemacht haben, möchte ich, dass du stattdessen die Liebe zu dir selbst und zu deinem Körper zum Schlüssel deiner Träume machst. Dich selbst zu lieben ist ein Zugang, der das Schlanksein allein niemals sein kann.

Die Körperscham-Endlosschleife und die Körperliebe-Endlosschleife schließen sich gegenseitig aus. Du kannst deinen Körper nicht toll finden und dich gleichzeitig für ihn schämen. Das Abnehmen ist nicht das Mittel, um deinen Körper lieben zu können, und es ist auch nicht der Weg, um jetzt Freude an deinem Körper oder in deinem Leben zu haben. Wenn du nicht gelernt hast, jetzt Freude zu erleben, wirst du es auch nicht in einer kleineren Kleidergröße können. Ganz egal, wie du aussiehst: Dein weiblicher Körper kann trotzdem eine Quelle unglaublicher Freude sein. Es gibt nichts, was dein animalisches Wesen sich mehr wünschen würde. Und wenn du das

Leben so richtig genießt, kannst du gar nicht anders – dann musst du dich einfach lieben!

VERDIENE ICH GENUSS UND FREUDE?

Nun, da du weißt, dass Genuss und Freude über deinen Körper die Schlüssel zum Loslassen deines schlechten Körperbilds und zur Ankurbelung deines Stoffwechsels sind, um abnehmen zu können, stellt sich die Frage: Was hält dich zurück? Was hindert dich daran, diese Strategie anzunehmen und bedingungslos zu verkörpern?

Es könnten mehrere Gründe sein. Möglicherweise hast du Angst oder schämst dich, zu genießen, oder glaubst, dass du es nicht verdient hast. Vielleicht fragst du dich: „Warum sollte ich Spaß haben, wenn so viele andere Leute keinen Spaß haben können?" Frauen sind darauf konditioniert, harte Arbeit statt Spaß zu wählen und zu glauben, dass ein wertvoller Beitrag zum Allgemeinwohl bedeutet, Opfer zu bringen. Uns wurde beigebracht zu glauben, dass Aufopferung edel und Spaß nutzlos und selbstsüchtig sei. Wir sind darauf konditioniert, zu denken, wir müssten die Selbstkontrolle bewahren und Hingabe und Loslassen als ein Zeichen der Schwäche und ein gefährliches Risiko ansehen. Während du versuchst herauszufinden, was mehr Spaß in deinem Leben im Weg steht, solltest du nicht vergessen, dass es seine Zeit dauert, eine lebenslange Programmierung rückgängig zu machen. Habe Mitgefühl mit dir und deinem animalischen Wesen, wenn dir gesagt wurde, dass das Streben nach Spaß und Genuss selbstsüchtig und narzisstisch ist.

Die Wahrheit ist, dass echte Freude dich nicht auf solche Irrwege führt. Freude erweitert deine Fähigkeit zu fühlen, und wenn du mehr fühlst, hast du einen besseren Bezug zu anderen und mehr Mitgefühl für sie. Während du dich der Freude oder dem Genuss hingibst, lässt du die Kontrolle los und lässt zu, dass Mutter Erde dich auf ihren liebevollen Armen trägt. Wenn dein weibliches Wesen sich körperlich und emotional durch Lust und Freude öffnet, wirst du nicht fixierter auf dich selbst, sondern nimmst mehr am Leben teil. Nicht Selbstliebe, sondern Selbsthass ist die Wurzel der Selbstsucht.

Auch wenn du vielleicht gedacht hast, Spaß sei etwas, was du dir verdienen musst, zeigt ein tieferes Verständnis darüber, was Spaß ist, dass das nicht der Fall ist. Spaß am Leben ist immer präsent und steht dir zur Verfügung, unabhängig davon, ob du darauf achtest. Er wartet darauf, dass du aufwachst und ihn bemerkst. Wenn du Spaß auf diese Weise betrachtest, wird deutlich, dass du ihn nicht auf Kosten anderer erlebst, wenn du ihn dir erlaubst. Das Leben erfährt durch dich Spaß, und dein Spaß hat keinen Preis, weil er ein Geschenk ist. Das ist der Grund, warum du nicht zu viel davon haben kannst oder weniger für andere übrig ist, wenn du dein Maß ausschöpfst. Es gibt für alle eine unbegrenzte Menge an Spaß. Wir müssen uns dessen nur bewusst sein.

Aus dieser Sicht geht es bei dem Bezugsrahmen nicht mehr darum, Freude zu *haben*, sondern darum, Freude zu *sein*. Wenn du Freude bist, weißt du, dass dein Grundzustand Freude ist. Die Totenstellung-Übung (siehe Kapitel 3) ist eine einfache Methode, dies zu demonstrieren. In der Totenstellung verstummt das Geplapper deiner Gedanken, und deine Aufmerksamkeit richtet sich auf die reine Wahrnehmung des freudigen Grundzustands deines Körpers.

Es ist wichtig, sich daran zu erinnern, dass du nicht deine Gedanken bist, unabhängig davon, wie glaubhaft dein Verstand versucht, dich davon zu überzeugen. Ein einzelner Gedanke ist nur ein flüchtiges Phänomen im größeren Kontext derer, die du bist. Gib deinen Gedanken nicht die Macht, dir die Liebe zu deinem Körper und das Vertrauen in die Freude auszureden. Sobald dir bewusst wird, dass du nicht deine Gedanken bist, wird es leichter, nicht auf sie zu achten und stattdessen die Freude deines animalischen Körpers anzuzapfen.

Ich will damit nicht sagen, dass du keinen Schmerz, kein gebrochenes Herz und kein Leid mehr erleiden wirst, wenn du damit anfängst, Freude bewusst wahrzunehmen. Solche Situationen wird es immer geben. Doch wenn du es dir zur Gewohnheit machst, das Gute zu suchen, und dich in deiner Lebenssituation entspannen kannst – selbst in quälenden Momenten –, dann wirst du dich mit dem größeren Gesamtbild verbinden und das Wunder und die Schönheit deiner eigenen Menschlichkeit erkennen. Du wirst fähig sein, eine neue Bereitschaft zu entwickeln, das gesamte Spektrum der menschlichen Erfahrung zu nutzen. Auch wenn wir nicht ständig in einem entspannten Zustand der Freude leben können, weil das Leben so nicht funktioniert, glaube ich doch, dass wir in Gnade leben können. Ich definiere Gnade als einen Zustand ungebrochener Erinnerung und Dankbarkeit für das Geschenk des Lebens. In anderen Worten: Egal, was gerade passiert – wenn wir uns mit der Dankbarkeit dafür, dass wir am Leben sind, verbunden fühlen können, haben wir eine direkte Verbindung zu einem Gefühl der Freude.

Um dauerhaft abzunehmen, musst du akzeptieren, dass du Freude und Spaß verdienst – und dieses Gefühl, es verdient zu haben, entsteht durch Selbstliebe. Je mehr du dich und deinen Körper liebst, umso leichter wird es dir fallen, dein animalisches Wesen mit Freude zu überschütten. Lass die Phrase *„sündhafte Freude"* los; streiche sie aus deinem Wortschatz. Echte Freuden sind immer unschuldig. Es ist unmöglich, einen Körper zu haben, den du bewunderst, wenn du dich dafür schämst, weil du dich gutfühlst. Wenn dir klar wird, dass du Freude verdienst, wirst du zu einem Rollenmodell der Würde und Selbstliebe für andere. Das ist ein Beitrag. Die spirituelle Lehrmeisterin und Autorin Marianne Williamson schreibt:

> *„Unsere tiefste Befürchtung ist nicht etwa, dass wir nicht gut genug sind. Unsere tiefste Angst ist, dass wir über jedes Maß hinaus stark sind. Es ist nicht unsere Dunkelheit, sondern unser Licht, das uns am meisten Angst macht. Wir fragen uns: Warum sollte ich brillant, toll, begabt, großartig sein? Tatsache ist: Warum solltest du es nicht sein? Du bist ein Kind Gottes. Dein Licht unter den Scheffel zu stellen, dient der Welt nicht. Es gibt nichts Erleuchtendes daran, wenn du dich kleinmachst, damit andere in deiner Nähe nicht verunsichert werden. Wir alle wurden gemacht, um wie Kinder zu strahlen. Wir wurden geboren, um die Herrlichkeit Gottes, die in uns ist, zu manifestieren. Sie ist nicht nur in ein paar von uns, sondern in uns allen. Und wenn wir unser eigenes Licht strahlen lassen, erteilen wir unbewusst anderen die Erlaubnis, das Gleiche zu tun. Wenn wir uns von unserer eigenen Angst befreit haben, befreit unsere Gegenwart automatisch auch andere."*

GENUSSVOLLE ESSPRAKTIK 4
RIECHE DIE SPEISEN.

Eine einfache Methode, wie du anfangen kannst, Freude zu erleben, ist das Essen. Bringe dich jedes Mal, wenn du dich an den Esstisch setzt, in einen entspannten Zustand und nimm dir einen Augenblick Zeit, deine Speise intensiv zu riechen. Das kannst du tun, indem du den Duft entweder lange und langsam inhalierst oder indem du wie ein Tier daran schnupperst, oder durch eine Kombination von beidem. Eine Weinkennerin schließt die Augen, um ihre Sinne auf die Tiefe und subtilen Nuancen des Geruchs zu richten. Mache mit deinem Essen dasselbe. Lasse die Aromen deiner Mahlzeit zu einem deutlichen Aspekt des totalen Genusses beim Essen werden. Wenn du deine Speisen bewusst riechst, hilft dies, eine effiziente Verdauung zu aktivieren, die natürlich das Schlankwerden durch Lebensfreude unterstützt.

DIE FREUDE DES VERGEBENS

Wenn du herausfindest, dass hinter deinen Kämpfen mit Essen eine positive Intention steckt, hast du ein weiteres Geheimnis entdeckt, wie du deinen Stoffwechsel ankurbeln kannst. Nun, da du dir über alles, wofür du dich geschämt hast, im Klaren bist und verstehst, dass diese Dinge durch einen tieferen Teil deiner Seele beabsichtigt waren, um dir zu helfen, kannst du aufhören, dich für deine früheren Handlungen zu bestrafen. Du kannst dich von deinem Selbsthass ein Stück distanzieren und sagen: „Mein übermäßiges Essen diente eigentlich dazu, etwas Nützliches zu erreichen."

Bevor du dir selbst vergibst, werden sich deine Anstrengungen hinsichtlich des Essens wie ein Krieg anfühlen. Egal, ob es ein realer bewaffneter Konflikt oder ein metaphorischer Konflikt wie beispielsweise der „Krieg gegen die Drogen" ist – ein Krieg ist ein physikalisches und psychologisches Mittel, das unsere ganze Ökologie beherrscht. Wenn wir uns im Krieg befinden, ändert sich nichts. Der Schlüssel, um den Krieg gegen deinen Körper zu beenden und dauerhaften Frieden zu schließen, ist, die positive Absicht zu erkennen, die den Krieg überhaupt erst verursacht hat.

Kannst du dich an eine Situation erinnern, in der du dich mit einem geliebten Menschen gestritten hast und wütend oder enttäuscht warst, nur um später herauszufinden, dass euer Streit auf einem Missverständnis beruhte? Plötzlich waren Wut und Groll wie weggeblasen. Dasselbe gilt für deinen Krieg gegen deinen Körper. Wenn du die unterschwellige positive Absicht deines Essverhaltens herausfindest, wird dir bewusst, dass deine Wut auf deinen Körper auf einem Missverständnis beruhte; dann können sich die Abscheu und Enttäuschung, die du empfunden hast, sofort in Nichts auflösen. Dann kannst du deinem animalischen Wesen und dir selbst vergeben, und der Krieg ist vorbei.

Vergebung, vor allem Selbstvergebung, ist eines der Geheimnisse des Abnehmens durch Lebensfreude, weil sie Entspannung fördert. Ohne Vergebung bleibt eine chronische niedrigstufige Stressreaktion aktiv, die an deinem Gewicht festhält. Wenn du dir verzeihst, wirkt sich die anschließende Entspannungsreaktion auf deinen Stoffwechsel aus, und deine Grundeffizienz der Kalorienverbrennung wird optimiert.

ÜBUNG

VERGIB DEINEM ANIMALISCHEN WESEN.

Halte dir alle Wege vor Augen, wie deiner Meinung nach dein animalisches Wesen Entscheidungen ausgelöst hat, die dich dazu brachten, zu viel zu essen und zuzunehmen. Und nun vergib ihm für jede dieser Situationen im Wissen, dass hinter jedem Heißhunger und jeder Essenswahl eine tiefere positive Absicht steckte, um dir ein gutes Gefühl zu geben. Schaffe ein Vergebungsritual, bei dem du deinen Körper von jedem Verbrechen, dessen du ihn jemals beschuldigt hast, freisprichst. Nimm diesen Zustand der Vergebung als ersten Schritt an, um wieder auf den richtigen Weg und in Harmonie zu deinem animalischen Wesen zu gelangen, wann immer du über deinen Körper irritiert bist.

DIE ENTSCHEIDUNG, DIE SCHAM LOSZULASSEN

Der stille Begleiter jeder Frau, die gegen ihr Gewicht ankämpft, wann immer sie etwas isst, neue Kleider anprobiert oder in den Spiegel schaut, ist die Scham. Möglicherweise ist dir das Gefühl der Beschämung so vertraut, dass du dich fragst, ob du ohne deine Scham überhaupt noch motiviert wärst abzunehmen. Viele Frauen halten Scham für eine Notwendigkeit und eine nützliche Erinnerung daran, darauf zu achten, dass sie abnehmen; sie glauben, die Scham würde sie davor schützen, ihrem Heißhunger nachzugeben. Auch wenn das logisch klingen mag, führt Scham in Wirklichkeit nie zu anhaltenden Ergebnissen. Eine dauerhafte Veränderung wird durch Inspiration und nicht durch Scham erreicht.

Scham ist ein weiterer Stressfaktor. Daher löst sie die Stoffwechselprozesse aus, die den Körper dazu bringen, an seinem Gewicht festzuhalten, wie wir schon untersucht haben. Auf der Gefühlsebene schadet Stress deinem Selbstbewusstsein; er unterwandert dein angeborenes Selbstvertrauen und deinen natürlichen Enthusiasmus. Außerdem schließen sich Scham und Liebe gegenseitig aus. Liebe, Wertschätzung und Freude können da, wo Scham herrscht, nicht existieren. Es ist daher keine wirksame Strategie, dir einzureden, du würdest deinen Körper lieben und die Scham loswerden, wenn dein Körper mal fit ist. Notwendig ist, deinen Körper so zu lieben, wie er jetzt ist.

Hör auf, dich zu bestrafen. Es fühlt sich weder gut an, noch bringt es dir irgendwas. Beschließe stattdessen, dich so zu akzeptieren, wie du bist. Das ist die Strategie, die dich mit einem schlanken, gesunden Körper und noch mehr belohnen wird. Fange an, deinen Körper zu lieben, indem du darauf vertraust, dass du gute Entscheidungen treffen kannst. Vertraue von jetzt an auf deine Fähigkeit, mithilfe deines animalischen Wesens gute Entscheidungen zu treffen. Es weiß, was du essen musst und wie du leben solltest. Du kannst darauf vertrauen, dass alles, was sich für deinen Körper gut anfühlt, auch richtig ist. Dein animalisches Wesen wird immer für dich da sein. Selbst wenn du mal eine falsche Entscheidung triffst, und aus welcher Richtung der Wind auch immer bläst – dein animalisches Wesen wird immer noch da sein, um dich zurück zu dir nach Hause zu führen. Alles, was in deiner Fantasie von der Gewichtabnahme kommt, wird kommen, wenn du zuerst dich liebst, und diese Selbstliebe beginnt jetzt.

TIPP

Ein Lied kann sofort deine Stimmung aufhellen. Hör dir mal den Song „One Love" von Sara Tavares auf ihrer CD *Balancé* an. Sie singt: „Ich brauche dich, ich liebe dich, ich kann ohne dich nicht leben." Lege dir eine Hand aufs Herz und die andere auf den Bauch und singe deiner geliebten animalischen Kreatur die Wörter laut vor. Vergiss nicht, dass du sie brauchst, liebst und ohne sie nicht leben kannst.

DIE MACHT DREIER SIMPLER WORTE

Ich war einmal auf einer Veranstaltung, die sich „das Fest der Ungeheuerlichkeiten" nannte. Dort hörte ich den Broadway-Komponisten Jeff Marx eine Geschichte über seinen Freund Reese Rahman und ihre Unterhaltung über Selbstliebe erzählen. Reese hatte Jeff gefragt: „Kannst du in den Spiegel schauen und dir ehrlich sagen: ‚Ich liebe dich'?"

„Ich verneinte das, weil ich es wie in einer Beziehung nicht sagen will, ohne es wirklich zu meinen", berichtete Jeff den Zuhörern. Dann rief er den ahnungslosen Reese auf die Bühne und reichte ihm das Mikrofon mit der Aufforderung: „Sag ihnen, was du mir damals erzählt hast."

Daraufhin erzählte Reese seine Geschichte: „Ich war mir unsicher, wie mein Leben weitergehen sollte, als mir ein Buch von der Motivationsautorin Louise Hay in die Hände fiel. Darin rät sie, es sich anzugewöhnen, sich immer mal wieder ‚Ich liebe dich' zu sagen. Um die Praktik interessanter zu machen, als nur die Worte immer wieder zu wiederholen, schlägt sie vor, aus ihnen ein Liedchen zu machen. Ich stand unter der Dusche, als mir plötzlich die Melodie dazu kam."

Nun fing Reese an, „Ich liebe mich, ich liebe mich, ich liebe mich" zu singen, und der ganze Saal mit dreihundert Zuschauern begann mitzusingen. Die Energie im Raum explodierte. Das Lied wurde ein solcher Hit, dass wir nach der Veranstaltung, als wir längst wieder in unsere Heimatländer zurückgekehrt waren, anfingen, Videos von uns selbst zu drehen, während wir „Ich liebe mich“ sangen. Schon bald fand Reese eine Flut von Videos in seiner E-mailbox vor. Es waren so viele, dass er unter www.ilovemyselfsong.com eine ganze Webseite aufmachte, um sie mit anderen zu teilen.

ÜBUNG
SAG DIR: „ICH LIEBE DICH.“

Dir selbst zu sagen, dass du dich liebst, mag komisch klingen, doch es ist etwas Tiefschürfendes daran, wenn du dir diese Worte sagst oder vorsingst. Du kannst auf www.ilovemyselfsong.com Reeses Version hören oder deine eigene komponieren. Einer meiner Klientinnen wurde einmal bewusst, dass sie jedem, der ihr wichtig war, sagte, dass sie ihn liebte – außer sich selbst. Daraufhin gewöhnte sie sich an, jedes Mal, wenn sie sich ins Auto setzte, einen Augenblick innezuhalten, sich die Hand aufs Herz zu legen und sich aufrichtig zu sagen: „Ich liebe dich.“

Jetzt bist du an der Reihe. Gewöhne dir an, deine Liebe zu dir täglich verbal auszudrücken. Du wirst staunen, was diese drei Wörter bewirken können.

LIEBE DICH SELBST UND VERÄNDERE DIE WELT

Frage dich nun, da du weißt, dass du dich gutfühlen musst, um gut auszusehen: „Liebe ich mich genug, um alles zu tun, damit ich mich gutfühle?“ Die Selbstliebe-Expertin Ariel White sagt: „So schmerzhaft es auch ist, unseren Körper zu hassen – es macht immer noch weniger Angst, als uns selbst zu lieben und für die Dinge offen zu werden, die uns wirklich wichtig sind.“ Anders gesagt: Sobald du dir die Erlaubnis gibst, zu entdecken und zu akzeptieren, wie schön, erstaunlich und stark du in Wirklichkeit bist, wird sich nicht nur deine persönliche Welt verändern, sondern du wirst dadurch auch so frei, dass du die Welt, in der wir leben, verändern kannst. In dieser Hinsicht ist Mut zur Selbstliebe ein Akt der Weltverbesserung.

„Frauen sind immer schön."
VILLE VALO

5
DAS WEIBLICHE PRINZIP

Wir alle verfügen über eine Kombination aus weiblichen und männlichen Energien. Um abnehmen zu können, ist es für uns Frauen notwendig, den Bezug zu unserer weiblichen Seite herzustellen, weil es das weibliche Prinzip ist, das uns die Fähigkeit gibt, das Leben durch den Körper statt durch den Verstand zu erleben. Heute sehe ich mich als Überbringerin der weiblichen Werte, die von unserer männlich orientierten Kultur abgelehnt und verleugnet werden, doch die Wichtigkeit der weiblichen Energie erkannte ich früher nicht. Ironischerweise wurde mir erst dann klar, dass ich meine feminine Seite wertschätzen muss, als ich ein Buch las, das Männern die Werte des Weiblichen vermittelt.

Als ich die Beschreibungen der Attribute des Maskulinen und des Femininen las, überraschte es mich, zu sehen, dass ich einen stärkeren Bezug zu den männlichen Prinzipien als zu den weiblichen hatte. Damals hielt ich meine Arbeit für wichtiger als meine Beziehungen; ich machte viele Überstunden und übernachtete manchmal sogar auf der Couch in meinem Büro, statt mir die Zeit zu nehmen, nach Hause zu fahren. Ich kleidete mich in praktisches Schwarz und fühlte mich einsam und von anderen Frauen isoliert. Die Aufgabe, meine weibliche Seite zu nähren, schaffte es nie auf meine Liste der Prioritäten.

Da sich unsere Kultur in einer Schieflage befindet, indem sie so stark zum Maskulinen hin tendiert, wird den Frauen die freudige Verkörperung des Weiblichen versagt. Viele fühlen sich emotional und sexuell ausgetrocknet und körperlich ausgebrannt. Wenn wir uns zu sehr am Männlichen orientieren, fließt unsere Energie hinauf in den Kopf statt hinunter ins Becken. Das verursacht Anspannungen im Oberkörper und ein vermindertes Verlangen nach Sex und Freude. Außerdem reagieren wir mit männlichen Entspannungsmechanismen, wie Fernsehen oder Trinken, statt so, wie ein weibliches Wesen es tun würde – nämlich zum Beispiel durch Singen oder Tanzen. Als mir klar wurde, wie weit ich von meiner weiblichen Wesensart entfernt war, wusste ich, dass die freudige Akzeptanz meiner Weiblichkeit der Schlüssel zur Ursache meines Esszwangs war.

DEIN WEIBLICHES ERBE

Das Klischee, dass Frauen das schwächere Geschlecht sein sollen, lässt sich weder durch heutige noch durch frühere Beispiele belegen. Wenn wir uns ansehen, wie sich die Menschheit entwickelt hat, stellen wir fest, dass das Weibliche dabei eine Starrolle gespielt hat. Frauen taten sich zusammen und nutzten ihre Intuition, um für die Bedürfnisse ihres Stammes zu sorgen. Lange, bevor es Krankenhäuser gab, waren ganze Generationen von Hebammen für die Entbindung zuständig; weise Frauen waren außerdem Heilerinnen, die mithilfe von Pflanzen, Nahrung, Berührungen und anderen Mitteln Kranken halfen. Die Religion drehte sich um die Anbetung der Erde als heilige Mutter. Heutzutage gilt unsere weibliche Intuition jedoch nicht mehr als eine Fähigkeit, deren Weiterentwicklung gefördert wird. Stattdessen sind wir darauf konditioniert, sie zu ignorieren und unsere männliche Fähigkeit des Kopfdenkens zu bevorzugen.

Doch unsere Intuition ist die Stimme unseres animalischen Wesens, und je mehr wir seine Weisheit achten und uns von ihr leiten lassen, umso mehr bekommen wir zurück. Annie Lalla sagte zu mir: „Deine männliche Energie ist der lineare, praktische Problemlöser in dir, während deine weibliche Energie deine Intuition und die Weisheit deines Körpers ist. Sie ist deine visionäre Seite, die sich ständig vorstellt, was noch alles möglich wäre. Deine feminine Seite empfängt die Ideen, die deine männliche Seite umsetzt."

Urkulturen rund um den Globus verehren immer noch die weibliche Energie, und das kannst du auch tun. Du kannst die Kraft des Weiblichen ehren, indem du deine feminine Energie entdeckst und anbetest. Du brauchst nicht zurück in die Vergangenheit zu schauen, um zu wissen, was du tun musst, weil du an vorderster Stelle stehst: Jede Frau ist der evolutionäre Fortschritt der Frau, die vor ihr lebte. Erfreue dich an diesem unglaublichen Geschenk und Privileg, eine Frau zu sein, und feiere dein weibliches Erbe.

Weibliche Energie feuert Zusammenarbeit, Güte, Zärtlichkeit, Einfühlsamkeit, Mitgefühl und Empfänglichkeit an. Sie orientiert sich an Farben, Textur, Geschmack und allem, was sinnlich und sexuell ist. Wenn du deine weibliche Energie zu schätzen weißt, wirst du eine bessere Beziehung zu deinem Körper, zum Essen und zu Freude und Genuss haben, denn der primäre weibliche Wert ist, dass alles Leben heilig ist. Das schließt auch deinen Körper, so wie er jetzt ist, mit ein!

Der Beziehungsexperte David Deida lehrt, dass die Essenz des Maskulinen das Bewusstsein ist und die Essenz des Weiblichen das Licht ist. Eine der Eigenschaften des Femininen ist das, was das *weibliche Strahlen* genannt wird. Das ist unsere Kraft, aus unserem inneren Licht heraus zu strahlen. Licht ist die Energie, die vom Herzen ausströmt, und seine Eigenschaft verlangt, dass es gesehen wird. Zur Kenntnis genommen und geschätzt zu werden gehört zu den höchsten weiblichen Werten. Wenn Frauen wahrgenommen werden, fühlen sie sich ganz und geliebt. Mädchen, die sich glitzernde Feenflügel anziehen, versuchen dadurch, ihr Licht und das weibliche Verlangen, gesehen zu werden, zum Ausdruck zu bringen. Das ist der Grund, warum es für eine Frau so verheerend ist, wenn sie mit ihrem Körper unzufrieden ist. Wenn sie sich unattraktiv fühlt, versteckt sie sich, und wenn sie sich auf diese Weise isoliert, verkümmert ihr Selbstbewusstsein. Dann fehlt ihr die notwendige Seelennahrung, die ihr weibliches Wesen braucht. Doch wenn Frauen ihr weibliches Strahlen mit Freude annehmen, können sie in jeder Situation ihr Licht beisteuern und die Stimmung aller aufhellen.

Meiner weiblichen Seite Beachtung zu schenken hat mein Leben verändert. Zum ersten Mal erlaubte ich es mir, mein Licht ohne Scham strahlen zu lassen. Meine Körperhaltung und mein Kleidungsstil änderten sich; ich zog mir nun bunte, sinnliche und verspielt ausdrucksstarke Kleider an. Ich fing an, Geld für Dinge auszugeben, die mir Freude machen, statt mein ganzes Geld für die abstrakte Vorstellung des Ruhestands zu sparen. Ich gab nun einen Teil meines Einkommens dafür aus, mein Leben jetzt zu genießen. Zuerst gönnte ich mir nur kleine Freuden, wie beispielsweise eine Bio-Dufthaarspülung statt der billigsten Spülung auf dem Markt. Ich kaufte höherwertige Lebensmittel, und schließlich gab ich meinem Verlangen nach, an der wöchentlichen Salsaparty in der Nähe meiner Arbeitsstätte teilzunehmen. Ich hatte schon eine ganze Weile damit geliebäugelt, doch fast jede Woche hatte ich den Wunsch verdrängt, stattdessen Überstunden gemacht und die zehn Dollar Eintrittsgeld für „wichtigere" Dinge gespart. Zehn Jahre später macht mir das Salsa-Tanzen immer noch Freude. Stell dir vor, was du alles entdecken wirst, wenn du deine weiblichen Wünsche und Werte ernst nimmst!

ÜBUNG
ZEIGE DEIN WEIBLICHES STRAHLEN.

Das weibliche Strahlen kommt vom Herzen und kann über das Gesicht noch stärker zum Ausdruck gebracht werden. Dein Strahlen mit anderen zu teilen ist eine Fähigkeit, die du kultivieren kannst. Wenn du das tust, kann es dich buchstäblich jünger und schöner wirken lassen. Eine der einfachsten Methoden, die dein Strahlen fördert, ist, die Gesichtsmuskeln zu entspannen. Wenn du dein Gesicht absichtlich entspannst und weicher werden lässt, hilft dir das, zu entspannen und dein Licht leuchten zu lassen. Wenn deine Gesichtszüge weich sind, bringst du damit Empfänglichkeit für deine Umwelt zum Ausdruck. Das ermutigt andere, auf dich zuzugehen. Wenn du gerne mehr oder engere Beziehungen hättest, sind weiche Gesichtszüge von großem Vorteil. Je weicher und entspannter du bist, umso offener bist du für andere. Außerdem laden weiche Lippen zum Küssen ein.

Richte deine Aufmerksamkeit Stück für Stück auf die einzelnen Gesichtsteile. Entspanne die Augen, entspanne den Kiefer und lasse die Lippen weich werden. Achte darauf, wie sehr sich dein ganzer Körper entspannt, wenn dein Gesicht weich ist. Du kannst buchstäblich geistige Anspannung vermindern, indem du dein Gesicht entspannst. Wie ich festgestellt habe, hat meine innere Unruhe nachgelassen, nachdem ich gelernt habe, meinen Kiefer zu entspannen.

DIE KUNST DES ANNEHMENS KULTIVIEREN

Während die bestrafenden Abnehmstrategien suggerieren, dass du abnehmen wirst, indem du bestimmte Dinge *tust* – indem du aktiver wirst, deine Nahrungszufuhr reduzierst, deine Gewohnheiten änderst –, liegt beim Schlankwerden durch Lebensfreude die Betonung darauf, das weibliche Prinzip des *Annehmens* zu kultivieren. Es ist notwendig, die Kunst des Annehmens zu meistern, weil du nur in dem Maße Freude empfinden kannst, in dem du fähig und bereit bist, sie anzunehmen.

Wie du schon weißt, versetzt du deinen Körper in den Zustand der Entspannung, indem du Kalorien effizienter verbrennst und mühelos abnehmen kannst, wenn du Freude erlebst. Deine Fähigkeit, etwas anzunehmen, reguliert also das Maß und die Qualität der Freude, die du genießen kannst, und damit auch die Tiefe der Entspannung, die du erreichen kannst. Anzunehmen bedeutet, anderen zu vertrauen, was dich in den Entspannungszustand versetzt. Wenn du etwas annimmst, bist du völlig eins mit deinem animalischen Wesen. Dann kommt dein Verstand zur Ruhe, und du hörst auf, Dinge mental zu beurteilen. Du unterbrichst den Stress, die Unruhe und die Cortisolreaktion. Du lässt Erwartungen und Kontrolle los und gibst dich hin. Das ist der Grund, warum das Annehmen eine so wichtige Fähigkeit ist, die es zu entwickeln gilt: Es ist buchstäblich das Tor zum Schlankwerden durch Lebensfreude.

Im Gegensatz zu dem, was die meisten Frauen glauben, ist das Annehmen nichts Passives. Wie bei der Freude bist du für deine Sinne präsent und dir deiner Wünsche bewusst, wenn du für das Annehmen offen bist. Statt dich zu verleugnen oder unbewusst die Geschenke, die das Leben für dich bereithält, wegzustoßen, bist du fähig, offen für sie zu werden – unabhängig davon, ob es sich um Komplimente, Chancen, Geld, sexuelle Aufmerksamkeit oder auch einfach nur um den Genuss von Essen oder anderen sinnlichen Freuden handelt.

Das Erlernen, wie man etwas annimmt, besteht aus zwei Teilen. Der erste Teil ist, offener und präsenter für neue Sinneswahrnehmungen und Erfahrungen zu werden. Der zweite besteht darin, zu lernen, darum zu bitten, was du dir wünschst, ohne es zu fordern oder zu befehlen, sondern indem du dem anderen die Wahl lässt, entweder ja oder nein zu sagen, ohne dass seine Reaktion dich verletzt.

Um die Kunst des Annehmens zu meistern, musst du dir zuerst über die verborgenen Widerstände, die du womöglich hast, klar werden. „Manche Frauen sind intuitiv gut im Annehmen, und manche von uns müssen es lernen", sagte die Verkörperungsexpertin LiYana Silver mir. Unsere Gesellschaft trimmt Frauen darauf, gut im Geben und Umsorgen zu sein, doch sie schämen sich womöglich oder es ist ihnen peinlich, etwas anzunehmen, und sie achten daher nicht darauf, es als eine Fähigkeit zu entwickeln. Frauen können sich verwundbar oder machtlos fühlen, wenn ihnen etwas angeboten wird, was sie annehmen sollen; sie fühlen, sie haben mehr Kontrolle, wenn sie etwas geben. Dies wird dann zu einer Hürde für die Gewichtsabnahme, wenn du dich nur auf das Geben konzentrierst; dann läufst du Gefahr, dich unbewusst dem Essen zuzuwenden, da es eine einfache und sichere Methode ist, etwas zu bekommen.

Möglicherweise machst du dir Sorgen, einem anderen etwas zu schulden oder in seiner Schuld zu sein, wenn du etwas von ihm annimmst. Auch wenn du vielleicht den Drang verspürst, instinktiv etwas zurückgeben zu müssen, ist das Annehmen eine Handlung, die auch den Gebenden belohnt. Es gibt kein besseres Beispiel dafür als Sex – einem anderen das zu geben, was er rückhaltlos annimmt, ist ein ekstatischer Akt der Freude. Du willst nicht aufhören zu geben, weil du das Gefühl hast, auch etwas zurückzubekommen. Lasse zu, dass du etwas annimmst, ohne darauf fixiert zu sein, was du zurückgeben musst.

Eine weitere Hürde, die dem Annehmen im Weg steht, ist Unbehagen, Nein zu sagen oder zu hören. Wenn es dir schwerfällt, deine Grenzen zum Ausdruck zu bringen, stößt du womöglich jegliche neuen Erfahrungen und

Chancen generell weg, statt selektiv das anzunehmen, was deinen authentischen Wünschen entspricht. Die Fähigkeit, etwas anzunehmen, erfordert, zwischen dem, was du willst, und dem, was du nicht willst, zu unterscheiden. Du brauchst nicht alles, was dir angeboten wird, anzunehmen. Etwas anzunehmen erfordert Ehrlichkeit: Sag nicht Ja, um anderen zu gefallen. Und sei bereit, ein Nein zu akzeptieren, ohne es als persönliche Ablehnung zu deuten.

Womöglich hast du das Gefühl, du verdienst erst dann, etwas anzunehmen, wenn du abgenommen hast. Diese Überzeugung gibt dir jedoch ein Gefühl der Leere und bringt dich dazu, übermäßig zu essen. Wenn du das Annehmen von einem bestimmten Ziel – wie zum Beispiel der Gewichtsabnahme – abhängig machst, wirst du es immer aufschieben und in einem Teufelskreis stecken bleiben. Um ihn zu beenden, musst du die Absurdität der Fragen „Wer beurteilt, ob ich gut genug bin, etwas annehmen zu können?“ und „Welche Normen definieren mein Recht, etwas anzunehmen?“ erkennen. In Wahrheit gibt es keinen Richter und auch keine Normen. Meine Freundin Ilan Kafri sagte mir: „Genauso wie du verdienst zu atmen, weil das dein Geburtsrecht ist, ist es auch dein Geburtsrecht, Dinge anzunehmen.“

Tatsächlich ist der weibliche Körper zur Empfängnis bestimmt. Diese kann sinnlich, sexuell, körperlich oder emotional sein. LiYana Silver sagt hierzu: „Das Weibliche hat eine grenzenlose Fähigkeit zu empfangen.“ Statt aus dem Ankämpfen gegen dein Gewicht einen Grund zu machen, warum du es nicht verdienst, etwas anzunehmen, solltest du ihn als einen Grund dafür ansehen, das Annehmen umso mehr zu üben.

TIPP

Lass dein weibliches Strahlen sichtbar werden. Schmücke dich mit Kleidungsstücken, Schmuck oder Make-up, die schimmern oder glitzern und die dein inneres Licht nach außen tragen. Das kann auch einfach nur ein bisschen Glitzerpuder auf dem Gesicht oder Dekolleté oder ein mit Pailletten besticktes Oberteil, Kleid oder Accessoire sein.

DAS WEIBLICHE GESCHENK DER GEFÜHLE

Der Kern des weiblichen Prinzips ist das Gefühl. Frauen haben eine stärkere Fähigkeit zu fühlen, und eines der Geheimnisse des Schlankwerdens durch Lebensfreude ist, die Bereitschaft zu entwickeln, Platz für all unsere Emotionen zu schaffen. Sonst finden wir Möglichkeiten, wie wir unsere negativen Gefühle, mit denen wir nicht umgehen können, betäuben können, und eine unserer wirksamsten Betäubungsmethoden ist – richtig! – übermäßiges Essen. Wenn du dazu bereit bist, jede vorhandene Emotion zu fühlen – egal, ob es sich um Wut, Eifersucht oder Traurigkeit handelt –, brauchst du dich nicht ins Essen zu flüchten, um die unerwünschte Emotion herunterzuschlucken. Jede Emotion, die du empfindest, ist ein annehmbares Gefühl. Wenn du anfängst, deine Beziehung zu deinen Gefühlen zu hegen und zu pflegen, wird sich das in jedem Bereich deines Lebens bemerkbar machen. Du wirst für die Botschaften deines animalischen Wesens empfänglicher sein.

Ich wurde so erzogen zu glauben, dass es „gute" und „schlechte" Gefühle gibt und dass ich die „guten" zeigen und die „schlechten" verstecken muss. Ich versuchte jahrzehntelang, mich als selbstbewusst, glücklich, großzügig und mit allen anderen „guten" oder „hellen" Eigenschaften zu präsentieren, und ich bemühte mich, alle Gefühle der Angst, Wut und Scham zu verbergen. Jedes Mal, wenn ein dunkles Gefühl in mir hochstieg, schrak ich sofort davor zurück und deckte es mit Scham ab, wodurch ich mich schrecklich fühlte. Da ich diese dunklen Gefühle nicht spüren wollte, wandte ich mich bei dem Versuch, meinen Zustand zu ändern und die Gefühle verschwinden zu lassen, dem übermäßigen Essen zu.

Aus den Seiten von uns, die wir vor anderen lieber verstecken, setzt sich unsere Schattenseite zusammen. Eine klassische Methode, wie du deinen Schatten erkennen kannst, ist, wenn du dir ansiehst, auf welche Weise du andere verurteilst. Wenn deine Sexualität zum Beispiel deine Schattenseite ist, dann kritisierst du Frauen oder fühlst dich von Frauen bedroht, die ihre Sexualität voll ausleben. Eine andere einfache Weise, die Bestandteile deiner Schattenseite zu identifizieren, ist, indem du dir anschaust, was du an deiner Mutter verurteilst. Wenn du sie dafür kritisierst, dass sie ungeduldig, unfreundlich oder unsensibel ist, dann sind das Teile von dir, die dir unangenehm sind.

Ich lernte von dem spirituellen Lehrmeister Javier Regueiro, meine Schattenseite zu erkennen. Er fragte mich einmal: „Warum liebst du nur 50 Prozent von dir, wenn du 100 Prozent lieben kannst?“ Ich befolgte seinen Rat und machte es mir zur Aufgabe, alle 100 Prozent von mir zu lieben – meine helle und meine dunkle Seite. Als ich mir erlaubte, alles an mir zu lieben und zu ehren, setzte ich dadurch die Energie frei, die ich darauf verschwendet hatte, meine dunkleren Seiten zu verleugnen, und empfand eine unglaubliche, überschäumende Freude. Die Verkörperungsexpertin Amy Dawn Verebay sagte mir: „Wenn du deine Schattenseite verleugnest, wirst du anfällig dafür, dich unbewusst übermäßig mit der Scham zu identifizieren, die du so verzweifelt versuchst zu verdrängen.“

WIE WILLST DU DICH FÜHLEN?

Vielen von uns ist nicht bewusst, dass wir, wenn wir ein bestimmtes Ziel zu erreichen versuchen, in Wahrheit das Gefühl suchen, das wir beim Erreichen des Ziels empfinden werden. Du hast dir zum Beispiel fest vorgenommen, eine gewisse Menge an Kilos abzunehmen, doch dein animalisches Wesen will in Wahrheit das Gefühl spüren, das du beim Erreichen deines Ziels zu haben glaubst. Wie ich schon erwähnte, fühlt sich eine Zahl auf der Waage nach nichts an, aber du kannst auf andere Weise definieren, wie du dich fühlen willst. Was du durch das Abnehmen gern empfinden würdest, ist, dich sinnlich, leicht, weiblich, sexy, friedlich, voller Energie, ekstatisch und vieles mehr zu fühlen. Die Klarheit über deine erhofften Gefühle ist ein weiteres Geheimnis des Schlankwerdens durch Lebensfreude.

Danielle LaPorte schreibt in ihrem Buch *The Desire Map*: „Zu wissen, wie du dich tatsächlich fühlen willst, ist die stärkste Form von Klarheit, die du erreichen kannst.“ Wenn du dir der angestrebten Gefühle bewusst bist, funktionieren sie wie ein Leitsystem. Dein animalisches Wesen wird dich wissen lassen, wenn du auf der richtigen Spur bist. Du schaltest vom Selbsturteil deines Verstands um zur Erfahrung im Körper. Wenn du die richtige Richtung einschlägst, wird das Streben nach dem Gefühl eine befriedigende Sache. Das ist ein weiterer Grund dafür, warum bestrafende Strategien auf lange Sicht nicht wirken und warum es besser ist, dich darauf zu konzentrieren, wie du dich fühlen willst. Wenn es dir Freude macht, deine Ziele zu verfolgen, ist die Wahrscheinlichkeit höher, dass du äußerst motiviert bist, dranzubleiben.

Meine Klientin Serena erzählte mir beispielsweise, dass sie fünfzehn Kilo abnehmen wollte. Sie sagte mir auch, dass sie öfters müde sei und glaube, dass sie durch das Abnehmen mehr Energie haben würde. Also richtete ich als Coach den Fokus auf ihren Wunsch, mehr Energie zu bekommen, statt auf ihr Fünfzehn-Kilo-Ziel. Ich bat sie, herauszufinden, welche Lebensmittel, Aktivitäten, Menschen und Orte ihr Kraft gaben, und diese regelmäßig in ihr Leben einzubinden. Serena ließ sich von dem erwünschten Gefühl leiten und begann damit, sich zu erlauben, kurze Spaziergänge an der frischen Luft zu machen, mehr Wasser zu trinken und soziale Aktivitäten, die sie erschöpften, abzusagen. Sie stellte fest, dass zuckerhaltige Nahrung sie müde machte, und so konnte sie ihre Angewohnheit, mitten am Nachmittag Süßes zu essen, allmählich abbauen, bis sie ganz darauf verzichten konnte. Als sie sich darauf konzentrierte, mehr Energie zu bekommen, statt darauf, fünfzehn Kilo abzunehmen, wurde es für Serena sogar noch leichter, tagsüber gesunde Nahrung zu wählen, und sie hatte nie das Gefühl, sich zu bestrafen oder zu kasteien, da sie gleichzeitig merkte, wie viel besser sie sich dadurch fühlte.

TIPP

Erforsche gründlich, wie du dich fühlen willst, wenn du abgenommen hast. Erstelle eine vollständige Liste aller Aspekte, wie du dich fühlen möchtest, und wähle die fünf aus, die ganz oben auf der Liste stehen sollen. Lass dich dann beim Schlankwerden durch Lebensfreude von deinem Streben nach diesen fünf erwünschten Gefühlen leiten.

FINDE DEINE FREUDESCHWELLE HERAUS

Gefühle können auch unangenehm sein. Du kennst sicher deine Schmerzschwelle: das Maß an Schmerzen, das du ertragen kannst, bevor es zu viel für dich wird und dein Körper in den Stoffwechselzustand des Angriffs oder der Flucht umkippt. Neben einer Schmerzschwelle hast du jedoch auch eine Freudeschwelle. Den meisten Menschen ist nicht bewusst, dass Freude zu empfinden eine Fähigkeit ist, die sie kultivieren müssen. Wenn eine neue glückliche Erfahrung beispielsweise mehr Gefühle auslöst, als du es kennst, könnte dieses unbekannte Gefühl dir Angst machen.

Dein uraltes Reptiliengehirn hat die Aufgabe, jede Erfahrung als sicher oder unsicher zu markieren. Jede Erfahrung, die dich nicht umgebracht hat, gilt nicht nur als eine, die du überleben kannst, sondern auch als eine „sichere" Erfahrung und daher als eine, die wiederholt werden kann – selbst wenn es sich um ein schlechtes oder traumatisches Erlebnis handelt. Alles Unbekannte wird als „unsicher" eingestuft. Das ist der Grund, weshalb du ängstlich und nervös werden oder dich zurückhalten könntest, wenn du unbekannte Höhen der Freude erlebst. Selbst wenn dein Verstand erwartet, dass etwas schön werden „sollte" – wie beispielsweise eine romantische Verabredung –, löst die Tatsache, dass es eine unbekannte Erfahrung ist, bei der Bemühung, dich zu retten, Alarmglocken in deinem Reptiliengehirn aus: „Auf keinen Fall! Geh da nicht hin! Das ist außerhalb deiner Sicherheitszone!"

Als Antwort auf die Reaktion des Reptiliengehirns betrachtet dein Säugetiergehirn die Erfahrung voller Angst, Unsicherheit und Skepsis, während der Neokortex den Gefühlen einen logischen Sinn gibt, indem er eine Rechtfertigung für die Reaktion des Reptiliengehirns findet. Dann lässt du dir rationale Gründe einfallen, die erklären, warum du nicht so viel Spaß haben solltest, was dich leicht in eine Stressreaktion zurückkatapultieren lassen kann, was wiederum bekanntermaßen die Gewichtszunahme fördert. Und genau das wolltest du durch dein Streben nach Spaß ja verhindern! Was hier geschieht, ist, dass du deine Freudeschwelle erreicht hast, die die Angriff-oder-Flucht-Reaktion ausgelöst hat, was dich dazu bringt, die Erfahrung zu vermeiden.

Laut Annie Lalla wirst du, wenn du deine Freudeschwelle erreicht hast, diese Erfahrung vermeiden, indem du deine Aufmerksamkeit auf irgendeine mögliche Ablenkung richtest, die das Gefühl in deinem Körper weniger intensiv macht. Doch diese Reaktion hält dich gleichzeitig davon ab, dich vollkommen entspannt dem Gefühl hinzugeben. Wenn du beispielsweise kurz davorstehst, mehr sexuelle Lust zu empfinden, als du je erlebt hast, ertappst du dich womöglich dabei, dass du daran denkst, was du noch alles erledigen musst. Wenn du dich weiterhin auf die bestehenden Parameter deines Nervensystems beschränkst, verdonnerst du dich womöglich zu einem Leben, in dem Essen deine Hauptquelle der Freude darstellt.

Deine heutige Eichung auf das, was sicher ist, beeinflusst solche Reaktionen. Sie fing an, als du noch ein Kind warst. Wenn eine Wahrnehmung so stark wurde, dass du als kleines Kind nicht damit umgehen konntest, wandtest du deine Aufmerksamkeit von den Gefühlen in deinem Körper ab und suchtest Schutz in deiner Fantasiewelt. So könnte zum Beispiel Geschrei im Haus, das dein junges Nervensystem nicht verkraften konnte, dich veranlasst haben, dich von deinem Körper abzuspalten und dich in die Sicherheit deiner Fantasiewelt zu flüchten. Auch wenn diese Vermeidungsstrategie dir als Vierjährige beim Überleben half, dient sie dir als erwachsener Mensch nicht mehr. Wenn du dich in deine Gedankenwelt zurückziehst, lässt du auch dein animalisches Wesen zurück.

Während du schon ein paar zuverlässige Quellen der Freude identifiziert hast, ist die Entdeckung von etwas Neuem immer eine verlockende Sache, und da schöne neue Erfahrungen intensive Gefühle im Körper auslösen, musst du darauf vorbereitet sein. Wenn du frei genug sein willst, um dein Leben selbst zu bestimmen und mehr Freude als je zuvor zu erleben, musst du dich mit der Grenze deiner Fähigkeit, Gefühle bewusst im Körper festzuhalten, auseinandersetzen. Du musst daher Fähigkeiten entwickeln, die es dir ermöglichen, über deine jetzige Freudeschwelle hinauszugehen.

Deine Freudeschwelle kannst du erweitern, indem du lernst, die Alarmglocken des Gehirns auszuschalten und dein Nervensystem neu zu eichen, damit sich deine Fähigkeit, Freude zu empfangen und an ihr festzuhalten, steigert. Diese Fähigkeit zu aktivieren gehört zu den Geheimnissen des Schlankwerdens durch Lebensfreude, da deine Reaktion auf angenehme Gefühle die Macht hat, deinen Stoffwechsel vom Stresszustand in den Entspannungszustand zu versetzen. Deine gegenwärtige Freudeschwelle zu überschreiten erfordert ein tiefgründiges Umprogrammieren, das bewusst und allmählich erfolgt. Doch wenn du echte Sehnsucht danach hast, mehr zu fühlen, kannst du dein Nervensystem neu verdrahten, um so deine Freudeschwelle zu erweitern. Wenn du anfängst, mehr zu empfinden, wirst du die Begeisterung deines animalischen Wesens spüren, das sinngemäß zu dir sagt: „Ich will fühlen. Ich wurde dazu geboren, zu fühlen. Wie können wir das ständig erleben?“ Eine solche Weiterentwicklung und Veränderung wird es dir ermöglichen, deinem Körper Freude zu schenken und dein animalisches Wesen wissen zu lassen, wie sehr du es liebst und belohnen willst.

DIE ANHEBUNG DER FREUDESCHWELLE BEGINNT MIT DER RÜCKKEHR ZUR ENTSPANNUNG

Bevor du weiterkommst und mehr Freude empfindest, musst du zuerst ein Grundgefühl der Sicherheit entwickeln. Das ist ein anderer Begriff für den Entspannungszustand. Wenn du vor Stress wie betäubt bist und dann versuchst, Gefühle der Freude zu deinem System hinzuzufügen, ist das keine wahre Freude, weil du sie nicht vollständig fühlen kannst. Es ist so gut wie unmöglich, einem neuen Glücksgefühl Widerstand und Unsicherheit entgegenzubringen und sich ihm gleichzeitig entspannt hinzugeben. Deshalb müssen wir einen Schritt zurückgehen und zuerst einen Grundzustand der Entspannung erreichen. Dies wird deine Grundlage für wahre Freude.

Das Mittel dafür nennt sich Selbstregulierung. Es ist unabdingbar für das Abnehmen und auch für so gut wie alles andere im Leben. Selbstregulierung wird hauptsächlich dadurch erreicht, indem man präsent ist. Laut Cecily Miller, der Expertin für frühe Elternschaft, ist die „Selbstregulierung ein wirksames Mittel zur Entwicklung deiner Fähigkeit, bei dir zu bleiben und dich selbst genug zu lieben und zu ehren, so dass du es dir zu einer der höchsten Prioritäten machst, in deinem Körper, hinter den Augen und im Bauch präsent zu bleiben.“

Auch wenn wir Frauen unsere Fähigkeit, andere glücklich zu machen und zu umsorgen, schätzen, ist das Lernen, zuerst für uns selbst, unsere körperlichen und emotionalen Bedürfnisse präsent zu bleiben, für die Welt von größerem Wert. Yoga, Meditation, Tai-Chi und andere Praktiken, die auf dem Bewusstsein basieren, helfen uns, die Fähigkeit der Selbstregulierung, der Präsenz von einem Augenblick zum nächsten zu entwickeln. Indem du die Selbstregulierung in deinen Alltag integrierst und zuerst für dein eigenes Wohl sorgst, wirst du auch für das Wohl deines animalischen Wesens sorgen und wirksamer abnehmen.

Selbstregulierung zu praktizieren bedeutet, vollständig zu akzeptieren, dass du erwachsen bist, denn du allein bist für den Zustand, in dem du dich befindest, verantwortlich – niemand wird kommen, um dich glücklich zu machen. Wenn Essen dir das Gefühl der Sicherheit und des Trostes vermittelt, dann macht es Sinn, dass du dich dem Essen zuwendest, wenn du Trost brauchst. Wenn du dich jedoch mit den Mitteln der Selbstregulierung ausrüstest, wirst du in der Lage sein, dein Nervensystem wieder in einen ruhigen und entspannten Zustand zu versetzen. Dann wirst du feststellen, dass du dazu kein Essen mehr brauchst. Darüber hinaus wird es dir leichter fallen, Essensgelüsten zu widerstehen, weil du dann bei deinen Gefühlen präsent bleiben und andere Entscheidungen treffen kannst.

DIE BEREITSCHAFT ZU FÜHLEN

Wenn du deinen Körper zurück in die Sicherheit des Entspannungszustands bringen kannst, wirst du eine ganze Reihe von Gefühlen erleben können. Du wirst merken, dass du dich generell weniger betäubt fühlst. Ich dachte früher immer, dass Antidepressiva gegen Depressionen wirken, bis mir ein Psychiater erklärte, dass Antidepressiva unsere Fähigkeit, gute und schlechte Emotionen zu fühlen, ausschalten. Essen kann dasselbe bewirken. Wie Ariel White mir sagte, macht wahre Freude empfindsamer, während künstliche Freude desensibilisiert. Wenn wir uns mit Essen betäuben, dann ist das eine künstliche Freude, die wie eine Isolierschicht funktioniert, welche uns von unseren schmerzhaften und unseren freudigen Gefühlen distanziert. Bei der Methode des Schlankwerdens durch Lebensfreude geht es darum, die Isolierschicht zu entfernen, damit wir mehr Gefühle jeder Art spüren. Wenn du dich in deinem Gewicht und deinen Essgewohnheiten gefangen fühlst, dann ist es an der Zeit, dir darüber klarzuwerden, dass du bisher auf die konditionierten Grenzen deines Nervensystems reagiert hast, die deine Freudeschwelle vorgeben.

Wenn du generell offener für Gefühle wirst, wirst du auch schmerzhafte Gefühle bewusster wahrnehmen. Wir können uns zwar nicht aussuchen, nur mehr von den guten Gefühlen zu erleben, aber das heißt nicht, dass wir mehr Leid als vorher empfinden werden oder dass wir im Schmerz gefangen bleiben. Im Gegenteil: Deinen Schmerz voll und ganz zu fühlen ist der schnellste Weg, um ihn aus dem Körper und Geist zu entfernen. Unsere Fähigkeit, Freude auf eine geerdete und offene Weise zu empfinden, geht Hand in Hand mit unserer Fähigkeit, Schmerz mit derselben Präsenz und Offenherzigkeit zu fühlen. Das ist es, was man Belastbarkeit nennt. Wenn du deinen Schmerz ertragen kannst oder dich den Gefühlen stellst, die du zu vermeiden versuchst, wird die reflexartige Reaktion, solchen Gefühlen durch Essen aus dem Weg zu gehen, verschwinden. Wenn du für deine Verletzungen präsent bist, löst das das regenerative Prinzip des Lebens aus und du fängst an zu heilen.

Als ich durch Yoga anfing zu lernen, wie ich mein Nervensystem selbst regulieren kann, merkte ich, dass ich bei meinen Emotionen präsenter wurde. Als das geschah, entdeckte ich mehrere Schichten eines versteckten Traumas, das ich unter den sprichwörtlichen Teppich meiner Psyche gekehrt hatte. Früher waren diese Gefühle zu intensiv gewesen, als dass ich alleine mit ihnen hätte umgehen können, und ich schämte mich, jemandem meinen Schmerz zu zeigen. Stattdessen betäubte ich meine Gefühle, bis ich Jahre später durch Yoga endlich die Mittel und die Unterstützung der Gemeinschaft hatte, die es mir möglich machten, mich meinem Schmerz zu stellen, meinen Dämonen ins Auge zu sehen und meine Wunden zu heilen.

Was auch immer du durchgemacht hast – du kannst dich mit deinen schmerzhaften Gefühlen direkt auseinandersetzen. Zuerst fühlt es sich vielleicht so an, als wäre der Schmerz endlos. Möglicherweise befürchtest du, dass du nie mehr aufhören wirst zu weinen, wenn du dich deinen Gefühlen hingibst, doch an einem bestimmten Punkt werden deine Tränen trocknen. Wenn wir uns unseren schmerzhaften Gefühlen stellen, gibt uns das eine unglaubliche Chance zu wachsen.

Außer der bekannten posttraumatischen Belastungsstörung (PTBS) gibt es auch noch eine andere Reaktion auf ein Trauma, die als posttraumatisches Wachstum bekannt ist. Das ist das positive Wachstumstrauma, das Überlebende – wie zum Beispiel Menschen, die militärische Kriegshandlungen, eine Naturkatastrophe, Misshandlungen, sexuellen Missbrauch oder eine chronische Krankheit überlebt haben – erleben können. Statt abgespaltet von ihrem Körper und Leben aus dem Trauma hervorzugehen, sind sie hinterher feiner auf ihre Gefühle eingestimmt. Sie berichten von einem erhöhten Maß an Offenheit, Spiritualität, Mitgefühl, persönlicher Stärke und Selbstbewusstsein. Außerdem erleben sie eine stärkere Intimität und größere Wertschätzung ihrer Beziehungen.

Dein Kampf mit Essen und deinem Körperbild ist ein Trauma. Verschiedene Schichten des Schmerzes werden sich in dem Prozess des tieferen Wandels hin zur Freude zeigen. Während du dich mit jeder Schicht auseinandersetzt, hast du die Wahl, dich entweder in einer PTBS-Reaktion zu verkrampfen oder Mittel zur Selbstregulierung und Erdung zu nutzen, um dich stattdessen in einem posttraumatischen Wachstum zu erweitern.

Um zu lernen, Schmerzen rasch aufzulösen und in einen Zustand der Entspannung zurückzukehren, musst du dafür bereit sein. Javier Regueiro beschreibt den Unterschied zwischen Willenskraft (dem nur zu vertrauten Mittel der männlichen Bestrafungsstrategien) und Bereitschaft (einem geheimen Bestandteil der weiblichen Methode der Freude): „Bereitschaft bedeutet beides – den aktiven Teil, das zu tun, was notwendig ist, wie bei der Willenskraft, und die Hingabe und Akzeptanz dessen, was tatsächlich vor uns liegt und was wahrscheinlich unsere Beachtung verdient." Anders ausgedrückt: Statt zu versuchen, den Schmerz zu bekämpfen, an dem dein Körper festhält und der dich vom Abnehmen abhält, solltest du zur Bereitschaft übergehen, die auch bedeutet, dass du dich dem Notwendigen stellst, selbst wenn es dir schwerfällt.

Amy Dawn Verebay sagt hierzu: „Deinen Schmerz zu akzeptieren ist wichtig, weil wir ihn für bodenlos halten, wenn er hochkommt. Wir glauben, er würde uns umbringen und hätte eine riesige unbekannte Macht, die uns zerstören könnte. Aber wenn du weißt, dass zum Beispiel Wut zum Leben gehört, so wie auch Angst, und dass diese Gefühle kommen und gehen und einfach nur ein Teil des Pulsierens sind, der das Leben ausmacht, dass sie erlebt und gefühlt werden sollen, dann verschafft dir das eine friedliche Ausgangsposition."

Wenn du dein Leben mit Freude anfüllst, kann es dich mit dem Mut stärken, Schmerz auszuhalten und bis zum Ende zu fühlen. Mehr zu empfinden ist ein Prozess der Selbsterfahrung, bei dem du die körperlichen und seelischen Ecken und Kanten deines Wesens kennen lernst. „Ich bin bereit", lautet das Mantra, das Javier uns zu wiederholen empfiehlt, wenn wir mit Gefühlen zu tun haben, die unser Gefühl der Sicherheit bedrohen. Dieses Mantra ist nützlich in Momenten, in denen die intensive Wahrnehmung einer Situation droht, bei dir Angst und die Stressreaktion auszulösen.

Sobald du dich deinen schmerzhaften Gefühlen stellen kannst, bist du auch bereit, die Grenzen deiner Freudeschwelle aktiv zu dehnen, um größere Höhen der Freude zu erleben. Atme tief bis in den Bauch hinein ein und atme dann noch länger wieder aus, um dein Nervensystem zu entspannen, wenn du mit intensiven Situationen konfrontiert wirst. Dadurch wirst du allmählich alte stressige Muster beenden und anfangen, deine Freudeschwelle anzuheben. Durch die Fähigkeit, vollständiger und tiefer zu empfinden, kannst du dann die alten Muster auflösen, ohne dich mit Essen zu betäuben.

Zwischen den schwarzweißen Extremen von Sicherheit und Unsicherheit liegt eine Grauzone, in der die Gefühle am Rande zwischen Behagen und Unbehagen tanzen. Wenn sich ein Erlebnis grenzwertig anfühlt, bedarf es womöglich deines vollständigen Bewusstseins, um zu verhindern, dass die Fallen der Stressreaktion zuschnappen oder die Erfahrung durch eine Ablenkung entschärft werden. Wenn du diesen Rand spürst, ist das ein Hinweis darauf, dass du an deine Grenzen stößt.

Eines der Geheimnisse des Schlankwerdens durch Lebensfreude ist das Wissen, wie du in Augenblicken, in denen du auf einen solchen Rand triffst, reagieren solltest. Übermäßiges Essen mag sich beispielsweise angenehm und sicher anfühlen; auch wenn es dir nicht guttut, ist es doch ein vertrautes Gefühl. Und wenn du daran gewöhnt bist, alle Mahlzeiten vor dem Fernseher einzunehmen, mag es sich unbequem und unsicher anfühlen, wenn du dich an einen Tisch setzt und nicht abgelenkt wirst. Selbst wenn es gut für dich ist, fühlt es sich ungewohnt an. In diesem Fall wären das deine jetzigen Freudeschwellen. Deine Aufgabe ist es, die Schwellen zu erweitern, damit du die Auswahl an angenehmen Gefühlen, die dir zur Verfügung stehen, vergrößern kannst. Um deine Freudeschwelle anzuheben, musst du dir die Gefühle von Freude aktiv bewusstmachen, während du sie wahrnimmst, und sie tolerieren. Wenn du das tust, wird dein Reptiliengehirn das, was ihm als „sicher“ vertraut ist, neu speichern. Dann wird dir das neue Gefühl immer vertrauter vorkommen.

Dr. Daida Désilets, die Expertin für weibliche Sexualität, beschreibt den Augenblick, an dem du bewusst an deiner Freudeschwelle ankommst, so: „Nimm dir einen Moment Zeit, um festzustellen: ‚Ach, ich befinde mich am Rand. Das ist meine Freudeschwelle. Ich habe sie erreicht.‘ Sitze einfach ruhig da und gib dir den nötigen Raum. Du brauchst keine Entscheidung zu treffen. Es ist wirklich eine schöne Erfahrung, bei der du dich nicht für eine Richtung entscheiden musst. Du lässt einfach nur zu, dass du da bist. Manchmal reicht das schon, um bereit zu sein, über den Rand hinauszugehen. Manchmal wirst du denken: ‚Ich bin dafür noch nicht ganz bereit.‘ Was auch immer wir wählen: Es ist ganz wichtig, dass wir unserer instinktiven Weisheit vertrauen.“

Wenn du auf ein grenzwertiges Gefühl triffst, dann achte darauf, wie es sich tatsächlich anfühlt, ohne es zu beurteilen oder ihm eine Bedeutung zu geben. Dadurch kannst du das Gefühl von seiner Bedeutung abkoppeln und ihm eine neue Bezeichnung geben, die nur beschreibt, was auf der körperlichen Ebene geschieht. Das Geheimnis, wie man die Fähigkeit, am Rand zwischen dem Vertrauten und dem Unbekannten zu balancieren, meistert, ist, bereit zu sein, dem Gefühl vorbehaltlos und ohne die Einmischung des Verstands zu begegnen. Wenn du dich beispielsweise unruhig fühlst, dann halte einen Moment inne und überlege, ob du beschreiben kannst, wie sich die Unruhe wirklich anfühlt. Sie könnte sich wie Hitze im Bauch, ein klammes Gefühl in der Brust, ein Druck über den Augenbrauen oder alles gleichzeitig anfühlen. Untersuche die einzigartige Textur und Form des Gefühls mit Neugier. Das hilft dir, die geistigen Konstrukte deiner Deutung des Gefühls auseinanderzunehmen, damit du dir der Gesamtheit des Gefühls und wie es sich verändern könnte, vollkommen bewusst wirst. Du wirst feststellen, dass Gefühle nie lange gleich bleiben; sie verändern sich ständig zu etwas Neuem.

Die Fähigkeit, Gefühle von der Bedeutung, die du normalerweise diesen Gefühlen zuordnest (wie zum Beispiel „Dieses Gefühl bedeutet, dass ich einen Keks brauche“), zu trennen, hat eine befreiende Wirkung. Wenn du deine bisherige Deutung eines Gefühls, das dich dazu geführt hat, zu viel zu essen, auflösen kannst, kannst du das nächste Mal, wenn es auftaucht, anders reagieren. Indem du bei dem Gefühl präsent bist, gibst du deine Verbundenheit zu deinem animalischen Wesen nicht auf und rennst nicht zur Keksdose; stattdessen ist dir bewusst, dass das, was du empfindest, nur ein Gefühl ist, das rasch vorübergeht.

Ein anderes Beispiel: Wenn du Unruhe verspürst, solltest du auf die sich verändernden Wahrnehmungen im Körper achten, die sich jeweils durch ihre ureigene Eigenschaft definieren lassen, statt deine Aufmerksamkeit auf die Tatsache zu richten, dass du Unruhe verspürst. Wenn du deine Unruhe auf diese Wahrnehmungen reduzieren kannst, wirst du nicht im Griff der Hintergrundgeschichte gefangen sein, die sie verursacht, und dadurch verliert die Unruhe ihre Macht über dich. Dann wird sie nur noch ein weiteres Gefühl sein.

Die Verkörperungsexpertin Michaela Boehm lehrt, dass es absolut notwendig ist, unsere Fähigkeit für positive Selbstgespräche zu entwickeln, wenn wir an den Rand gelangen: „Jedes Mal, wenn du dich nicht sicher fühlst oder am Rand deiner Freudeschwelle stehst, während keine tatsächliche Gefahr droht, musst du dir sagen können: ‚Es ist alles in Ordnung. Ich bin jetzt eine erwachsene Frau. Es ist gut so. Es passiert jetzt nichts Gefährliches. Ich kann das. Ich bin in Sicherheit.'"

Wenn du dich liebevoll und fürsorglich am Rand deiner Freudeschwelle entlangführst, wird die Grenze mit der Zeit flexibel werden und die Reihe der Dinge, bei denen du dich sicher fühlst, wird erweitert. Wenn du es auf die andere Seite geschafft hast, musst du dich so positiv bestärken, wie du ein Kind loben würdest: „Siehst du, das war super. Du hast es geschafft. Es war gar nicht schwer."

Zu lernen, deine Toleranz für Freude zu erweitern, gehört zu den wichtigsten Geheimnissen des Schlankwerdens durch Lebensfreude. Je größer die Reihe von Gefühlen ist, die du tolerieren kannst, desto stärkere Hochgefühle der Freude wirst du erleben. Außerdem wirst du mit den intensiven Seiten des Lebens umgehen können, ohne in die Stressreaktion zurückzufallen. Indem du deine Komfortzone erweiterst, bleibst du geerdeter, kommst besser klar und bleibst öfter entspannter, selbst wenn du mit schwierigen oder negativen Erfahrungen konfrontiert wirst. Auch wirst du mehr Selbstvertrauen entwickeln, dass du unbequeme Gefühle meistern kannst, ohne übermäßig zu essen.

Indem du deine Freudeschwelle erhöhst, wirst du eine größere Reihe von Gefühlen aufrechterhalten können. Eine Frau, der es unangenehm ist, berührt zu werden, kann beispielsweise lernen, sich in einer Ganzkörpermassage zu entspannen, oder eine Frau, die noch nie einen Orgasmus hatte, kann lernen, multiple Orgasmen zu erleben. Die Freude, die in verschiedenen Bereichen des Lebens zu finden ist, kann sich exponentiell steigern. Jennifer Russel, die Beraterin und Trainerin von Unternehmern, sagt gern: „Die Vielzahl ist Gott“ und meint damit, dass das wirklich Göttliche – statt irgendeiner spezifischen Eigenschaft – die Fähigkeit ist, das gesamte Spektrum der Gefühle zu erleben. Ich wünsche dir, dass du das gesamte Spektrum des Frauseins vollständig fühlen und verkörpern kannst.

ÜBUNG
ERWEITERE DIE VIELZAHL AN FREUDEN.

Etwas so Simples wie deine tägliche Dusche kann als Gelegenheit dienen, die Erweiterung der Vielzahl an Freuden zu üben. Statt nur die Wassertemperatur zu genießen, die du kennst und liebst, kannst du mit der Temperatur experimentieren. Begib dich an den Rand deiner Hitzetoleranz und anschließend an den deiner Kältetoleranz. Wechsle mehrmals zwischen diesen Extremen. Auf der körperlichen Ebene wird dies deine Blutgefäße ausdehnen und zusammenziehen, was den Kreislauf ankurbelt und die Lymphknoten entgiftet. Auf der emotionalen Ebene wird es dir zeigen, dass du deine Toleranzgrenze für Extreme erreichen kannst, ohne in den Stressmodus zu verfallen. Das nächste Mal, wenn du mit einer Situation konfrontiert wirst, bei der es um mehr geht als nur um die angenehme Wassertemperatur unter der Dusche, wirst du stärker in deiner Fähigkeit, die Gefühle, die du erlebst, zu meistern.

DIE WEIBLICHE EIGENSCHAFT DER VERHALTENSFLEXIBILITÄT

Eine weitere Beschreibung für Vielzahl ist „Verhaltensflexibilität". Während die bestrafenden Abnehmstrategien dich dazu drängen, die Situation unter Kontrolle zu bringen, bevorzugt die Strategie des Schlankwerdens durch Lebensfreude flexibles Verhalten. Diese Methode kommt von einem weiblichen Verständnis der Kontrolle, welches davon ausgeht, dass der flexibelste Aspekt eines Systems das System kontrolliert.

Verhaltensflexibilität bezieht sich unmittelbar auf Selbstverantwortung und den Prozess der Selbstbestimmung über dein Leben. Wenn du Vertrauen in deine Vielzahl von Verhaltensweisen hast, steht dir eine unbegrenzte Zahl von Optionen zur Verfügung, wie du auf jede beliebige Situation reagieren kannst. Wenn eine Situation dich beispielsweise gewöhnlich dazu bringt, übermäßig zu essen, wird Verhaltensflexibilität es dir ermöglichen, dich anders zu verhalten. In Bezug auf dein Körperbild bedeutet Verhaltensflexibilität, dass du einen ganzen Strom an kritischen Beurteilungen deines Körpers unterbrechen kannst und deinen Verstand wieder zu Gedanken, die einfühlsam und gütig sind, zurückdirigieren kannst. Und stell dir nur vor, wie viel amüsanter und aufregender Verhaltensflexibilität deine Beziehungen in den Bereichen der Sinnlichkeit und Sexualität machen kann!

Verhaltensflexibilität hängt von deiner Fähigkeit ab, präsent zu sein, dir der Gefühle bewusst zu sein, ohne in den Modus des Angriffs oder der Flucht überzuwechseln. Indem du lernst, mehr Gefühl im Körper zu bewahren, wirst du in Situationen, in denen du bisher vielleicht anfällig dafür warst, zu viel zu essen, die Fähigkeit haben, geerdet zu sein, einen tieferen Bezug zu deinem animalischen Wesen zu haben und mit einem anderen Verhalten, das besser für dich ist, auf das Gefühl zu reagieren. Wenn du Gefühle besser tolerieren kannst, kannst du deine Fähigkeit, beim Hunger präsent zu bleiben, erhöhen. Während das leiseste Hungergefühl dich früher womöglich dazu gebracht hat, dir einen kleinen Snack zu holen, wird eine stärkere Toleranz für das Gefühl es dir ermöglichen, geerdet zu bleiben und den Hunger auszuhalten, ohne auf das Gefühl mit Esssucht zu reagieren. Dann kannst du, wenn es dich nach Essen gelüstet, das deinem animalischen Wesen nicht guttut, aus deinen Verhaltensoptionen eine andere Aktivität auswählen, wie zum Beispiel aufzustehen und umherzugehen, eine Tanzpause einzulegen oder ein Glas Wasser zu trinken. Und wenn du dich doch entschließt, etwas zu essen, kannst du eine gesündere Wahl treffen.

ÜBUNG
STELLE DICH DEINEN GELÜSTEN.

Wenn wir für unsere körperlichen Sinneswahrnehmungen und unsere Gefühle offen sind, können wir uns unseren Gelüsten stellen und die Wahrnehmungen von den Gedanken, die wir ihnen zugeordnet haben, trennen. Die Verkörperungstrainerin Amber Hartnell hat mir die nächste Übung beigebracht. Wenn du Lust auf Junkfood oder zu viel Essen hast, ist der erste Schritt, innezuhalten und dich mitten im Würgegriff deines Gewohnheitsmusters zu erwischen. Statt zu denken: „Oh Gott! Der Heißhunger ist so stark, dass ich ihn einfach nicht ignorieren kann", solltest du damit beginnen, das körperliche Gefühl auszupacken. Fühlt es sich stachelig an? Scharf? Ist es ein Kribbeln? Ein Ziehen? Richte deine Aufmerksamkeit auf das Gefühl und deinen Atem darauf, es zu öffnen. Atme Liebe, Anerkennung und Weichheit in das Gefühl hinein.

Statt zuzulassen, dass das geistige Geplapper deiner mentalen Urteile dir eine Geschichte über das, was gerade passiert, vorschreibt, solltest du mit dem Bewusstsein bei den Wahrnehmungen an sich bleiben. Dies wird dich irgendwann an einen neutralen Ort bringen. Entspanne dich in den Bauch hinein, und fange von innen heraus an, den Körper zu schmelzen, bis er offen ist, so dass ein Zustand des entspannten Bewusstseins auf das unbehagliche Gefühl trifft. Selbst in einem Moment, in dem du am liebsten vor dem Gefühl wegrennen würdest, lässt sich die Intensität mit genügend Präsenz auflösen.

Gehe dann noch ein wenig tiefer in dich und frage dein animalisches Wesen: „Muss ich das wirklich essen?" Das ist der Zeitpunkt, an dem du eine andere Entscheidung treffen kannst. Du kannst den Heißhunger unterbrechen und in jede beliebige Richtung umlenken. Du kannst ihn umlenken, indem du fragst: „Was wäre für mich jetzt gesund? Was würde mich inspirieren?“ Dadurch findest du heraus, was deinem Wesen die größte Freude machen würde. Sobald du bereit bist, an dem Gefühl dranzubleiben, stellst du womöglich fest, dass es noch etwas Gesünderes gibt. Lass dich von dem Gefühl in eine andere Richtung lenken, in der der Heißhunger auf gesunde Weise gestillt werden kann, statt dich vom Unbehagen abzuwenden.

DAS WEIBLICHE GESCHENK DES HUMORS

Beim Abnehmen geht es darum, leichter zu werden. Das schließt ein, dass man sich auch emotional leichter fühlt. Eine der wirksamsten Methoden, um sich leichter zu fühlen, ist das Geheimnis des Humors. Wenn dir klar wird, dass du dich und das Leben viel zu ernst genommen hast, befreit dich das, so dass du Kontakt zu deinem inneren Clown aufnehmen und die göttliche Komödie des Augenblicks erkennen kannst. Ich habe Jahrzehnte damit verbracht, mich viel zu ernst zu nehmen. Egal, ob ich wegen meines Körperbildes stresste oder zu viele Überstunden machte – ich war gestresst, ausgetrocknet und einsam. Ich fand heraus, dass zu viel Ernst mich einengte, während meine Seele in Wirklichkeit ausbrechen und spielen wollte.

Zu lernen, wie wir über uns selbst lachen können, wirkt wie ein Zauber. Jedes Mal, wenn wir merken, dass wir uns im Würgegriff der Stressreaktion befinden, können wir Humor anwenden, um uns das Leben leichter zu machen.

TIPP

Sieh dir einen lustigen Film an, besuche ein Kabarett oder verbringe Zeit mit Freunden, die dich zum Lachen bringen. Finde Möglichkeiten, albern und aufgedreht zu sein.

SINNLICHKEIT IST DEIN GEBURTSRECHT

Ein weiterer weiblicher Wert ist die Sinnlichkeit, bei der man offen wird, die Welt durch die Vielfalt der Sinne zu erleben – durch Schmecken, Tasten, Riechen, Hören und Sehen. Die Sinne sind die Sprache des Weiblichen und letztendlich das Tor zur Freude. Wir müssen mit den Sinnen erleben, um Freude vollständig wahrnehmen zu können. Wenn sie betäubt sind, versäumen wir eine wichtige Gelegenheit, uns völlig lebendig zu fühlen. Jeder Sinn bietet einen einzigartigen Weg zur Freude.

Viele Leute denken an Extreme, wenn sie an Freude denken – zum Beispiel ein großes Stück Schokoladenkuchen oder ein Orgasmus, der einen umhaut. Doch Sinnlichkeit lehrt uns, dass wir uns auch über kleine und subtile Dinge freuen können, wenn wir uns die Zeit nehmen, zuzulassen, dass unsere Sinne stimuliert werden. Frauen befürchten häufig, dass sie auf direktem Weg die Cremetorten oder das Soviel-du-essen-kannst-Büffet ansteuern werden, wenn sie sich erlauben, durch ihre Sinne zu leben, doch diejenigen, die das tatsächlich tun, stellen rasch fest, dass zu viel Essen keine so sinnliche Erfahrung ist, wie sie dachten. Sinnliche Erlebnisse umfassen weitaus mehr, als wir in den Mund stecken können.

Es gibt unendlich viele Möglichkeiten, wie du deine Sinnlichkeit ausleben kannst. Nimm dir Zeit, sei neugierig und genieße es, sie herauszufinden. Sinnlichkeit hat damit zu tun, die kleinen Dinge im Leben langsam durch die Sinne zu entdecken. Das kann zum Beispiel Seidenwäsche oder dein Lieblingsparfüm, das Kochen einer Mahlzeit, die die Küche mit den Aromen von Kräutern und Gewürzen erfüllt, Tanzen oder ein Spaziergang sein.

Auch wenn viele Frauen glauben, sie würden sich sinnlicher fühlen, wenn sie schlanker wären, zeigt meine jahrelange Erfahrung als Coach, dass das Gegenteil der Fall ist: Wenn Frauen mehr auf ihre Sinnlichkeit achten, wirkt sie wie ein starker Schlankmacher. Wenn du einen Bezug zu deiner Sinnlichkeit hast, hast du auch einen direkten Bezug zu deinem Körper, deiner Intuition und deinen authentischen Sehnsüchten.

Meine Klientin April, die Personalchefin eines Großunternehmens war, sagte mir, dass ihr Arbeitsleben alles andere als sinnlich sei. Ihr Arbeitstag war so lang, dass sie, sobald sie abends nach Hause kam, nur noch an Eisessen denken konnte, da sie sich in sinnlicher Hinsicht sehr benachteiligt vorkam. Auf der Suche nach Wegen, wie sie mehr Sinnlichkeit in ihren Alltag einbauen könnte, beschlossen wir, dass sie sich auch darauf konzentrieren sollte, mehr Freude an jeder Mahlzeit zu haben. Ich sagte April, dass sie für die Mittagspause ihren Schreibtisch verlassen sollte; sie brauchte eine echte Mittagspause, in der sie sich ihren Sinnen hingeben konnte, während sie ihr animalisches Wesen fütterte. Sie befolgte meinen Rat und führte meine genussvollen Esspraktiken ein. Bei unserem nächsten Termin berichtete April, dass sie sich schon geerdeter fühlte und weniger von nächtlichem Heißhunger geplagt wurde. Sich ihre Sinnlichkeit zur Priorität zu machen half ihr beim Abnehmen, während der Versuch, sich dazu zu zwingen, weniger zu essen, immer gescheitert war.

DIE FREUDE DER BERÜHRUNG

Eine der besten Methoden, wie du deine Toleranz für Sinneswahrnehmungen ausweiten kannst und gleichzeitig wieder einen Bezug zur Sinnlichkeit bekommst, ist durch Massagen. Wenn es dir unangenehm ist, berührt zu werden, ist es an der Zeit, das zu ändern, indem du die wundervolle Kunst, eine Massage zu geben und zu erhalten, für dich entdeckst. Das erste Mal, als ich die Heilkraft der Massage erlebte, veränderte das mein Leben. Außer beim Schlaf war es das erste Mal, dass mein Körper sich vollkommen entspannte – bis hin zur Euphorie. Als ich am nächsten Tag immer noch die belebende Kraft der Massage spürte, beschloss ich, Massagen zu einem regelmäßigen Teil meines Lebens zu machen. Im Sinne von Geben und Nehmen schien es mir offensichtlich, dass ich das Massieren lernen müsste, um dafür zu sorgen, dass auch ich Massagen bekommen würde. Daher lernte ich, von meiner intuitiven Fähigkeit, wie man sich in die Muskeln anderer einfühlt und ihnen Erleichterung und Entspannung bereitet, Gebrauch zu machen. Seitdem lasse ich mir nicht nur professionelle Massagen geben, sondern genieße auch das Geben und Nehmen vieler informeller Massagen unter Freunden, die mein Leben schöner machen.

Wie wir alle wissen, braucht es Können, um eine Massage zu geben. Was weniger bekannt ist, ist die Tatsache, dass es auch Können bedarf, sich massieren zu lassen – Können, das das Schlankwerden durch Lebensfreude fördert. Jeder kann sich auf eine Massageliege legen und sich passiv berühren lassen. Das ist jedoch nicht dasselbe wie den maximalen Genuss und Gewinn aus einer Massage herauszuholen. Menschen, die darin gut sind, lassen zu, durch die Massageberührungen wie Butter zu schmelzen; sie entspannen sich völlig. Schlechte Massage-Empfänger lassen nicht ganz los; unterschwellig oder auch nicht so unterschwellig widerstehen sie der Berührung. Das gekonnte Annehmen einer Massage erfordert, dass man sich in einen Zustand des Vertrauens versetzt, um den Körper den Berührungen eines anderen Menschen ausliefern zu können. In einer Kultur, in der das Misstrauen gegen den Körper vorherrscht, ist das Annehmen einer Massage ein Weg, wie man dieses Vertrauen wiederherstellen kann.

Wenn du eine Massage bekommst, bist du die Einzige, die weiß, ob sich die Massage gut anfühlt – ob die Berührungen zu hart, zu weich, zu schnell oder zu langsam sind. Nur du kannst dem Masseur verbale oder nichtverbale Rückmeldungen geben. Während du deine Fähigkeit entwickelst, zu sagen, was du magst oder nicht magst, wenn du berührt wirst – was nicht auf deiner Vorstellung davon, was sich gut anfühlt, basiert, sondern auf dem, was dir wirklich guttut – bist du auf dem richtigen Weg, diese Fähigkeit in allen Lebensbereichen zu meistern. Wenn du weißt, was sich tatsächlich gut anfühlt, und du genug Selbstvertrauen hast, es andere wissen zu lassen, bekommst du auch mehr Selbstvertrauen in der Frage, was du am besten isst, wie du dich am besten bewegst und letztendlich auch, wie du am besten lebst, um mit Freude abzunehmen und deinen Frieden mit der Ernährung zu schließen.

Während einer Massage wird dein Körper mit denselben angenehmen chemischen Stoffen durchflutet, die auch das Kalorienverbrennen effektiver machen. Nebeneffekte einer guten Massage sind eine aufgehellte Stimmung, eine Stärkung des Immunsystems und die Stimulierung der Libido. Wenn du guter Laune bist, fühlt sich dein Körper stark und du spürst deine sexuelle Potenz in den Adern fließen. Dann befindest du dich in einem Zustand, in dem du kaum den Kühlschrank brauchst, um dein Glücksbedürfnis zu stillen.

Je mehr du dich mit dem Geben und Nehmen von Massagen vertraut machst, umso sinnlicher und entspannter wird die Erfahrung werden. Wenn du lernst, wie man eine Massage gibt, findest du heraus, wie du es vermeiden kannst, deine Hände, den Hals und Rücken nicht zu strapazieren, und wie dich eine Massage beleben kann, selbst wenn du sie gibst. Wenn das Geben auf diese Weise eine freudige Erfahrung wird, entwickelst du eine neue Seite deines Selbstbewusstseins. Dann fühlst du dich in deiner Fähigkeit, Genuss geben zu können, sicher. Dies geht einher mit dem Wissen, dass du es verdient hast, Genuss zu bekommen. Auch wenn Frauen im Allgemeinen von sich aus geben, verbessert das Wissen, dass du die Gabe hast, Freude zu schenken wie auch anzunehmen, dein Selbstgefühl. Indem du Freude beim Geben und Nehmen von Massagen empfindest, wirst du einen engeren Bezug zu deinem Körper bekommen, dich mit anderen verbundener fühlen und mehr auf deine Fähigkeit vertrauen, ein glückliches Leben entwerfen und leben zu können.

ÜBUNG
BERÜHRUNGEN GEBEN UND NEHMEN.

Von Natur aus sehnen wir uns alle nach Berührung, doch im isolierten digitalen Zeitalter hungern viele von uns nach dieser Freude. Berührungen sind der erste Genuss, den jede Mutter mit ihrem Kind teilt, und eine Berührung schafft es immer, uns sofort in die Gegenwart zurückzuholen. Eine gute Berührung wirkt natürlich entspannend und lenkt unser Bewusstsein aus dem Kopf in den Körper.

Werde aktiv, wenn es darum geht, Berührungen in dein Leben zu integrieren. Gönne dir eine professionelle Massage oder bitte einen deiner Lieben, dich zu massieren. Übe, die geistigen Gedankenschlaufen, die womöglich in deinem Kopf kreisen, loszulassen, und richte die Aufmerksamkeit wieder auf deinen Körper. Tiefer zu atmen ist eine großartige Methode, um mehr zu fühlen und weniger zu denken. Konzentriere dich bewusst darauf, wie sich die Berührung anfühlt. Das gibt deinem Verstand die Gelegenheit, zu ruhen und sich zu sammeln. Versuche, dich in einen nichtverbalen Raum fallen zu lassen, statt dich während der Massage zu unterhalten. Auch wenn anerkennende Worte an den Masseur oder die Masseuse schön sind, solltest du deine Freude und Dankbarkeit durch Stöhnen und Seufzer der Begeisterung ausdrücken, statt zu verbal zu werden, was ablenkend wirkt.

Ich möchte dich außerdem ermutigen, mit Berührungen großzügig umzugehen und deine Freunde und Lieben durch Berührungen deine Zuneigung zu zeigen. Ergreife die Initiative für gegenseitige Fuß- oder Schultermassagen – vielleicht sogar Ganzkörpermassagen. Achte darauf, wie viel Freude dir das Geben bereitet. Und vergiss nicht dein eigenes animalisches Wesen, während du dich darauf konzentrierst, einem anderen Menschen eine Freude zu machen.

TIPP

Ein leichtes Streicheln auf der Haut kann äußerst angenehm sein. Ein wunderbares Mittel für zarte Berührungen ist eine Straußenfeder. Kaufe dir eine und bewahre sie neben dem Bett auf, um damit langsam über deine Haut zu streichen.

GENUSSVOLLE ESSPRAKTIK 5
GENIESSE JEDEN BISSEN.

Nun bist du fürs Essen bereit. Wie du feststellen wirst, passiert Unglaubliches, wenn du mit Genuss isst. Du lächelst, entspannst dich und freust dich darüber, wie schön du bist. All deine Sinne werden lebendig, und du bist stärker in der Welt präsent. Du signalisierst deinem Stoffwechselsystem, Kalorien effizienter zu verbrennen, weil du nicht in einem Stresszustand bist.

Wenn du mit Sinnlichkeit isst, erhöhst du den Genuss der Mahlzeit, indem du langsamer isst und das Erlebnis bewusst durch die Sinne genießt. Kommuniziere bei jedem Bissen mit deinem animalischen Wesen, um dich zu vergewissern, ob du das Esserlebnis immer noch genießt. Wenn du mit Präsenz isst, wirst du seine Stimme laut und deutlich hören. Wenn du nicht auf den Genuss eines jeden Bissens achtest, versäumst du es, wahrzunehmen, wenn es dich wissen lässt, dass du genug gegessen hast.

Das Ziel ist, so viel Genuss wie nur möglich aus der Mahlzeit und dem Esserlebnis herauszuholen, um den Stoffwechsel anzukurbeln.

Vergiss nicht, dass dein animalisches Wesen nicht in Kalorien oder Zahlen spricht. Doch es kann die richtige Menge an Nahrung spüren. Um den Genuss zu maximieren, solltest du auf den Geschmack, Geruch und die Textur des Essens und wie dein Körper darauf reagiert, achten. Nimm die Sinnlichkeit des Essens in deinem Mund bewusst wahr. Das aktiviert die chemischen Stoffe deines Körpers, die auf Freude reagieren, und deinen natürlichen Appetit.

HOL DEINE WEIBLICHE SCHÖNHEIT ZURÜCK

Genauso wie du jeden Tag Freude verdienst, verdienst du es auch, dich schön zu fühlen und schön auszusehen, und zwar ab sofort. Möglicherweise wurde dir eingetrimmt, dass nur das, was Models darstellen, schön ist und dass du es nie mit ihnen aufnehmen kannst, egal, wie sehr du dich auch bemühst. Schönheit fühlt sich vielleicht an wie etwas, was andere Frauen besitzen. Im Vergleich zu ihnen fühlst du dich womöglich schwerer, schwabbeliger und vielleicht auch faltiger. Die Liste ist lang – aber das ist nur deshalb, weil du deine Schönheit anhand der Definition der Medien beurteilst. Diese Definition ist natürlich eine unerreichbare Norm, die dazu dienen soll, dich dazu zu bringen, die Produkte weiterhin zu kaufen, die dir vorgaukeln, sie würden dich besser aussehen lassen, während die Unternehmen daran verdienen.

Auch wenn die Frauen, die wir in den Medien sehen, schön sein mögen, repräsentieren sie nicht die einzige Definition von Schönheit. Das wissen wir, weil unterschiedliche Kulturen Schönheit auch unterschiedlich definieren. Sieh dich auf den fünf Kontinenten um, dann wirst du überall verschiedene Schönheitsnormen finden. Stell dir vor, du würdest dein eigenes Bild zum ersten Mal durch Augen sehen, die dich aus einer globalen Perspektive betrachten. Möglicherweise würdest du deine Nase bewundern, dein Haar toll finden, dein Lächeln als charmant ansehen oder deine Brüste, Hüften und Oberschenkel perfekt finden. So unglücklich du auch über dein Gewicht sein magst – jeder von uns hat eine eigene Schönheit und einen eigenen Stil.

Ein weiteres Geheimnis des Schlankwerdens durch Lebensfreude ist das Gefühl, schön zu sein. Dieses Gefühl kann jede Frau haben. Du brauchst es dir bloß zu eigen zu machen. Wie Mama Gena sagt: „Der Schlüssel zur Schönheit liegt darin, sie sich zu eigen zu machen. Du musst schon tief graben und dir deine Schönheit zu eigen zu machen, um schön zu sein. Jede göttliche Schwester – egal, wie schön sie auch ist – muss sich selbst kennen und annehmen, um ihre ganz eigene, spezielle Marke der Schönheit zu finden, um sich ihre Schönheit wirklich zu eigen zu machen. Wenn wir uns selbst lieben, befreit das unsere Lebenskraft und erweitert unsere Schönheit. Unsere angeborene Schönheit ist ohne Begeisterung im Rücken nichts."

Ich bejahe eine geerdete Definition der Schönheit, die vielseitiger, natürlicher und weiblicher ist. Während die männliche Betrachtungsweise der Schönheit auf Details fokussiert ist, akzeptiert der weibliche Schönheitssinn das große Ganze. Der Trick dabei ist, die weibliche ganzheitliche Sicht auf deine Schönheit im Auge zu behalten und nicht im Kaninchenloch der männlichen Analyse zu verschwinden – was dich dafür anfällig macht, dich auf deine eingebildeten Makel, wie zum Beispiel Cellulite oder Schwangerschaftsstreifen, zu konzentrieren. Obwohl ich seit über zehn Jahren das Gewicht, das ich nach dem Abnehmen erreicht habe, halten kann, bemerke ich beispielsweise, dass mir immer mal wieder kritische Gedanken über meinen Körper in den Sinn kommen. Wenn das geschieht, bringe ich diese Stimmen bewusst zum Verstummen, indem ich die Aufmerksamkeit darauf richte, inwiefern sich mein Körper gut anfühlt. Am Ende ist die Definition von Schönheit und ein gutes Gefühl über uns selbst eine Aufgabe, die wir selbst erledigen müssen.

Möglicherweise denkst du widersprüchlich über Schönheit: Ein Teil von dir sehnt sich vielleicht danach, während der andere Teil das Streben nach Schönheit als oberflächlich ansieht. Aber das brauchst du nicht zu denken. Die gesamte Schönheit im Leben ist eine Spiegelung der Vollkommenheit der Natur. So wie eine Blume auf natürliche Weise schön ist, bist du es auch. Deine Schönheit ist ein Geschenk, das auch ohne nur den leisesten Anflug von Scham angenommen werden sollte. Sie ist dazu da, bewundert und genossen zu werden. Wenn ich ein Kompliment für meine Schönheit bekomme, verbeuge ich mich innerlich vor Mutter Natur und lasse mich von ihr im Dienste der Menschheit wiederbeleben.

ÜBUNG
MACHE DIR DEINE SCHÖNHEIT ZU EIGEN.

Wenn du jemals gedacht hast: „Warum sollte ich schön sein?“, dann höre jetzt gut zu. Die Antwort lautet: „Warum sollte ich nicht schön sein?“ Der erste Schritt, das in jeder Faser deines Körpers zu spüren, ist, deine Vorstellung von Schönheit über die männliche, durch die Medien definierte Norm hinaus zu entwickeln. Mama Gena lehrt uns, dass das Geheimnis, uns schön zu fühlen, ist, alle unsere Eigenschaften zu lieben – die perfekten, die kantigen und die unvollkommenen. Der Entschluss, sich schön zu finden, bedarf großer Hartnäckigkeit. Sie schreibt: „Wir alle haben Zugang zum Leuchten atemberaubender Schönheit. Die Frage ist: Wie sehr sind wir daran interessiert, schön zu sein? Sind wir daran genügend interessiert, um uns vollständig zu akzeptieren, so dass wir umwerfend sein können?“ Jetzt ist die Zeit gekommen, dir deine Schönheit zu eigen zu machen. Stelle dich vor einen Spiegel, mache dir ein Kompliment und freue dich darüber! Die Verinnerlichung dieser liebevollen Anerkennung bringt ein Strahlen hervor, das universell schön ist.

MACHE DEIN GANZES LEBEN SCHÖN

Schönheit ist eine ganze Lebensphilosophie. Annie Lalla lehrt, dass die Philosophie der Schönheit erfordert, die Verantwortung für die Erschaffung deiner eigenen ästhetischen Lebenskriterien zu übernehmen, darunter auch die Menschen, Orte und Dinge, die du schätzt und bewunderst, sowie die Welt der Ideen, Gedanken und Gefühle. Zu viele Frauen schaffen es nicht, sich über ihre Ästhetik im Klaren zu sein. Sie sind zu sehr damit beschäftigt, sich um andere zu kümmern oder Anerkennung zu suchen, um zu erkennen, wie wichtig es ist, sich Zeit für sich zu nehmen und um sich selbst zu kümmern. Da sie der Verbesserung ihrer Realität nicht genug Aufmerksamkeit schenken, führen sie am Ende ein Leben mit viel Stress und wenig Schönheit.

Doch wenn du beschließt, dich aktiv um die Anwendung deiner Schönheitsfilter zu kümmern, ändert sich alles. Mache dir zum Ziel, was dein Leben schöner machen würde – belasse es nicht bei vagen und undefinierten

Vorstellungen. Wenn dein Schönheitsfilter zum Beispiel auf frische und nährende Zutaten umgestellt wurde, kommt dir vielleicht kein Junkfood mehr auf den Tisch. Wenn er darauf eingestellt wurde, inspirierende Freunde zu finden, die offen für Spaß sind, kann es sein, dass die Gesellschaft von Leuten, die dich herunterziehen, nicht länger für dich akzeptabel ist. Wenn du von Schönheit und Freude umgeben bist, wirst du deine innere Schönheit so stark sehen und fühlen können, dass du deine eigene Schönheit nicht länger verleugnen kannst!

Bevor du anfängst, dir wegen des richtigen oder falschen Weges dorthin den Kopf zu zerbrechen, solltest du dich daran erinnern, dass es keine bessere oder schlechtere Ästhetik gibt. Vielleicht findest du Kleidung aus Naturfaser oder Stretchhosen toll. Möglicherweise magst du dicke Vorhänge im Schlafzimmer, die den Raum verdunkeln, weil du morgens gerne ausschläfst, oder luftige weiße Vorhänge, die die ersten Sonnenstrahlen am Morgen durchlassen. Das Einzige, was zählt, ist, dass du dir deine Ästhetik zu eigen machst. Es ist eine große Erleichterung, nicht länger die Schönheitsnormen anderer erfüllen zu müssen, weil du nun in jedem Lebensbereich sicher in deiner eigenen Definition geerdet bist.

Um das Gefühl zu haben, äußerlich schön zu sein, musst du zuerst das Gefühl haben, innerlich schön zu sein. Einer der Gründe, warum du abnehmen willst, ist womöglich, um dein Selbstbewusstsein aufzubauen, doch Selbstbewusstsein findet sich nicht in einer Zahl auf der Waage. Erst wenn du deine innere Schönheit und die Schönheit des Lebens, das du dir schaffst, erkennst, steigen dein Selbstbewusstsein und deine Meinung über deinen Körper merklich – was letztendlich die Gewichtsabnahme stimuliert. Eine Technik zur Entwicklung deines Selbstbewusstseins, die ich von Annie Lalla gelernt habe, ist, dich auf das zu konzentrieren, was du an dir bewunderst. Das ist ein radikaler Akt, bei dem du erforschst, was an dir schön ist, selbst wenn du fünfzig Kilo zu viel wiegst. Diese könnten dein Gang, dein Lächeln, dein Haar oder deine Kurven sein. Es könnte dein Schreibtalent, dein Auge für Design oder deine Fähigkeit, Freundschaften zu schließen, sein. Mache die Angewohnheit, das, was du an dir bewunderst und an deiner Schönheit anerkennst, zu einer weiteren Eigenschaft, die du an dir liebst.

Um bewundernswert zu sein, brauchst du auf keinem dieser Gebiete perfekt zu sein. Wenn du dir Perfektion als Norm setzt, schränkst du dich dadurch stark ein, denn dann wird alles, was nicht perfekt ist, zu einer weiteren Quelle der Enttäuschung und des Stresses. Das ist der Grund, weshalb manche Menschen nie etwas Neues ausprobieren; sie haben Angst davor, keine Perfektion zu ereichen – also warum es überhaupt versuchen? Auch wenn es ums Abnehmen geht, versuchen viele Frauen es erst gar nicht, weil sie glauben, dass sie sowieso nie den „perfekten Körper" haben werden. Dabei ist ihnen nicht bewusst, dass sie die Vorstellung von einem perfekten Körper auf ein Podest erheben, so als würde diese Norm eine göttliche Eigenschaft besitzen, der sie weder jetzt noch irgendwann in der Zukunft das Wasser reichen können. Perfektion anzubeten ist das irrige Streben nach dem Göttlichen, und wenn du in einem zukünftigen Ziel nach dem Göttlichen suchst, verpasst du, das Göttliche hier und jetzt zu erleben. Doch wenn du das geistige Konstrukt des Perfektionismus bewusst loslässt, kannst du dich entspannen, deinen Körper und dein Leben jetzt und auf deinem zukünftigen Weg genießen. Da es keine Perfektion gibt, wirst du dich jetzt in diesem Augenblick in dich verlieben, wenn du deine „Unvollkommenheit" als einen Aspekt deiner einzigartigen Schönheit akzeptieren kannst.

ÜBUNG
ERSCHAFFE DEINE EIGENEN SCHÖNHEITSNORMEN.

Diese Übung will dich dazu anregen, deine eigene Schönheitsästhetik zu erschaffen. Liste die Kriterien auf, die in den Bereichen des Körpers, des Geistes, des Herzens, des Charakters, der Aktivitäten und Umgebungen für dich eine schöne Existenz bedeuten. Was definiert die Schönheit, die dich anziehen und inspirieren würde? Triff jede Entscheidung im Alltag und im Leben gemäß deiner Ästhetik.

TIPP

Verwandle dein Schlafzimmer in ein schönes, sinnliches Boudoir, einen Rückzugsort, der deiner weiblichen Energie entspricht. Wähle Farben, Stoffe, Lichtquellen, Düfte, Musik usw., die deine täglichen angenehmen Erlebnisse und Entspannung fördern.

DIE MACHT DER KREATIVITÄT

Wenn du dein weibliches Wesen freudig annimmst, wird dir klar, dass du in jeder Faser deines Körpers kreativ bist und diese Stärken in jeden Lebensbereich einbringen kannst. Kreativität ist aus vielen Gründen für das Schlankwerden durch Lebensfreude unabdingbar. Ohne ein kreatives Ventil, durch das du deine Gefühle und Emotionen zum Ausdruck bringen kannst, stauen sie sich auf, und dann ist es nur noch eine Frage der Zeit, wann sie der Auslöser für übermäßiges Essen werden. Wenn du dich durch Kreativität ausdrückst, stärkst du dein Selbstbewusstsein. Indem du es dir zur Gewohnheit machst, deine Kreativität in jedem Bereich einzusetzen, wirst du für jede Herausforderung im Leben eine kreative Lösung finden, statt übermäßig zu essen, um deine Sorgen zu verdrängen. Wenn du im jetzigen Moment präsent und mit deinem animalischen Wesen verbunden bist, erwacht deine Kreativität. Die Bereitwilligkeit, jede Sinneswahrnehmung, jedes Gefühl und Erfahrung zu erleben, stimuliert dein kreatives Potenzial.

ÜBUNG
DEINE KREATIVEN SÄFTE FLIESSEN LASSEN.

Stell dir Kreativität als eine weitere Facette des natürlichen Appetits deines animalischen Wesens vor, die in den Hintergrund verdrängt wurde. Mache dir das kreative Schaffen zu einer nicht verhandelbaren Priorität im Alltag. Nach welcher Form der Kreativität sehnst du dich oder welche Form der Kreativität findest du zumindest interessant? Was waren deine kreativen Vorlieben als Kind? Kannst du eine oder mehrere von ihnen wieder aufgreifen? Erstelle eine Liste aller Formen der Kreativität, die dich interessieren.

„In einer Familie von Dieben hat das Kind, das nicht stiehlt, Schuldgefühle."

BERT HELLINGER

6
WIE DU DIE IDEALE ÖKOLOGIE DES SCHLANKWERDENS DURCH LEBENSFREUDE HERSTELLST

Alle Lebensformen werden von ihrem einzigartigen Ökosystem – ihrer Ökologie – unterstützt. Dein Ökosystem umfasst dein äußeres Umfeld und deine Innenwelt. Deine Ökologie schließt deine Familie, deine Lebensmittelgeschäfte und den Inhalt deines Kühlschranks und der Speisekammer mit ein. Sie umfasst den Ort und die Weise, wie du isst, sowie deine Freunde und Bekannte. Sie ist das, was in deinem Kopf und deinem Herzen vorgeht – an was du glaubst, was du denkst und was dir wichtig ist. Alle Faktoren, die deine äußere und deine innere Welt ausmachen, haben einen Einfluss auf deine jetzige Situation, deinen Status quo. In diesem Kapitel werde ich dir ein weiteres wesentliches Geheimnis des Schlankwerdens durch Lebensfreude aufzeigen: Solange du dich nicht um deine Ökologie kümmerst, werden alle Veränderungen, die du hinsichtlich des Essens und deines Gewichts machst, nur wie ein Gummiband wirken – du nimmst zwar eine neue Form an, doch schnappst du schon bald wieder in die Ausgangsposition zurück.

Die männliche Methode des Abnehmens richtet dein Augenmerk auf ein Ziel und plant den schnellsten Weg, wie du es erreichen kannst, doch die weibliche, freudige Methode ähnelt mehr einer Blume, die im Garten wächst. Du beginnst damit, indem du die richtige Ökologie herstellst, die mit einer Vision der Blume, die blühen und gedeihen soll, beginnt. Noch bevor du die Saat pflanzt, bereitest du den Boden vor und düngst ihn. Sobald du das Saatkorn gepflanzt hast, gießt du die Erde, wartest auf Sonne und vertraust darauf, dass die Saat sprießt. Du hegst und pflegst den Keimling liebevoll und mit Freude, während er wächst – und siehe da, die Blume blüht ohne Drängen oder Betteln, wenn sie so weit ist. Wir werden in ähnlicher Weise zusammenarbeiten, um die richtige Ökologie zu schaffen, damit du mit Freude schlank werden kannst.

Bestrafende Diäten scheitern deshalb, weil sie den Fokus nur auf das Ziel der Gewichtsabnahme und nicht auf die Ökologie richten. Doch genauso, wie du das Wachstum einer Blume förderst, indem du auf die Bedingungen des Gartens achtest, musst du die Welt, in der du lebst, und dein Selbstgefühl entwickeln, bevor du abnehmen kannst. Diese ökologische Methode macht es erforderlich, jeden deiner Lebensbereiche näher zu untersuchen, wobei du die Hürden, die Stress verursachen und dich vom Abnehmen abhalten, wie Unkraut entfernst. Manche Überzeugungen innerhalb deiner jetzigen Ökologie sind zwar gut gemeint, aber falsch, und wenn du an ihnen festhältst, wirst du dich ewig zu dick fühlen und Essprobleme haben. Bei dem Neuentwurf deiner Ökologie zur Förderung der Gewichtsabnahme geht es darum, Altes – wie beispielsweise Verurteilungen, Abneigungen, Wut, Verletzungen und andere schmerzhafte Emotionen, die der Freude im Weg stehen – loszulassen und Neues einzubringen.

Wenn du mit Nahrung und deinem Gewicht kämpfst, fördert dich deine Ökologie eindeutig nicht. Statt sich auf das Essen als das Problem zu konzentrieren, richtet die weibliche Methode den Fokus auf das Gesamtbild dessen, was tatsächlich los ist. Diese Methode führt dich dazu, eine neue Ökologie zu schaffen, die dir mehr dient.

ÜBUNG
DIE OPTIMIERUNG DEINER ÄUSSEREN ÖKOLOGIE.

Wie würde dein äußeres Umfeld aussehen und sich anfühlen, wenn du es so ausstatten könntest, dass es deinem animalischen Wesen ideale Bedingungen bietet? Du kannst deine Ökologie zuhause und an deiner Arbeitsstätte entspannender und angenehmer für deinen Körper gestalten. Zu den Elementen, auf die du dabei achtest, sollten die Raumtemperatur zuhause und im Büro, die Art, wie die Luft zirkuliert, der Duft in der Luft, die Raumfarben, die Lichtverhältnisse, das Maß an Dingen, die herumliegen, und der Dekor, mit dem du dich am wohlsten fühlst, gehören.

WERDE EINE VON NATUR AUS SCHLANKE FRAU

Möglicherweise gehst du davon aus, dass du nie zu den Frauen gehören wirst, die eine schlanke Figur haben. Oder du glaubst vielleicht, dass eine schlanke Figur zwar in deiner Reichweite ist, aber starke Willenskraft und viel Arbeit erfordert. Das ist jedoch keineswegs der Fall. Wenn die Ökologie stimmt, kannst du das werden, was die Schlankheitsexpertin und Autorin von *Ful-filled*, Dr. Renée Stephens, so elegant als eine von Natur aus schlanke Person beschreibt.

Es ist leicht, den Mythos zu übernehmen, Schlanksein wäre nur für manche Frauen möglich und für andere nicht. In Wahrheit kommen wir alle mit dem Wissen, was wir essen müssen, wenn wir Hunger haben, und dass wir aufhören müssen, wenn wir satt sind, auf die Welt. Aber irgendwann fangen wir an, uns von unserem animalischen Wesen abzuspalten und aus anderen Gründen als Hunger zu essen. Doch wie sehr du dich auch von deiner instinktiven Weisheit entfernt haben magst – sie ist in dir verankert und geht nicht verloren. Es ist absolut möglich, die Verbindung zur Stimme deines animalischen Wesens wieder aufzunehmen, um auf leichte Weise natürlich schlank zu werden, selbst wenn du zurzeit unter Esszwang leidest.

Von Natur aus schlank zu sein bedarf keiner Willenskraft, keiner Bemühungen, keiner Kontrolle und auch keines Verzichts, wenn du eine grundsätzliche Leichtigkeit fühlst, die davon kommt, dass du mit deinem animalischen Wesen harmonierst. Dann hörst und reagierst du auf die Mitteilungen und Zeichen deines Körpers, und zwar nicht nur, wenn du Hunger hast und wenn du satt bist, sondern auch auf allen anderen Ebenen der Selbstfürsorge und -pflege. Das Ziel des Abnehmens mit Freude ist es, das Gewicht, das sich toll anfühlt, mühelos zu halten. Das Letzte, was ich will, ist, dass dein Gewicht noch ein Punkt auf der Liste der Aufgaben wird, die du erledigen musst. Ich möchte, dass du das Paradigma, eine Diät zu machen oder nicht zu machen, vollständig überwindest und einfach nur dein Leben lebst – in einem Überfluss an gesunden Freuden und in einem natürlich schlanken Körper, der ein Nebeneffekt einer nachhaltigen Ökologie ist, die dich unterstützt.

ÜBUNG
WAS HOFFST DU, DURCH DIE GEWICHTSABNAHME ZU ERREICHEN?

Der nächste Schritt bei der Erschaffung einer neuen Ökologie ist, herauszufinden, was du durch das Abnehmen wirklich erreichen willst. Was wird dir das Abnehmen bringen? Die Antworten könnten zum Beispiel lauten: um dich gutzufühlen, gut auszusehen, in die Welt hinauszukommen, farbenfroher zu sein, Spaß an Klamotten zu haben, dich stärker oder aktiver zu fühlen, Freude an deinem Körper zu haben und dich selbst zu lieben. Schreibe deine Antworten auf.

Mit dieser Liste in der Hand kannst du damit anfangen, deine Aufmerksamkeit darauf zu richten, diese Wünsche zu erfüllen, indem du sie zu einem Teil deiner Ökologie machst. Wie kannst du das, wonach du dich sehnst, erleben, bevor du abgenommen hast? Das könnte mit einer anderen Einstellung oder einem veränderten Lebensstil anfangen.

EIN PARK FÜR RATTEN

Die Laborergebnisse klangen eindeutig: Wenn man Ratten, die nach Morphium süchtig sind, reines Wasser und Wasser, das mit Morphium versetzt ist, zur Auswahl hinstellt, werden sie so lange das Wasser mit Morphium wählen, bis sie sterben. Die daraus gezogene Lehre war, dass Morphium süchtig macht. Sie blieb unangefochten, bis der Psychologe und Forscher Bruce Alexander die Wissenschaft aufmischte, indem er das gesamte Paradigma des Experiments hinterfragte. Er stellte die berechtigte Frage: „Wer würde sich nicht mit Morphium zudröhnen, wenn sein Lebensraum auf die qualvolle Ökologie eines Käfigs in einem Versuchslabor beschränkt wäre?"

Um seine Hypothese zu testen, ließ Alexander den Rattenpark bauen, der im Vergleich zum typischen Laborkäfig ein Paradies für Ratten war. Der Rattenpark hatte die zweihundertfache Größe eines Käfigs, beherbergte Ratten beider Geschlechter, bot einen Überfluss an Nahrung,

Spielzeug, Ecken und Nischen zum Ausruhen und genügend Platz zur Begattung – sowie reines Wasser und Wasser, das mit Morphium versetzt war. Aufgrund der vorherigen Ergebnisse wäre zu erwarten, dass die süchtigen Ratten sich weiterhin bis zu ihrem Tod Morphium verabreicht hätten. Doch das passierte nicht. Zum Großteil wählten die Ratten, die im Rattenpark lebten, reines Wasser und gewöhnten sich entweder ihre Morphiumsucht ab oder nahmen geringere Morphiumdosen zu sich. Alexander bewies, dass die Ökologie von Bedeutung ist.

Wenn wir dasselbe Prinzip auf unser eigenes Leben übertragen, ist die Moral der Geschichte, dass wir Kohlenhydrate oder Fett dafür, dass sie verführerisch sind und süchtig machen, möglicherweise verachten oder auch uns selbst dafür, dass wir ihnen nicht widerstehen können, verachten, aber dass es weder ihre noch unsere Schuld ist. Wir müssen stattdessen unsere starken Gelüste und unser Gewichtsproblem als Hinweis dafür sehen, dass unsere jetzige Ökologie qualvoll ist, so dass wir uns als Ausgleich mit Essen betäuben. Die Lösung ist, unsere Ökologie anzugehen und sie wirklich angenehm zu gestalten, damit ein Überfluss an Nahrungsmitteln überflüssig wird.

TIPP

Dein animalisches Wesen liebt Flüssigkeiten. Du kannst ein sinnliches Erlebnis daraus machen, indem du einen schönen Krug mit Wasser füllst und ein paar Zitronenscheiben hinzufügst. Stelle immer eine Schüssel mit frischem Obst auf die Küchentheke, damit dein animalisches Wesen einen gesunden Snack zur Hand hat. Einfache Veränderungen wie diese verbessern deine Ökologie und fördern das Schlankwerden durch Lebensfreude.

LASSE DEINE ALTE ÖKOLOGIE LOS: DIE MACHT DEINER POSITIVEN ABSICHTEN

Hinter jeder unserer Verhaltensweisen – selbst hinter übermäßigem Essen und Gewichtszunahme – steckt eine unbewusste positive Absicht. Diese versteckte Motivation treibt uns dazu, bestimmte Erfahrungen zu machen. Auch wenn es auf den ersten Blick so aussieht, als wäre übermäßiges Essen eine selbstzerstörerische Angewohnheit, gibt es auf den zweiten Blick immer etwas, was wir durch Übergewicht erreichen – etwas, was wir möglicherweise verlieren könnten, wenn wir abnehmen und unseren Frieden mit Essen schließen würden. Diese versteckten Vorteile werden auch sekundäre Gewinne genannt. Um deine Motivationen aufzudecken, solltest du dir ansehen, wie du gegenwärtig von deinem stärkeren Gewicht und deinen Essgewohnheiten profitierst, um dieselben Bedürfnisse auf gesündere Weise zu befriedigen.

Du isst nicht zu viel, weil du mit Makeln behaftet, gestört oder schwach bist. Du tust es, weil du dir ein gutes Gefühl verschaffen willst. Du möchtest vom Schmerz wegkommen und Freude erleben. Dieser Schmerz könnte durch etwas so Simples wie das Unbehagen, allein mit dir zu sein, hervorgerufen werden. Er könnte durch alle möglichen Probleme in deinem Leben – sogar durch Scham wegen übermäßigem Essen – verursacht werden. Es ist nicht deine Schuld, dass du dich dem Essen zugewandt hast. Wo solltest du dich in einer Kultur, die die weibliche Sinnlichkeit und Sexualität missbilligt, die uns von der Natur abgetrennt und uns von unseren Schwestern isoliert hat, sonst hinwenden, um Spaß zu haben? Übermäßiges Essen war eine relativ vernünftige Strategie, um Genuss und Freude zu haben. Manche Leute entscheiden sich für riskantere Dinge, wie beispielsweise Heroin oder Spielsucht, um sich gutzufühlen. Sich gutfühlen zu wollen ist ein wunderbarer Drang, und wie wir gesehen haben, ist die Suche nach Spaß nicht das Problem. Die Art und Weise, wie du das Essen angehst, macht das übermäßige Essen zu einer nicht optimalen Strategie, die von einer rein positiven Absicht getrieben wird.

Vielleicht hast du entschieden, dass Zunehmen das beste Mittel sei, um ungewollte Aufmerksamkeit zu vermeiden. Wenn du psychisch, körperlich oder sexuell verletzt oder missbraucht wurdest, ist Übergewicht ein offensichtlicher Schutz, weil Übergewicht uns buchstäblich vor körperlichen Attacken beschützen kann. Übergewicht ist außerdem das Mittel des Unbewussten, für deine Sicherheit zu sorgen – auch vor deinen eigenen unbequemen Gefühlen wie Ärger, Wut, Schmerz oder Verrat. Es kann dich sexuell beschützen, indem es Männer von dir fernhält, und es kann dich emotional schützen, indem es andere auf Distanz hält. Extragewicht kann unangenehme Gefühle und frühere Verletzungen betäuben, und es kann uns von wichtigen Problemen in Beziehungen oder im Beruf, mit denen wir uns befassen müssten, ablenken.

Noch einmal: Wo du jetzt stehst, ist weder schlecht noch falsch, da du die besten Entscheidungen getroffen hast, die für dich damals möglich waren. Du brauchst dich nicht zu schämen, weil dahinter positive Absichten steckten. Du kannst sogar stolz auf dich sein. Im Grunde hast du versucht, für deine Sicherheit zu sorgen, und das ist klug und bewundernswert. Auch wenn du jetzt glaubst, dass dein Übergewicht ein Problem ist und nicht mehr dem entspricht, was du willst, war es in der Vergangenheit eine glänzende Lösung.

Es ist meine Erfahrung, dass wir im Leben immer das bekommen, was wir wollen, solange es mehr Vorteile als Nachteile mit sich bringt. Ich nenne diese Theorie „die Waage deiner erfüllten Wünsche“. Du kannst diese Idee verstehen, wenn du dir eine altmodische Waage vorstellst, wie die, die Justitia symbolisiert. In die eine Waagschale legst du alle Vorteile, die du hättest, wenn du das bekämst, was du willst; in die andere Schale legst du alle Nachteile, die sich daraus ergäben. Wenn die Schale mit den Vorteilen schwerer wiegt, bekommst du, was du willst, und wenn die Schale mit den Nachteilen überwiegt, bekommst du es nicht.

Wenn ich meinen Klienten und Workshop-Teilnehmern die Vorstellung anbiete, dass sie längst abgenommen und ihr Essproblem gelöst hätten, wenn ihnen das mehr Vorteile als Nachteile einbringen würde, sehen sie mich meistens verwirrt an. „Welche Nachteile könnte das Abnehmen denn haben?", fragen sie unweigerlich. „Ich kann darin nur Vorteile sehen."

„Dann lasst uns mit den Vorteilen anfangen", antworte ich. „Was erhofft ihr euch vom Abnehmen?"

Sofort zählen sie eine lange Liste auf: Dann hätte ich mehr Energie, ich wäre gesünder, ich würde mich schöner fühlen, ich wäre glücklicher, ich hätte öfters Sex, ich wäre ausgeglichener, ich könnte alles tragen und es würde leichter und mehr Spaß machen, Kleider zu kaufen, ich wäre für meinen Partner anziehender oder (für Singlefrauen) ich würde meinen Traummann finden. Diese Antworten werden auf die rechte Seite der Waage geschrieben, die hier abgebildet ist:

Die Waage der erfüllten Wünsche

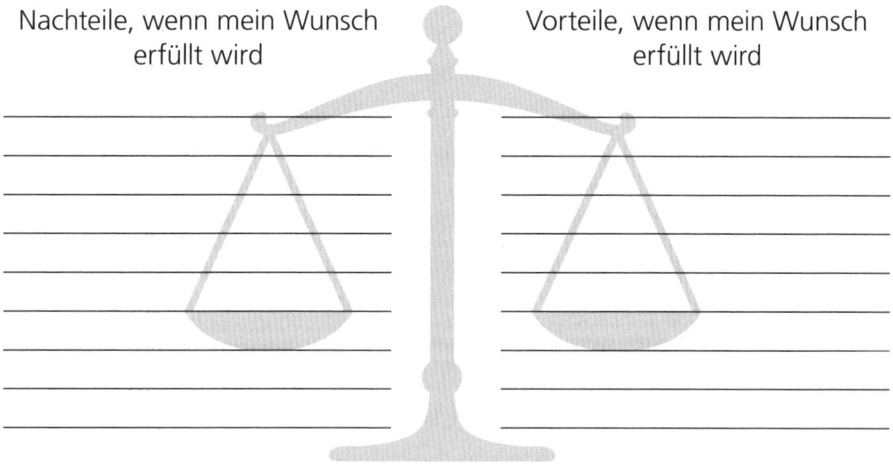

ILL. 5

Als Nächstes stelle ich eine tiefer schürfende Frage: „Sagen wir mal, ihr habt die gewünschten Kilos abgenommen. Was könntet ihr dadurch verlieren, was euch wichtig ist?" Zuerst sehen sie mich verdutzt an. „Spinnst du? Ich würde dadurch doch nichts verlieren, was mir wichtig ist!" Unbeirrt fordere ich sie auf, noch tiefer zu graben, um die positiven Absichten, die hinter ihrem jetzigen Gewicht und ihrer Beziehung zum Essen stecken, zu erforschen. „Was könnte der Preis sein, der Teil der Erfüllung eures Wunsches ist und vor dem ihr Angst habt?"

Schließlich unterbricht eine Frau das Schweigen mit einer Aussage wie zum Beispiel: „Na ja, wenn ich abnehmen würde, dann würde ich mein Lieblingsmittel, mit dem ich mich tröste, verlieren." Es braucht nur eine Bemerkung wie diese; danach schwirren immer mehr Einsichten durch den Raum: „Ich würde die Freiheit verlieren, alles, was ich will, essen zu können." – „Ich müsste öfters kochen, und dabei koche ich nicht gerne." – „Es wäre schwer, meine Figur zu halten." – „Wenn ich abnehmen und dann wieder alles zunehmen würde, wäre ich am Boden zerstört." – „Ich würde meine Standardausrede für die Dinge, vor denen ich Angst habe, verlieren." – „Wenn ich mich wirklich gutfühlen würde, wäre ich womöglich nicht mehr bereit, die negative Dauerstimmung meines Mannes auszuhalten, und meine Ehe könnte in die Brüche gehen." – „Das würde meine Beziehung zu anderen verändern." – „Ich würde mich gezwungen fühlen, das Gewicht halten zu müssen." – „Es wäre eine teure Angelegenheit." – „Ich würde plötzlich viel Aufmerksamkeit bekommen." – „Ich würde mein Rachemittel verlieren." – „Meine Mutter/Schwester/Freunde wären neidisch auf mich." – „Mein Mann würde sich bedroht fühlen." – „Ich würde meine Sicherheit verlieren.«

Diese Antworten werden auf der linken Seite der Waage notiert. Dann vergleichen wir beide Seiten. Sobald diese Antworten aufgedeckt worden sind, werden sich meine Klientinnen bewusst, wie viele Vorteile sie durch ihr Gewicht haben. Nun sind sie bereit für den Prozess, sich selbst zu vergeben, ihre Scham loszulassen und einen neuen, direkteren und reiferen Bezug zum Essen und ihrem Gewicht herzustellen.

Ich habe noch keine Frau kennen gelernt, die, wenn sie ehrlich zu sich war, nicht erkennen konnte, dass es trotz ihres Wunsches, abzunehmen, auf einer unbewussten Ebene mehr Gründe gibt, warum sie nicht wirklich abnehmen will – Gründe, die sie davon abhalten. Das Verständnis dieses Konzepts der positiven Absichten, die unser Verhalten lenken, sollte eine Quelle der Erleichterung sein, da aus deinen Gewichtsproblemen statt einer schrecklichen irrationalen Krankheit, die dich heimgesucht hat, nun eine kluge Strategie geworden ist, die du angewandt hast, um berechtigte Bedürfnisse zu befriedigen. Das ist der Anfang einer heilenden und dauerhaften Gewichtsabnahme.

ÜBUNG
INWIEFERN KÖNNTE DEIN ÜBERGEWICHT DIR DIENEN?

Verwende die Waage der erfüllten Wünsche. Liste auf der rechten Seite auf, was du dir vom Abnehmen erhoffst. Schreibe auf der linken Seite auf, inwiefern dir deine Extrapfunde dienen. Wie haben sie dir bisher geholfen, dich sicher oder komfortabel zu fühlen? Inwiefern ist das Extragewicht, das du mit dir herumträgst, „sinnvoll"? Wie hat es dich beschützt? Welche positive Absicht steckt dahinter? Frage dich dann, wie du diese positiven Absichten auch auf andere Weise umsetzen kannst, ohne dafür mehr Gewicht zu benötigen. Wird das Übergewicht noch gebraucht?

Achte darauf, welche Gefühle hochkommen, während du dir vorstellst, dein Verhaltensmuster loszulassen, was dir schon so lange Sicherheit gibt. Bist du traurig, verunsichert, ängstlich oder deprimiert? Spürst du das Verlangen, wegzurennen und übermäßig viel zu essen? All das sind natürliche Gefühle, wenn du dabei bist, eine Strategie aufzugeben, die so wirksam und deinem Herzen so nahe war.

Horche das nächste Mal, wenn du Heißhunger verspürst, tiefer in dich hinein, statt aufgrund früherer Entscheidungen, die nicht länger zutreffen, automatisch zu reagieren, und frage dich: „Wo kam diese Entscheidung her? Ist sie noch relevant oder nützlich? Welche anderen Möglichkeiten habe ich? Was wäre jetzt das Beste für mich?" Dadurch eröffnet sich dir eine Reihe von neuen Möglichkeiten, und du kannst dich ohne Zwang, Verzicht oder Selbstverleugnung allmählich vom Teufelskreis der Gelüste befreien und eine neue Ökologie etablieren.

DEN DERZEITIGEN ZUSTAND ANERKENNEN

Sobald du die positiven Absichten, die deine Beziehung zu Essen und Gewicht geschaffen haben, identifiziert hast, kannst du den Druck deiner alten Ökologie überwinden und echte, dauerhafte Veränderungen bewirken. Bei diesem Geheimnis des Schlankwerdens durch Lebensfreude geht es um die Anerkennung des gegenwärtigen Zustands. Das bedeutet nicht, dass du über deine Situation glücklich bist oder dich damit zufrieden gibst, dass dein Leben immer so aussehen wird. Stattdessen bedeutet es, deine derzeitige Situation (das heißt, dein jetziges Gewicht) und ihren gutgemeinten Grund mit Mitgefühl zu honorieren, während du gleichzeitig erkennst, dass du die Freiheit hast, sie zu ändern. Stacey Morgenstern, die Transformationstrainerin, sagt: „In der Anerkennung der ursprünglichen guten Absicht des jetzigen Zustands – nämlich, uns zu schützen, Gefahr zu verhindern oder für unsere Sicherheit zu sorgen – steckt eine starke Kraft. Sie hat uns die ganze Zeit über so gut gedient! Von diesem Ausgangspunkt der Anerkennung aus können wir Entscheidungen treffen, die die positive Absicht aufrechterhalten, während sie gleichzeitig unsere Schutzmethoden erneuern."

Erforsche die dunklen Winkel deines Lebens, die du dir lieber nicht ansehen würdest, und frage dich: „Was versuche ich sogar vor mir selber zu verstecken? Was sollen andere nicht über mich wissen?" Die Antworten, die dir einfallen, zeigen dir, wo du Scham empfindest und wo du den jetzigen Zustand verleugnest. Wenn du zum Beispiel die heimliche tägliche Angewohnheit hast, Süßes zu essen, um einen Energieschub zu bekommen, dann bringe sie an die Oberfläche und erkenne an, dass es so ist. Du bist darüber vielleicht nicht gerade stolz, doch im Augenblick hast du diese Angewohnheit. Um sie loszuwerden, musst du sie dir eingestehen. Die Tatsache, dass der Akt des Aufdeckens der Wahrheit deine Ökologie verändern kann, mag nicht sehr intuitiv klingen, doch solange das, was wirklich los ist, nicht anerkannt wird, kann nach meiner Erfahrung keine dauerhafte Veränderung erfolgen.

Offenbare als Nächstes in einem Akt mutiger Transparenz deine Scham einem Menschen, dem du vertraust. Eines der Geheimnisse des Schlankwerdens durch Lebensfreude ist, dass dein Körper sich entspannen kann, sobald du Offenheit zeigst, da du dich dann nicht länger extra anstrengen musst, um die, die du bist, zu verstecken. Indem du deine Scham offenbarst, löst sie sich allmählich auf. Jedes Mal, wenn ich etwas, was mich zutiefst beschämt hat, mit anderen geteilt habe, hat die Reaktion meiner sorgfältig ausgewählten Freunde meine Scham verringert. Immer wieder reagierten sie auf meine Beschämung mit: „Dafür schämst du dich? Das kann man doch verstehen. Das ist doch nichts Schlimmes." Anders gesagt: Die Ursache meiner Scham erscheint mir selbst immer schlimmer als anderen. Von der Last, meine Scham stumm und heimlich tragen zu müssen, profitierte mein Stoffwechsel, sobald ich den Stress los war.

Wenn du anfängst, den jetzigen Zustand frei von Scham anzuerkennen, wirst du merken, dass du dadurch in einer viel stärkeren und kreativeren Position bist. Sagen wir beispielsweise, dass du körperliche Bewegung immer wieder auf die lange Bank schiebst. Du bist zwar Mitglied in einem Fitnessstudio, aber du gehst nie hin. Indem du den jetzigen Zustand anerkennst, hörst du auf, dies zu verleugnen, und fängst an, klar zu erkennen: „Ich gehe nie ins Fitnessstudio." Jetzt, da du das ans Tageslicht befördert hast, kannst du zu der Frage zurückkehren, wie du deinen Körper fit halten kannst, ohne zu versuchen, dich oder andere zu täuschen: „Ich gehe nie ins Fitnessstudio. Was könnte ich tun, um meinen Körper zu bewegen?" Wenn du dich von der Selbstverleugnung befreist, kannst du auch frei über neue Lösungen nachdenken.

DIE VERBUNDENHEIT ZUR NATÜRLICHEN WELT HERSTELLEN

Elie arbeitete schon seit mehreren Jahren als regionale Geschäftsleiterin von Weight Watchers, als sie mich voller Panik anrief. Sie war vom Mitglied zur örtlichen Geschäftsleiterin und dann zur Managerin aufgestiegen. Jetzt war sie für alle Geschäftsleiter der Zweigstellen in ihrem Bundesstaat zuständig. Doch obwohl sich Elie aufrichtig bemühte, die Schlankheitsmethode ihres Unternehmens zu verkörpern, litt sie unter einem Esszwang und vernachlässigte ihre Punkte so stark, dass sie keinen Sinn mehr darin sah, sie überhaupt noch zu zählen. In der Öffentlichkeit versuchte sie, sich als Vorzeigemodell zu geben, weil sie das Gefühl hatte, dass ihre Essgewohnheiten ständig unter Beobachtung standen. Doch wenn sie allein zuhause war oder in ihrem Auto die weiten Strecken fuhr, die ihre Position von ihr erforderten, naschte sie Süßigkeiten oder Chips.

Elie fand mich im Internet und las sich meine Philosophie durch. Dabei wurde ihr klar, dass die einzige Abnehmmethode, die sie noch nicht ausprobiert hatte, Genuss und Freude war. Während sie unter meiner Anleitung ihre echten Freuden erforschte, wurde ihr bewusst, dass sie am liebsten draußen in der Natur war, obwohl sie sich nur selten dafür Zeit nahm. In der Natur fühlte sich Elie erfrischt, entspannt, stimuliert und offen. Dort kam ihr Verstand zur Ruhe und ihre Sinne lebten auf. Ich konnte Elies Reaktion gut verstehen; das Gefühl der Verbundenheit zur Natur wirkt extrem entspannend und heilend.

Elie und ich arbeiteten zusammen, um neue Wege herauszufinden, wie sie mehr Zeit in der Natur regelmäßig statt nur sporadisch in ihren Alltag integrieren könnte. Ihre langen Fahrten zur Arbeit boten viele Gelegenheiten, an einem Naturpark anzuhalten. Daher fing sie damit an, an den Wochentagen allein im Wald zu spazieren. An den Wochenenden nahm sie ihre drei Kinder mit.

Diese simple Veränderung, mehr Zeit in der Natur zu verbringen, wirkte sich deutlich auf Elies Heißhunger und Esszwang aus. Als sie sich mehr Freude gönnte, stellte sie fest, dass ihre Lust auf Süßigkeiten immer mehr abnahm. In der Öffentlichkeit entwickelte sie genügend Selbstbewusstsein, sich beim Essen von ihrem Appetit leiten zu lassen, ohne Gedanken darüber zu verschwenden, was andere von ihr hielten.

Nichts bringt die Weisheit deines animalischen Wesens so sehr zum Vorschein, als Zeit in Mutter Natur zu verbringen. Wenn du mit der Natur verbunden bist, wird dir bewusst, dass du ein Teil ihrer komplexen Vernetzung und Intelligenz bist. Du bist ein weibliches Wesen, der Nachkömmling einer langen Reihe von weiblichen Wesen, die bis zum Anfang des Lebens zurückreicht. Du trägst eine Weisheit in dir, die durch Äonen von Jahren hindurch verfeinert wurde. Dein Körper besitzt die Macht, Leben und damit auch die Zukunft zu erschaffen. Unabhängig davon, ob du Kinder hast oder nicht – du bist eine Schöpferin, und als solche wirkt sich dieser Impuls auf all deine Handlungen aus.

Sich mit der Natur zu verbinden, ist der beste Weg, einen besseren Bezug zur Weiblichkeit zu bekommen. Egal, ob du barfuss im Gras gehst, dich im Wasser bewegst, den Sternenhimmel betrachtest, an den Blumen riechst oder eine Wandertour machst – Naturverbundenheit entspannt auf zuverlässige Weise unser Nervensystem. Dann fühlen wir uns instinktiv weiblicher. Die Natur verbindet uns mit dem Körper, erdet uns und macht uns für andere anziehender. Eine Frau, die einen echten Zugang zur Weiblichkeit hat, hat eine tolle Ausstrahlung. Wenn du dich auf die Natur einlässt und das Gefühl für deine weibliche Essenz zulässt, führst du einen ökologischen Wandel herbei, der deine Beziehung zu deinem Körper und Essen verändern wird.

TIPP

Sieh dir einen Sonnenuntergang oder Sonnenaufgang an. Selbst wenn du mitten in der Stadt wohnst und die Natur weit weg scheint, sind die Sonne, die Sterne und der Mond Naturelemente, mit denen du dich verbunden fühlen kannst, solange es nicht zu bewölkt oder neblig ist.

EINE ÖKOLOGIE DES ÜBERFLUSSES: ÜBERWINDE DAS GEFÜHL, NICHT ZU GENÜGEN

Frauen, die Probleme mit dem Essen, ihrem Gewicht und Körperbild haben, teilen die Erfahrung einer quälenden inneren Stimme, die sagt: „Ich bin nicht genug.“ Ich habe mich jahrelang damit herumgequält. Ich konnte mir diese Stimme nicht ausreden, und sie plagte mich mit einem tiefsitzenden Knoten der Scham im Bauch. Nach außen hin baute ich zwar eine Fassade des Selbstbewusstseins auf, doch sie verdeckte nur, wie unsicher ich mich in Wirklichkeit fühlte. Wenn du tief in deinem Inneren das Gefühl hast, nicht zu genügen, projizierst du diesen Mangel auch auf andere Lebensbereiche. Wenn ich zum Beispiel glaubte, nicht zu genügen, dachte ich auch, ich hätte nicht genug Geld oder Zeit, und verurteilte meinen Partner häufig für all die Aspekte, in denen auch er „nicht genug“ war.

Wenn du dich ständig als ungenügend empfindest, versetzt das deinen Körper in eine chronische Stressreaktion auf niedrigem Level. Dies zwingt ihn, an seinem Gewicht festzuhalten. Dein Gefühl, nicht zu genügen, wechselt über in das Gefühl, nicht genug zu haben, was wiederum ein körperliches Signal aussendet, dass echter Mangel besteht. Dann nimmt der Körper eine Gefahr wahr, vor der er sich schützen muss, und reagiert darauf, indem er den Stoffwechsel verlangsamt und an Fettreserven festhält. Wenn du daraufhin dein Übergewicht benutzt, um dein Gefühl, nicht gut genug zu sein, zu rechtfertigen, gerätst du in eine weitere Endlosschleife der Scham.

Das Problem ist die Überzeugung, dass wir das Gefühl hätten, genug zu sein oder zu haben, wenn wir nur abnehmen, mehr Geld verdienen oder *die Leere füllen* könnten. Dieses rationale Denken funktioniert jedoch nie. Es gibt Leute, die enorme materielle Reichtümer besitzen und dennoch das Gefühl haben, sie hätten nicht genug. Es gibt wunderschöne Models, die sich nicht schön genug fühlen, und brillante Denker, die sich nicht intelligent genug fühlen. Und so geht das Mangeldenken munter weiter. Es ist ein Jucken, das du nie durch Kratzen wegbekommst, da es auf einer falschen Denkweise beruht. Es basiert auf einem nicht greifbaren Ziel, das immer weiter wegrückt, je mehr du dich ihm näherst.

Ich möchte, dass du die Vorstellung, nicht genug zu sein, völlig ablegst – vor allem, wenn es um dein Gewicht geht. Die Vorstellung, genug zu sein oder zu haben, ist eine Falle ohne Ausweg. Die Antwort auf die Fragen „Ist genug vorhanden?" oder „Bin ich genug?" lautet immer Nein, da es eine Frage ist, die sich gar nicht stellt. Die Wahrheit ist, dass du genug bist. Du warst schon immer genug und wirst es auch immer sein. Es gibt kein äußeres Maß dafür, ob man auf dieser Welt genug ist. Entweder entscheidest du, dass du es bist, oder du bleibst in der Illusion, nicht zu genügen, gefangen. Nur du selbst kannst entscheiden, wann du gut genug, sexy genug oder schön genug bist. Auch hier ist die Wahrheit, dass du es längst bist. Wenn das Geplapper im Hinterkopf, dass „ich nicht genug habe" oder „ich nicht genug bin", verstummt, wirst du anfangen zu erkennen, dass du genug hast und genug bist. Wenn das geschieht, hast du eine bedeutende Ursache des chronischen Stresses aus deinem Leben entfernt. Das ist die Grundlage für eine neue Ökologie des Schlankwerdens durch Lebensfreude.

DIE ÖKOLOGIE DER LIEBE, SICHERHEIT UND ZUGEHÖRIGKEIT

Einige der Schritte zur Erschaffung der Ökologie, die für das Abnehmen ideal ist, sind ganz einfach und praktisch. Wenn du zum Beispiel nicht kochen kannst und dich das davon abhält, dich zuhause gesund zu ernähren, dann besuche einen Kochkurs. Du kannst sogar aus den vielen Kochsendungen im Fernsehen eine Menge lernen. Wenn Süßes dich am Ende eines langen Arbeitstags aufbaut, dann befasse dich mit Optionen, wie du dich auf andere Weise entspannen kannst – zum Beispiel die Strategien, die du unter „Tipps" findest. Einige der Vorteile, die du aus dem Essen und deinem Gewicht ziehst, lassen sich jedoch nicht wie eine Aufgabe, die es zu erledigen gilt, angehen. Sie erfordern ein tieferes Verständnis deiner Psyche, um zur tiefverwurzelten Ursache vorzudringen.

Jeder Mensch hat drei Grundbedürfnisse – Liebe, Sicherheit und Zugehörigkeit –, die sich während unserer Evolution in der Wildnis entwickelten. Das Sicherheitsbedürfnis wird von der grundlegenden Reaktion, anzugreifen oder zu fliehen, und der Selbstregulierung (siehe Kapitel 3) bestimmt. Um dauerhaft abzunehmen, musst du erkennen, dass du in Sicherheit bist und dass deine Bedürfnisse auch in Zukunft befriedigt werden.

Zugehörigkeit ist die nächste Ebene der menschlichen Bedürfnisse. Während unserer Evolution machten Sicherheit und Überleben die Zusammenarbeit innerhalb einer Gruppe oder eines Stammes erforderlich. Ablehnung bedeutete den sicheren Tod. Unser Bedürfnis zur Verbundenheit mit anderen fängt bei der Familie an, in die wir hineingeboren wurden. In der Psychologie wird sie auch das *Familiensystem* genannt.

Eines der Grundprinzipien der Theorie über das Familiensystem ist, dass alle Eltern ihre Kinder lieben und alle Kinder ihre Eltern lieben. Es gibt nichts, was du tun könntest, um mehr oder weniger geliebt zu werden. Selbst wenn deine Eltern diese Liebe nicht zeigen konnten oder dich gar misshandelt oder vernachlässigt haben, haben sie dich trotz allem geliebt. Sie waren nur aufgrund ihrer eigenen Verletzungen und Rollenmodelle in ihrer Fähigkeit eingeschränkt.

Das Familiensystem umfasst ein Erbe, das sich auf zwei Ebenen auf uns auswirkt: auf die Gene und die Meme. Die DNS, die wir von unseren Eltern geerbt haben, bestimmt unseren genetischen Code. Unser memetischer Code besteht aus den Werten und Glaubenssystemen unserer Eltern. Unsere Eltern geben diese Meme innerhalb unserer ersten fünf Lebensjahre an uns weiter; wenn wir bewusst darauf achten, lassen sie sich verändern. Auch wenn sich unser genetischer Code nicht verändern lässt, lehrt uns die neue Wissenschaft der Epigenetik, dass viele genetische Tendenzen sich abhängig von den Umweltfaktoren entweder zeigen oder unterdrückt werden. Da unsere Glaubenssysteme und Werte Teil unserer Ökologie sind, wissen wir, dass sich unsere Gedanken auf den genetischen Ausdruck unserer DNS auswirken. Das bedeutet, dass du die Möglichkeit, schlank zu sein, stärkst, wenn du eine gesunde Ökologie schaffst, selbst wenn du das genetische Potenzial zu Übergewicht hast.

Die Glaubenssysteme unserer Familie bestimmen, welche Überzeugungen über uns und unseren Körper „sicher“ sind. Noch bevor wir sprechen gelernt haben, formen wir schon Überzeugungen, wie die Welt funktioniert. Sie werden zu Strategien, wie wir Liebe, Sicherheit und Zugehörigkeit intakt halten können. Diese Überzeugungen, die so tief sitzen, dass wir sie nicht hinterfragen, werden zur Grundlage unserer Muster. Deine Muster in Bezug auf Essen und Gewicht wurzeln in deinen Überzeugungen.

Wir streben vor allem nach Zugehörigkeit, selbst wenn sie uns nicht guttut, weil wir darauf geeicht sind, Ablehnung zu vermeiden. Während wir noch klein sind, lernen wir natürlich, indem wir die Verhaltensweisen unserer Eltern aufmerksam beobachten und nachmachen. Wenn wir alt genug sind, um unsere Mutter zu fragen, wie sie über ihren Körper denkt, haben wir schon längst ihre Gefühle gedeutet und wahrscheinlich auch übernommen. Wenn deiner Mutter ihre Hüften nicht gefallen, ist die Wahrscheinlichkeit groß, dass du deine Hüften auch nicht magst. Dasselbe gilt für ihre Überzeugungen in Bezug auf Essen, Sinnlichkeit und Freude. Wenn du in irgendeinem Lebensbereich – wie z.B. bei der Gewichtsabnahme – ein Plateau oder ein festsitzendes Muster erreicht hast und es keinen äußeren Grund dafür gibt, warum du es nicht überwinden könntest, ist es wahrscheinlich deshalb, weil du dadurch gegen den memetischen Code deiner Familie verstoßen würdest. Wenn du zum Beispiel gerne einen aktiveren Lebensstil hättest, aber anscheinend keine Zeit dafür hast, könnte es sein, weil du es unbewusst deiner Mutter und ihrer Beziehung – oder mangelhaften Beziehung – zu körperlicher Bewegung recht machen willst.

Jedes Familiensystem hat seine eigenen Vor- und Nachteile, und sich ihrer bewusst zu sein, gibt dir einen riesigen Vorsprung, wenn es darum geht, dein Leid loszuwerden – und dadurch von der Stressreaktion in einen Zustand der Entspannung überzuwechseln. Die Auswirkungen eines jeden Familiensystems reichen meist drei Generationen zurück. Wenn beispielsweise deine Großeltern von Essensrationen lebten, hast du möglicherweise eine intensive Mangelmentalität geerbt. Doch dieselbe Dynamik zwischen den Generationen hat auch positive Eigenschaften. Deine Großmutter wurde womöglich eine gute Gärtnerin, um frisches Gemüse auf den Tisch stellen zu können, was der Grund für deinen grünen Daumen sein könnte. Auch wenn wir unserem Familiensystem nicht entrinnen können, können wir doch von den Erfahrungen unserer Verwandten lernen, um unsere eigene Ökologie zu entwickeln.

Das letzte menschliche Grundbedürfnis ist Liebe. Die Art, wie wir Liebe zeigen, ist mit Zugehörigkeit verknüpft. Eine gesunde Liebe in der Familie entwickelt sich zu Mitgefühl für andere und für uns selbst, doch ungesunde Erfahrungen mit der Familie kann zu Missbrauch, Suchtverhalten und anderen Formen des Leids führen. Diese negativen Eigenschaften werden durch einen Prozess weitergegeben, für den Carl Buchheit, der Gründer von NLP (neurolinguistische Programmierung) Marin, den Begriff „die leidende Pflicht der Liebe" erfand.

Buchheit beschreibt das Mitleiden mit den Eltern als ein nicht funktionierender Versuch, unseren Eltern zu zeigen, dass wir sie lieben. Mitansehen zu müssen, wie ein Elternteil leidet – unabhängig davon, ob es etwas Triviales und Vorübergehendes oder etwas Chronisches ist – ist für ein Kind eine Qual. Da Kinder sich nicht vorstellen können, dass die Ursache des Leids ihrer Eltern etwas anderes als sie selbst sein könnte, betrachten sie sich als die Lösung für die schmerzhaften Probleme der Familie. In der Kindheit tun wir alles, was wir können, um den Schmerz zu beseitigen, doch trotz aller Bemühungen kann ein Kind einem Erwachsenen das Leid nicht nehmen. Wenn wir erkennen, dass wir gescheitert sind, zeigen wir unsere Verbundenheit, indem wir mit unseren Eltern mitleiden und glauben, dass wir so den Schmerz mindern können, weil sie jetzt ja nicht mehr alleine leiden. Doch diese Strategie hat noch nie funktioniert: Mit jemandem zu leiden nimmt ihm nicht den Schmerz.

Wenn dein Leid ein negatives Körperbild und eine ungesunde Beziehung zu Essen und Gewichtszunahme beinhaltet, könnte es sehr wohl sein, dass du gelernt hast, die Liebe zu deiner Familie auf diese Weise zu zeigen. Dein Leiden ist dein Beweis, dass du zu deinen Eltern gehörst und sie liebst – so sehr, dass die Liebe sich nicht länger vom Leid unterscheiden lässt.

Kennst du die nicht funktionierende Art und Weise, wie du „Ich habe dich lieb" zu einem Elternteil sagst? Hier sind ein paar leidende Pflichten der Liebe, die du womöglich wieder erkennst:

- Ich werde wie du ein Opfer sein, damit du dich als Opfer nicht allein fühlst.
- Ich werde meine Sexualität verleugnen, weil du deine verleugnest.
- Ich werde zuerst an alle anderen und zuletzt an mich denken, so wie du es tust.
- Ich werde meinen Teller leer essen, weil du glaubst, Essen auf dem Teller liegen zu lassen ist Verschwendung.
- Ich werde meinen Körper hassen, weil du deinen hasst.

Das Mittel, um eine leidende Pflicht der Liebe zu beenden, ist, die Schönheit dieser irregeleiteten positiven Absicht und die Absurdität der Methode zu erkennen und dann deine Rolle als Lösung der schmerzhaften Probleme deiner Familie aufzugeben. Triff stattdessen Entscheidungen, die auf dem basieren, was jetzt für dich am besten ist, und nicht auf dem, was es dir in der Vergangenheit ermöglicht hat, zu deiner Familie zu gehören. Wenn du dir der leidenden Pflichten, die du auf dich genommen hast, bewusst wirst, wirst du dir auch der unnötigen Bürden bewusst, die du mit dir herumschleppst, die dich unweigerlich herunterziehen und schwerfühlen lassen.

Als meine Klientin Janine mich aufsuchte, hatte sie einen ziemlich bewegungsarmen Lebensstil, ernährte sich ausschließlich von reichhaltigen, ungesunden Lebensmitteln und trank keinen Tropfen Wasser. Als ich ihre Vorgeschichte erforschte, kam eine interessante Tatsache ans Tageslicht. Während Janine aufwuchs, war ihre Mutter eine kluge, ehrgeizige Frau; sie war eine der ersten weiblichen Geschäftsführerinnen in der Musikindustrie. Sie hielt die Macht des Verstands für kostbarer als alles andere, lehnte ihren eigenen Körper ab und hatte kein Interesse an sportlichen Aktivitäten. Als

Janine mit Joggen anfing, kritisierte ihre Mutter sie dafür, indem sie fragte: „Warum verschwendest du deine Zeit auf so was?“ Als Janine und ich ihre innere Ökologie untersuchten, fanden wir heraus, dass sie sich mit ihrer Mutter verbunden fühlte, wenn sie einen bewegungsarmen Lebensstil lebte, Wasser als „zu einfach“ ablehnte und „feinere“ Getränke bevorzugte. Die Beziehung zu ihrer Mutter war nicht immer harmonisch, doch indem Janine die Vorlieben ihrer Mutter nachahmte, fühlte sie eine Verbundenheit zur Mutter. Sobald Janine den Einfluss der leidenden Pflicht der Liebe auf ihre Einstellung hinsichtlich körperlicher Bewegung und Wasser erkannt hatte, konnte sie diese Strategie der Zugehörigkeit aufgeben. Als sich ihre innere Ökologie änderte, machte sie voller Selbstvertrauen Sport, trank Wasser und nahm ab.

Wenn dir klar wird, dass du deine Eltern auch lieben kannst, ohne ihre Bürden, Glaubenssysteme und Einschränkungen übernehmen zu müssen, bist du frei, mit ihnen auf der Grundlage deiner eigenen Werte verbunden zu bleiben. Jedes Mal, wenn du merkst, dass du leidest oder eine unerklärliche Grenze oder Freudeschwelle spürst und deine erste Reaktion ist, dich selbst zu kritisieren, solltest du dich daran erinnern, dass dein Leid dein gutgemeinter Versuch ist, dazuzugehören. Sag dir, statt weiterhin zu leiden – auch in Bezug auf Essen und dein Gewicht: „Ich habe dich lieb, Mutter. Ich habe dich lieb, Vater. Ich weiß, dass ihr sehr leidet. Aber es ist euer Leid. Ich gebe es euch hiermit zurück.“

WERDE EINE FREIE FRAU

Wenn du auf angenehme Weise abnehmen möchtest, dich an einer gesunden Beziehung zum Essen erfreuen willst, deinen Körper lieben und dich wunderbar fühlen willst, obwohl diese Erfahrungen nicht zur Ökologie deiner Familie gehörten, dann musst du lernen, einen anderen Bezug zu deinen Eltern zu bekommen. Ich habe so viele Jahre meines Lebens damit verbracht, mir zu wünschen, dass meine Mutter mich verstehen und anerkennen würde. Was mir nicht klar war, war, dass ich, solange ich danach strebte, von ihr anerkannt zu werden, immer noch eine Jugendliche war, obwohl ich schon längst erwachsen war. Viele meiner Klientinnen kämpfen mit demselben Bedürfnis, die Zustimmung ihrer Mutter für das Leben, das sie sich wünschen, zu bekommen.

Es ist ganz natürlich, dass Kinder und Jugendliche die Zustimmung ihrer Eltern brauchen und wollen. Doch Erwachsensein bedeutet, über die Gedanken und Überzeugungen deiner Eltern hinauszuwachsen. Wenn du ihre Ökologie – das, was sie als „sicher" ansehen – verlässt, kann es sein, dass du dafür ihre Kritik oder Missbilligung erntest. Ihre Reaktion ist ihr instinktiver Versuch, dich vor dem Unbekannten zu beschützen. Vielleicht ist das Schlankwerden durch Lebensfreude ein neues Paradigma, das deine Eltern nicht unterstützen können. Deine Versuche, glücklicher, schlanker oder sexier zu sein, könnten ihnen bedrohlich vorkommen oder fremd sein, aber deute ihre Negativität nicht als Zeichen dafür, dass sie dich nicht lieben. Stattdessen bedeutet sie, dass du dich erfolgreich über das hinaus entwickelst, was sie als Wahrheiten betrachten.

Meine Klientin Paula wurde beispielsweise von einer Mutter erzogen, der das Aussehen unglaublich wichtig war. Sie stellte die Regel auf, nie ohne Make-up aus dem Haus zu gehen. Selbst als Erwachsene hielten sich Paulas ältere Schwestern daran, doch sie wird weiterhin von ihrer Mutter gescholten, weil sie nie Make-up trägt. Wenn ihre Mutter sie sieht, ruft sie immer noch aus: „Wie kannst du nur ohne Make-up herumlaufen?" Die unausgesprochene Überzeugung in der Ökologie ihrer Mutter ist: „Die Frauen in dieser Familie sind nicht schön genug, um sich ohne Make-up zu zeigen." Als Erwachsene versteht Paula, dass die Bemerkungen ihrer Mutter, auch wenn sie verletzend sind, ein Ausdruck ihrer Liebe sind, und überhört sie weise.

So wie eine Eichel, die im Fluss abgetrieben wurde und in einer anderen Mikroökologie als der ihres Mutterbaums keimt, bist du unter den einzigartigen Bedingungen deiner Zeit aufgewachsen, die andere als die in der Kindheit deiner Eltern sind. Du bist die jüngste Evolution deines Stammbaums. Akzeptiere, dass du anders bist. Schau nicht zurück, um zu sehen, wie du sein solltest, sondern sieh nach vorne. Wenn du von deinen Eltern keine Anerkennung bekommst, dann sieh es als ein Zeichen dafür, dass du dich über ihre Weltanschauung hinaus weiterentwickelt hast. Wenn du deine Sehnsucht nach ihrer Anerkennung loslassen kannst, wirst du feststellen, dass du die Grenzen deiner jetzigen Träume überwinden kannst. Jedes

Mal, wenn ich merke, dass ich wieder in das Streben nach der Zustimmung meiner Eltern zurückfalle, benutze ich das folgende Mantra: „Ich liebe mich auch ohne eure Anerkennung." Du kannst dieses Mantra auch in Bezug auf deinen Partner und deine Freunde anwenden.

Sobald mir klar wurde, dass es ganz natürlich ist, die Ökologie meiner Mutter zu verlassen, konnte ich die Enttäuschung über ihre fehlende Anerkennung loslassen. Eine schwere Last fiel von meinen Schultern, und gleichzeitig wurde mein Stoffwechsel von einer Bürde befreit. Auch du kannst die Glaubenssysteme deiner Eltern beiseiteschieben und anfangen, dein eigenes Leben frei zu leben, eine neue Ökologie zu erschaffen und die tolle Frau zu werden, zu der die Natur dich bestimmt hat.

ÜBUNG
LEGE DIE ÜBERZEUGUNGEN DEINER NEUEN ÖKOLOGIE FEST.

Überzeugungen bilden deine Realität und geben der Welt um dich herum ihre Bedeutung. Du musst dir der Überzeugungen deiner Familie bewusst werden und dann entscheiden, welche Überzeugungen dir nützlich sein werden und welche du ablegen kannst. Wenn du Probleme mit Essen und Gewicht hast, ist es wahrscheinlich, dass du Überzeugungen deiner Familie, die dir nicht dienen, mit dir herumschleppst. Welche Überzeugungen und Regeln hat deine Familie in Bezug auf Essen, Gewicht, Freude und Sinnlichkeit?

Um Überzeugungen, von denen du jetzt weißt, dass sie dir nicht dienen, aus deiner Ökologie zu entfernen, musst du neue einführen. Eine nützliche Überzeugung ist zum Beispiel, Hochachtung für das weibliche Prinzip zu haben. Eine andere ist zu glauben, dass du Freude und Spaß als täglichen Nährstoff statt als eine gelegentliche Belohnung verdienst. Eine gesunde Überzeugung ist, dass Essen eine Quelle des Nährens und Heilens ist. Ein Mittel, um diese Überzeugungen zu festigen, ist, Zeit mit anderen zu verbringen, die dieselben Überzeugungen haben.

WIE DU DEINE MUTTER LIEBST, SO LIEBST DU AUCH DICH SELBST

Deine Beziehung zu deiner Mutter prägt deine Beziehung zu deinem Körper. Sie stellt die weibliche Seite von dir dar. Du kommst von ihr, und du bist buchstäblich ein Teil von ihr. Wenn du deine Mutter angreifst, greifst du deine weibliche Seite an, was bedeutet, dass du *dich* angreifst. Wenn du an Verurteilungen, Wut oder Opfergeschichten, die sich gegen deine Mutter richten, festhältst, nimmt dein animalisches Wesen sie als einen persönlichen Angriff gegen sich wahr. Negative Gefühle gegenüber deiner Mutter verursachen außerdem Stress. Wenn du verärgert oder enttäuscht über sie bist, wirst du auf einer bestimmten Ebene diese Gefühle auch dir gegenüber hegen.

Früher lehnte ich viele Eigenschaften meiner Mutter ab, bis mir klar wurde, dass ich alles, was mir an ihr missfiel, in gewisser Weise selbst verkörperte. Da begann ich mit dem Prozess, meine kritischen Urteile über sie loszulassen und sie bedingungslos zu lieben. Sobald ich sie nicht länger verurteilte, konnte ich auch aufhören, diese Eigenschaften an mir selbst zu verurteilen, und ich entwickelte mehr Warmherzigkeit und Mitgefühl für uns beide.

Um deine Beziehung zum Essen und deinem Körper zu heilen, ist es notwendig, dass du deiner Mutter vergibst. Habe Mitgefühl für sie – jetzt und für die Vergangenheit. Schätze sie nicht nur als deine Mutter, sondern auch als eine Verlängerung von Mutter Erde. Nimm ihr den Druck, all deine Träume darüber, wie eine Mutter sein sollte, erfüllen zu müssen. Sieh sie stattdessen als eine Lehrmeisterin, die dir manches durch ihre Beispiele und manches durch ihre Fehler beibrachte. Lass Mutter Erde in all ihren Formen und Manifestationen die große Mutter sein, die dich führt und unterstützt.

Manche Frauen haben ihre Mütter verloren; andere hatten Mütter, die zwar da waren, die jedoch die liebevolle Unterstützung nicht geben konnten, die ihre Töchter gebraucht hätten. Statt nach einer anderen Quelle für diese Form der Liebe zu suchen, ist es an der Zeit, sie dir selbst zu geben. Erforsche die Eigenschaften der Liebe, die in deinem Leben zu fehlen scheint, und bemuttere dich in jeder Hinsicht, in der deine Mutter das nicht tat. Wenn deine Mutter dich nicht gelobt hat, dann lobe dich selbst. Wenn sie dir keine festen Grenzen beigebracht hat, dann tue es selbst. Und wenn du selbst Mutter bist, dann gib auch dir selbst die Liebe, die du für deine Kinder empfindest.

Die Meditationslehrerin Patricial Ellsberg sagt: „Ironischerweise ist die Liebe umso rarer, je mehr Liebe du brauchst. Und je mehr du liebevolle Gefühle dir selbst gegenüber generieren kannst, umso mehr wird die Welt dich lieben." Das Gefühl, sich geliebt zu fühlen, wirkt entspannend und schafft die ideale Ökologie für das Schlankwerden durch Lebensfreude.

VERÄNDERE DEINE ÖKOLOGIE, INDEM DU DEIN SOZIALES UMFELD VERÄNDERST

Motiviert zu bleiben ist eine Herausforderung, die zu erwarten ist, während du danach strebst, abzunehmen. So sehr wir auch vom derzeitigen Punkt, an dem wir gerade stehen, weiterkommen wollen, sind wir doch alle anfällig für die starke Zugkraft des Status quo, die uns beharrlich veranlasst, die Dinge so zu lassen, wie sie sind, statt sie in etwas Neues umzuwandeln.

Die beste Methode, um deine Ökologie zu ändern, ist, dein soziales Umfeld zu verändern. Der Motivationsredner und Autor Jim Rohn hat gesagt, dass wir die durchschnittliche Person der fünf Leute werden, mit denen wir die meiste Zeit verbringen – in Bezug auf Einkommen, Gewicht, Zufriedenheit und so weiter. Im Klartext heißt das: Wenn die Leute in deinem engsten Freundeskreis ihren Körper hassen und der Freude misstrauisch gegenüberstehen, dann tust du das auch.

TIPP

Organisiere einen Kaffeeklatsch bei dir zuhause oder ein Picknick im Park. Erweitere deinen Freundeskreis, indem du Freunde oder Bekannte einlädst, die Freude und Spaß positiv sehen, und bitte sie, noch jemanden mitzubringen, der genauso denkt. Freue dich darüber, neue Leute kennen zu lernen.

Ich wuchs in einer Familie auf, die ihr Essen schnell herunterschlingt, und als ich mich dazu trainierte, langsam zu essen, achtete ich darauf, mit Freunden zu essen, die ihre Mahlzeiten langsam zu sich nehmen. Ich beschloss, zu den Menschen „dazuzugehören“, die an den Vorteil des langsamen Essens glauben, damit ihr Verhalten auf mich abfärben würde. Diese Strategie ist wegen der Spiegelneuronen – Gehirnzellen, die die Gefühle, Handlungen und Wahrnehmungen anderer nachahmen – sehr wirksam. Shawn Achor, der Autor von *The Happiness Advantage*, weist darauf hin, dass Spiegelneuronen die Erklärung dafür sind, dass wir alle Emotionen, ob positiv oder negativ, aufnehmen. „Wie beim Passivrauchen kann der Fluss der Emotionen aus einem unschuldigen Zuschauer ein Opfer des vergifteten seelischen Zustands eines anderen machen. Wenn wir nervös sind oder eine deutlich negative Einstellung haben, werden diese Gefühle in jede zwischenmenschliche Handlung mit einfließen, ob uns das gefällt oder nicht.“

Der schnellste Weg, um Einstellungen und Verhaltensweisen zu übernehmen, die dich dazu bringen, mit Freuden abzunehmen, ist, Teil einer Gemeinschaft von Frauen zu werden, die die Grundsätze des Schlankwerdens durch Lebensfreude schon leben. Das bedeutet, dass du an die Orte gehen musst, an die sie gehen. Tu dich mit Frauen zusammen, die ihr Leben genießen, körperlich aktiv sind, sich gesund ernähren, ihre Sinnlichkeit leben, ihr erotisches Wesen genießen und ihre Weiblichkeit von ganzem Herzen honorieren. Wenn in deinem derzeitigen Freundes- und Bekanntenkreis keine solche Frauen zu finden sind, dann investiere deine Zeit in die Art von Workshops, Kursen und Veranstaltungen, wo du sie kennen lernen kannst, um solche Freundschaften zu formen.

GENUSSVOLLE ESSPRAKTIK 6
LERNE, DIE KUNST DES KAUENS ZU BEHERRSCHEN.

Das sorgfältige Kauen deines Essens hat etwas sehr Entspannendes und lässt dich außerdem das gesamte Spektrum der Geschmacksnuancen und Aromen, aus denen die Mahlzeit besteht, genießen. Wie ich festgestellt habe, verbessert sorgfältiges Kauen den Geschmack des Essens und erhöht den Genuss eines jeden Bissens. Das trifft insbesondere auf Vollkorngetreide und Körner sowie Gemüse zu; beides wird umso süßer, je mehr es im Mund zerkleinert wird.

Kauen verursacht die Freisetzung von Enzymen, die deinen Körper mehr Nährstoffe aus dem Essen aufnehmen lassen; außerdem verhindern sie die Bildung von Gasen und Blähungen und bewirken eine effizientere Verdauung. Wenn du deine Mahlzeit sorgfältiger kaust, stellst du vielleicht fest, dass dein Körper sich nach dem Essen herrlich leicht anfühlt. Auch wirst du den Punkt, an dem du ein bestimmtes Essen nicht länger genießen kannst, deutlicher spüren, weil du mehr bei der Sache bist.

Halte die folgenden Schritte ein, um die Kunst des Kauens zu meistern. Stecke dir zuerst einen Bissen in den Mund. Lege dann das Besteck zurück auf den Teller. Fange an zu kauen und atme dabei weiterhin tief durch. Schließe die Augen halb oder ganz, oder richte den Blick auf deine Mahlzeit oder etwas anderes in deinem Umfeld, das auf dich entspannend wirkt. Mache während des Essens kleine Pausen, um das gesamte Esserlebnis zu verlangsamen. Horche vor jedem Bissen auf dein animalisches Wesen, um dich zu vergewissern, dass du immer noch Hunger hast. Genieße beim Kauen alle Geschmacksnuancen und Texturen. Lasse dich durch das Kauen entspannen und mit deinem animalischen Instinkt verbinden.

„Meine Liebe, ich stelle mich nie auf die Waage,
weil die Waage „sexy" nicht misst."

BELLA DOLCE

7

BEVOR SEXY FÜR DICH UNGEFÄHRLICH WIRD, WIRST DU NIE SCHLANK

Gewicht und Sexualität sind untrennbar miteinander verknüpft. Immer, wenn ich eine Frau frage, warum sie abnehmen will, lautet eine ihrer Antworten unweigerlich, weil sie sich sexy fühlen möchte. Das ist der absolut natürliche Wunsch jeder Frau. Fraglos will ihr animalisches Wesen sich so fühlen: sinnlich und sexuell. Doch wenn ich ein bisschen tiefer schürfe, entdecke ich noch eine weitere Schicht in der weiblichen Psyche, die massive Vorbehalte und Ängste davor hat, sexy zu sein.

So sehr eine Frau ihr sexuelles Wesen auch annehmen will, so sehr fürchtet sie sich womöglich auch vor den negativen Auswirkungen unserer Kultur, die damit einhergehen, wenn sie ihr sexuelles Wesen als Frau ohne Einschränkungen auslebt. Ein sehr häufiges Muster, das ich beobachtet habe, ist die Diskrepanz zwischen dem, was Frauen über ihre Wünsche, sexy zu sein, äußern, und dem Maß an sexueller Energie, das sie tatsächlich bereit sind zu erleben.

In meinen Workshops breche ich bei diesem Thema das Eis, indem ich frage: „Welches einzelne Wort fällt euch ein, wenn ihr an eine sexy Frau denkt?“ Ich kann die vielen Antworten kaum notieren, so schnell prasseln sie auf mich ein: oberflächlich, zickig, unsicher, einschüchternd, selbstsüchtig, manipulierend, konkurrierend, spannt die Männer aus, zerstört Familien, nicht authentisch, unprofessionell, unverdienter Erfolg, eitel, bedrohlich, doof, nichts im Kopf, dumme Tussi und das verächtlichste Wort von allen: Nutte. Als Nächstes bekomme ich die Verurteilungen und Ängste zu hören: Eine sexy Frau ist keine echte Freundin, kein ernstzunehmender Mensch, nicht intelligent, ist nur damit beschäftigt, den Männern zu gefallen, benutzt ihren Körper, um sich Vorteile zu erschleichen, verrät ihre Freundinnen für einen Typ. All das kommt von denselben Frauen, die mir erst vor ein paar Minuten gesagt haben, dass sie sexy sein wollen!

Frauen verinnerlichen eine widersprüchliche Botschaft über sich: Frauen sollen zwar sexy sein, aber auf mich trifft das nicht zu. Auf der einen Seite wird uns gesagt, dass wir um jeden Preis nach Schönheit und Sex-Appeal streben sollen – auf der anderen Seite wird uns gesagt, dass wir einen Preis zahlen müssen, wenn wir zu sexy aussehen:

- Wenn du zu gut aussiehst, könnten die Leute deine Intelligenz übersehen.
- Wenn du zu attraktiv bist, werden andere Frauen neidisch auf dich.
- Wenn du eine zu heiße Braut bist, wirst du nicht ernst genommen.
- Wenn du zu selbstsicher bist, wird man dich für eine Zicke halten.
- Wenn du zu sexy bist, bittest du förmlich darum, angebaggert oder vergewaltigt zu werden.

Selbst wenn du erfolgreich eine Diät einhältst und regelmäßig Sport treibst, wirst du eine chronische Stressreaktion mit verringerter Energie auslösen (die dich dazu bringen wird, wieder zuzunehmen), wenn die Vorstellung, als sexy angesehen zu werden, dir Stress bereitet. Bevor du dich als sexuelles Wesen – das in einer mitunter unsicheren Welt auf sich selbst aufpassen kann, das geliebt und respektiert wird und das Spaß haben kann – annehmen kannst, wird dein intelligentes animalisches Wesen dafür sorgen, dass du vor den befürchteten Gefahren durch Gewichtszunahme geschützt wirst.

Zuzunehmen und kräftiger zu werden kann ein Mittel sein, um sexuelle Aufmerksamkeit zu vermeiden. Wenn du ein bisschen zunimmst, vermeidest du sie ein wenig; wenn du viel zunimmst, vermeidest du vermutlich jegliche sexuelle Aufmerksamkeit.

Die meisten Schlankheitsmethoden befassen sich nicht mit diesem Thema, was ein weiterer Grund ist, warum sie bei dir nicht funktionieren. Wenn du auf die weibliche, angenehme Weise abnimmst, indem du dich besser auf die Bedürfnisse deines animalischen Wesens einstellst, wirst du sexuell anziehender, noch bevor du das erste Pfund verloren hast. Außerdem lernst du, mit deiner stärkeren sexuellen Anziehungskraft und auch all den negativen Projektionen, die damit verbunden sind, umzugehen.

Das nächste Geheimnis des Schlankwerdens durch Lebensfreude ist daher, zu lernen, wie du mit der Hitze deiner Sexualität und die Aufmerksamkeit, die sie erregt, umgehen kannst, damit du dich entspannen und das Bedürfnis nach dem Schutz des vermehrten Körpergewichts loslassen kannst. Je positiver und ganzheitlicher deine Einstellung zur Sexualität frei von Schuld- oder Schamgefühlen wird – ein Wandel, den ich als „sex-positiv werden" bezeichne –, umso erfolgreicher wirst du abnehmen und deine Beziehung zum Essen heilen. Wenn du dann willkommene sexuelle Aufmerksamkeit erlebst, bist du offen dafür, sie anzunehmen.

ÜBUNG
DEFINIERE „SEXY" NEU.

Wie lauteten deine negativen Urteile über sexy Frauen bisher? Vielleicht hast du eine ausführliche und längst gefasste Meinung darüber, wofür dieser Frauentyp steht. Was macht dir persönlich an der Vorstellung, sexy zu sein, Angst? Denke darüber nach, welche Möglichkeiten du hättest, wenn du dich über die Projektionen der Gesellschaft erheben könntest und eine neue innere und äußere Ökologie der Gefühle und des Sexy-Aussehens erschaffen könntest. Lass das Gefühl, sexy zu sein, dein Schlankwerden durch Lebensfreude beschleunigen.

ÜBERWINDE DIE ALTE ÖKOLOGIE UND DIE WIDERSTÄNDE GEGEN DIE VORSTELLUNG, DASS SEXY UNGEFÄHRLICH IST

Da dein Unbewusstes dir nie erlauben wird, das zu werden, wovor du Angst hast, wollen wir damit anfangen, deine bestehende Ökologie der Sexualität – einschließlich deiner Überzeugungen darüber, was es heißt, sexy zu sein – unter die Lupe zu nehmen. Selbst wenn du in einer liberalen Familie aufgewachsen bist und nicht den Eindruck hast, dass sexuelle Scham dir aufgezwungen wurde, solltest du dir bewusst sein, dass die verurteilenden Überzeugungen sich so vollständig durch unsere Kultur hindurchziehen, dass keine Frau vermeiden kann, von ihnen beeinträchtigt zu werden. Auch wenn Frauen in diesem Widerspruch zwischen dem Wunsch, sexy zu sein, und dem Bedürfnis, dies gleichzeitig zu vermeiden, gefangen sind, sind sich die meisten von ihnen nicht bewusst, dass dieser innere Konflikt ihre Bemühungen, abzunehmen, sabotiert. Diese Stress fördernde Spaltung zwängt dein unschuldiges, sensibles und sexuelles animalisches Wesen in eine Zwickmühle, die Gewichtszunahme fördert.

Frauen erleben häufig vier Haupteinwände, wenn sie sexy als sicher umdefinieren wollen, und es gibt vier Mantras, die ich als Gegengewicht zu jedem dieser Einwände lehre. Möglicherweise hast du einen, zwei, drei oder alle diese Einwände verinnerlicht. Sobald du weißt, wie sie sich in deiner inneren Ökologie auflösen lassen, kannst du die Erfahrung machen, dass es sicher ist, sexy zu sein. Die folgenden Mantras geben dir eine praktische Grundlage dafür, wie du das Sexysein ungefährlich machen kannst. Mit der Zeit wird sie gestärkt werden. Diese tiefgründige Heilarbeit wird in meinen Freudecamps häufig erforscht.

Der erste Einwand ist immer eine innere Stimme, die fragt: „Wieso sollte ausgerechnet ich sexy sein?“ Wenn du aus einem Familiensystem kommst, in dem deine Mutter sexuell unterdrückt oder unbefriedigt war, lebst du womöglich unbewusst eine leidende Pflicht deiner Mutter gegenüber aus: „Mama, ich werde sexuell unbefriedigt sein, damit du nicht alleine sexuell unbefriedigt zu sein brauchst.“ Jede Frau verdient nicht nur, ihre weibliche Sexualität auszuleben, sondern muss es sogar, um ihr Potenzial im Leben zu maximieren. Eine Methode, um die Stimme im Kopf, die Nein sagt, verstummen zu lassen, ist die Anwendung dieses Mantras: „Ich bin ein sexuelles Wesen, und mein Sexysein ist heilig."

Der zweite Einwand zu deinem eigenen Sexysein könnte die Befürchtung sein, was andere Frauen denken werden. Was wird deine Freundin/Schwester/Kollegin von dir halten, wenn du dein inneres Licht anmachst? Wird sie dich als eine unersättliche Frau, die willentlich die Beziehungen anderer zerstört, verurteilen? Das Mantra gegen die Angst, dass Frauen, deren Meinung dir wichtig sind, eifersüchtig oder missbilligend sein werden, lautet: „Ich bin ein Spiegel deines natürlichen Sexyseins, also lass uns dies gemeinsam verkörpern."

Der dritte Einwand wird durch die Unsicherheit einer Frau hinsichtlich der Aufmerksamkeit, die sie von den Menschen, die sie anziehen, und denen, die sie anzieht, bekommen wird, verursacht. Auch wenn sie sich die Aufmerksamkeit wünscht, befürchtet sie, dass sie damit nicht umgehen kann. Wenn du diese Angst teilst, kannst du mit dem folgenden Mantra diesem Einwand entgegenwirken: „Ich bin bereit, deine Verehrung anzunehmen. Ich wurde geboren, um von dir begehrt zu werden."

Der letzte Einwand kommt von der Sorge, wie du mit den Männern oder Frauen, die dich anziehend finden, die du jedoch nicht attraktiv findest, umgehen sollst. Wie kannst du Nein zu ihnen sagen? Dafür wirst du eine intime Abwehr verwenden, über die du später noch mehr erfährst. Das Mantra für diesen Einwand ist: „Ich weiß deine Verehrung des Weiblichen zu schätzen; hier ist meine intime Abwehr."

ÜBUNG
INS RAMPENLICHT TRETEN.

Viele Frauen versuchen bewusst, ihre Schönheit, ihr Strahlen und ihren Sex-Appeal zu verstecken und unter den Scheffel zu stellen. Sie haben Angst vor dem, was andere über sie denken könnten, und fürchten sich vor den Chancen und Veränderungen, die Sexysein mit sich bringt. Auf welche Weise versteckst du deinen Sex-Appeal? In welcher Hinsicht wäre dein Leben anders, wenn du dich äußerlich so sexy zeigen würdest, wie du sein könntest?

WAS DICH ANMACHT, MACHT AUCH DEINEN STOFFWECHSEL AN

Wenn du dich deiner Sexualität schämst, kann dies die eine Ursache einer chronischen Stressreaktion sein, die dich in einem Teufelskreis der Gewichtszunahme gefangen hält. Das Gegenteil trifft genauso zu. Wenn du angetörnt bist, ist auch dein Stoffwechsel angetörnt. Und auch wenn der Begriff „antörnen" meistens zur Beschreibung sexueller Erregung verwendet wird, spreche ich davon, was auch immer dich im weitesten Sinne zum Leuchten bringt und deine Leidenschaft entflammt. Wir können auch vom Essen, unserer beruflichen Karriere, einem Rosenbusch, einem Sonnenuntergang und unzähligen anderen Dingen, die uns wirklich etwas bedeuten, angetörnt werden. Wenn wir – von was auch immer – angetörnt werden, werden wir offen und entspannt, was natürlich die Entspannungsreaktion auslöst, die den Gewichtsverlust beschleunigt.

Einer der größten Mythen über die weibliche Sexualität – der verhindert, dass wir die vielen Vorteile, die mit dem Angetörntsein einhergehen, maximieren – ist, dass wir uns nur in bestimmten „erlaubten" Situationen sexuell angemacht fühlen sollten. Beispielsweise wurden wir dazu gebracht, zu glauben, dass der richtige Zeitpunkt für sexuelle Gefühle während eines romantischen Dates oder im Schlafzimmer mit unserem Partner sei. In den meisten anderen Situationen sind sie fehl am Platz oder unangemessen, wie uns gesagt wurde. Doch diese Einschränkungen sind weit gefehlt. „Unser Körper ist so gebaut, dass er andauernd angetörnt wird und ein Maß an sexueller Erregung ständig durch ihn hindurchströmt", sagt Layla Martin, die Expertin für weibliche Sexualität. „Es ist eine Art Leidenschaft, die du spüren kannst, während du die Straße entlanggehst, Kaffee im Café bestellst oder an deinem Schreibtisch im Internet surfst. Dieses Level an Angetörntsein gehört so grundsätzlich zu deinem weiblichen Körper, dass es einer der gesündesten biologischen Zustände ist, in denen du dich befinden kannst."

Wenn du den Fluss deines Angetörntseins unterbrichst, spürt dein animalisches Wesen, dass etwas Wichtiges fehlt. Dann wird es traurig und leer, und seine natürliche Reaktion ist, etwas anderes zu suchen, das die Leere ausfüllt. Und was wäre ein besserer Ersatz als die Nummer eins der gesellschaftlich anerkannten Quellen der Freude für Frauen – Essen! Wenn du dich immer wieder fragst, warum du ein ständiges nagendes Hungergefühl im Bauch spürst, das keine noch so große Menge an Essen stillen kannst, könnte der Grund dafür sein, dass du auf einer tieferen Ebene nach der Erlaubnis hungerst, dich immer vom Leben sexuell angetörnt und erregt zu fühlen. Der Ruf der Keksdose und die Gewichtszunahme, die damit einhergeht, könnte das Mittel deines animalischen Wesens sein, mit dem es dir sagen will, dass du das versäumst, was Layla Martin als „den ständigen, täglichen Fluss sexueller Energie im Körper“ beschreibt.

In einem der vorherigen Kapitel habe ich dich dazu ermutigt, den Kampf gegen dein Gewicht als einen Engel anzusehen, der dich dazu bringt, tiefer schürfende Wahrheiten über dich herauszufinden. Was wäre, wenn deine Gewichtszunahme nicht das Signal ist, dass du den Wunsch, dich sexy zu fühlen, aufgeben musst, sondern vielmehr, dass du dir das Gefühl, sexy zu sein, zur Priorität machen musst? Die Überwindung des Stigmas, mit dem eine sexy Frau behaftet ist, bedarf einer frischen Sichtweise darauf, worum es bei Sex und Sexualität eigentlich geht. Das bedeutet, dass du die Überzeugungen der generellen Gesellschaft hinterfragen und deine eigene selbstdefinierte, selbstbewusste Bedeutung dessen, was es heißt, sexy zu sein, anerkennst. Unsere Kultur verstärkt die Vorstellung, dass eine Frau noch nicht einmal das Recht hat, sich sexy zu fühlen, wenn sie nicht in eine enge, von der Gesellschaft vorgeschriebene Definition hineinpasst.

Beispielsweise sagte der Evolutionspsychologe Geoffrey Miller mir: „Ich habe genug Marktrecherchenberatung gemacht, um zu wissen, dass es nicht nur eine Verschwörungstheorie ist, zu sagen, dass die Werbebranche absichtlich versucht, Frauen das Gefühl zu vermitteln, sie seien nicht sexy genug, um ihre Produkte als Heilmittel anbieten zu können. Konsum ist von dem Gefühl der sexuellen Unzulänglichkeit abhängig. Außerdem gibt es keine gegensteuernden Kräfte. Generell gibt es keine großen Unternehmen oder politischen Interessen, die wirklich wollen, dass Frauen in ihren sexuellen Wünschen, ihrem sexuellen Wesen oder ihren Beziehungen befriedigt werden – denn wenn Frauen tollen Sex erleben, wann immer sie wollen und mit wem auch immer, den sie verführen können, welche Wünsche im Leben würden dann noch offen bleiben? Die Weltanschauung der Werbeleute ist, dass Konsumenten das meiste dessen, was wir kaufen, nicht mehr kaufen würden, wenn jeder ein starkes sexuelles Selbstbewusstsein und ein gesundes Selbstbild hätte. Und damit haben sie Recht."

Doch selbst wenn Frauen ihr Verlangen, ihr sexuelles Wesen zum Ausdruck bringen zu können, akzeptieren, glauben viele dennoch, dass sie zuerst abnehmen müssten. Und da das Gefühl, nicht sexy zu sein, ein Stressfaktor ist, der – wie du jetzt weißt – das Abnehmen erschwert, ist dies ein Teufelskreis, der dich davon abhalten kann, dich jemals sexy zu fühlen und die Extrapfunde zu verlieren, wenn du diese Endlosschleife nicht umdrehst. Dein animalisches Wesen ist eine sexuelle Kreatur, die sich sexy und begehrt fühlen soll, und wenn dein bewusster Verstand seine Bedürfnisse nicht respektiert, wird sich dieser Verlust als Stressursache zeigen.

Beim Schlankwerden durch Lebensfreude entledigen wir uns der Botschaften der Außenwelt, die uns sagen, wir müssten warten, bis wir abgenommen haben, bevor wir uns sexy fühlen könnten. Das Geheimnis ist einfach: Sobald dir klar wird, wie attraktiv du bist, und du deine sexuelle Energie effektiv nutzt (statt sie zu verstecken, unter den Scheffel zu stellen oder zu neutralisieren), wird es viel leichter, im Leben das zu bekommen, was du willst. Stell dir vor, du könntest morgens aus dem Bett springen und dich wirklich sinnlich, sexy und sicher fühlen. Wenn du diese Gefühle den ganzen Tag aufrechterhalten könntest, würde dich das in einen stabilen Zustand der Entspannung versetzen – die erwünschten Stoffwechselbedingungen, die für das Schlankwerden durch Lebensfreude perfekt sind. Stell dir vor, wie viel selbstbewusster und begeisterter du dich dann in jeder Situation deines Alltags fühlen würdest!

Meine Definition von sexy ist, mit deinem ursprünglichen sexuellen Wesen verbunden zu sein und es zu genießen. Das entspricht nicht dem Bild, wie Sexysein laut Frauen- oder Männerzeitschriften auszusehen hat. Es hat keine nichtauthentischen Untertöne; es bringt zum Ausdruck, wer du tatsächlich bist. Die Medienklischees, die Sexysein entweder auf einen Pornostar oder eine knabenhafte Sechzehnjährige reduzieren, sind zwar weit verbreitet, doch sie sind die geringste Darstellung dessen, was Sexysein alles beinhaltet. Wenn du deinen Sexappeal nach diesen Standards beurteilst, bist du dazu verdammt, sie nicht zu erreichen und weiterhin im Stresszustand zu leben. Das Geheimnis ist, anzufangen, dich jetzt in diesem Augenblick als eine sexy Frau zu erleben. Selbst wenn du glaubst, dein Po wäre zu dick, dein Bauch zu rund und deine Brüste zu klein oder deine Oberschenkel zu kräftig, bist du sexy, wenn du mit dem sexuellen Puls, der dich und alles Leben animiert, verbunden bist.

GENUSSVOLLE ESSPRAKTIK 7
ISS LANGSAM UND SINNLICH.

Langsames Essen fördert Sinnlichkeit und Präsenz. Wenn du langsam isst, erlebst du beim Essen mehr sinnlichen Genuss, und da du das Essen mehr genießt, bist du schneller satt und bereit, die Gabel wegzulegen, ohne Selbstdisziplin anzuwenden.

Unsere westliche Kultur und Ökologie ist zwar von Schnelligkeit besessen, aber dein animalisches Wesen muss langsam essen, um mit Freude schlank werden zu können. Deine Geschwindigkeit beim Essen zu verlangsamen gehört zu den wichtigsten Heilfaktoren für emotionales Essen. Wenn du emotional isst, achtest du nicht auf den Geschmack oder die Menge dessen, was du verzehrst. Langsames Essen unterstützt dein animalisches Wesen darin, dich wissen zu lassen, wenn es genug gegessen hat – Hinweise, die du ansonsten verpasst, wenn du nur wenig oder schnell isst. Deine Mahlzeit kann eine kostbare Gelegenheit sein, mit deinem animalischen Wesen Zeit zu verbringen, statt etwas, was du schnell hinter dich bringen musst.

Schnelles Essen ist per se ein Stressfaktor: Es ist für den Körper stressig, Nahrung so schnell verdauen zu müssen. Wie schon erwähnt, sagt dein animalisches Wesen, wenn du dein Essen zu schnell herunterschlingst: „Ich habe nichts geschmeckt, nichts gesehen, nichts gerochen und nichts erlebt“, und dein Gehirn denkt: „Ich muss wohl noch hungrig sein“, was dich dazu bringt, noch mehr zu essen. Wenn du langsamer isst, beschleunigt sich dein Stoffwechsel. Dein animalisches Wesen kann das Esserlebnis mehr genießen und reagiert darauf mit einer stärkeren Reaktion des Stoffwechselsystems auf die Mahlzeit, was wiederum die Kalorienverbrennung effizienter macht.

Da langsames Essen dir hilft, weniger zu verzehren, ohne dir in irgendeiner Weise das Gefühl zu geben, als hättest du nicht genug zu essen bekommen, ist es eines der Geheimnisse des Schlankwerdens durch Lebensfreude. Prüfe bei jedem Bissen, ob dein animalisches Wesen noch Hunger hat.

DU BIST SCHON SEXY

Einer der ganz natürlichen Gründe, weshalb wir uns sexy fühlen wollen, ist, weil wir sexuelle Aufmerksamkeit erregen möchten. Wenn du glaubst, dünn sein zu müssen, um ein Objekt sexueller Begierde zu sein, hast du ein verzerrtes Bild über das, was Männer wirklich anzieht. Der Evolutionspsychologe Geoffrey Miller erklärt hierzu: „Es gibt viele Beweise, die zeigen, dass Männer es mögen, wenn Frauen ein bisschen molliger sind und mehr Muskeln haben, als Frauen glauben. Die Anziehungskraft dieser Eigenschaften auf Männer beruht auf einem evolutionären Instinkt, sich eine kräftige, fruchtbare Frau auszusuchen, die Kinder mit einem größeren Gehirn gebären kann, Nahrung effektiver sammeln kann und generell kompetent und gesund ist. Und man sollte nicht vergessen, dass die meisten Männer die meisten Frauen zumindest zu einem gewissen Grad sexuell attraktiv finden. Wenn ein Mann also heute eine Frau ansieht, findet er sie wahrscheinlich anziehender, als sie glaubt, selbst wenn sie nach ihren eigenen Normen – oder denen der Medien – ‚übergewichtig' ist." Die Beziehungsexpertin Michaela Boehm erinnert uns daran, dass „sich in Wahrheit ein nackter Körper an einem anderen nackten Körper immer gut anfühlt. Frauen müssen begreifen, dass eine nackte Frau für die meisten Männer eine schöne Frau ist."

Obwohl wir darauf konditioniert sind zu glauben, Sex sei schlecht, ist Sex aus evolutionärer Sicht unser *raison d'être*. Ich möchte, dass du im Wissen, dass jeder Aspekt deines Körpers durch die Evolution verfeinert wurde, um dich sexuell anziehend zu machen, selbstbewusst wirst. Du stammst von einer ungebrochenen Blutlinie höchst erfolgreicher, sich paarender Wesen. Dein ganzer Körper ist sinnlich; jeder Teil von ihm ist dazu bestimmt, Lust zu empfinden. Frauen haben Brüste, einen runden Po und Hüftfett, weil Männer und Frauen diese Merkmale seit Tausenden von Generationen anziehend finden.

Ein weiteres Element, um sich sexy zu fühlen, ist die Kultivierung einer weiblichen Ästhetik. Seit mindestens hunderttausend Jahren verschönern sich Frauen mit Farbpigmenten, und seit mindestens vierzigtausend Jahren schmücken sich Frauen mit Schmuck. Wenn du dich herausputzen willst, solltest du also nicht vergessen, dass du dadurch nicht nur den Normen der heutigen Modeindustrie entsprichst, sondern auch zu einem authentischen evolutionären Mittel greifst, das Frauen schon lange, bevor es Schönheitsmagazine gab, freudig genutzt haben, um ihren Sexappeal noch zu verstärken.

Manche der sexuell attraktivsten Frauen, die ich gesehen habe, sind nicht schlank und rank, aber sie haben eine anmutige und selbstbewusste Haltung. Es ist nicht nur dein Körper, der deinen Sexappeal ausmacht. Dein Humor, deine Sprachfähigkeiten, dein Selbstvertrauen, deine mitmenschlichen Fähigkeiten, dein Erfolg, dein Geschmack, dein Stil, dein Charme und deine Anmut sind alles sexy Eigenschaften, die du unabhängig vom Körpergewicht haben kannst. Der Sexexperte Alex Allman sagt: „Während meiner Studie, für die ich Tausende von Männern befragte, was sie sich beim Sex von einer Frau wünschen, wurde immer wieder die Frau genannt, die eine positive und selbstbewusste Beziehung zu ihrem eigenen Körper und ihrer Sexualität hat. In einer Kultur, die so gestrickt ist, dass Frauen wegen ihres Körpers verunsichert sind, ist es nicht überraschend, dass Männer diese Erfahrung extrem selten zu machen scheinen."

ÜBUNG
DEFINIERE, WAS FÜR DICH SEXY IST.

Selbst wenn deine innere Ökologie der Gedanken, Überzeugungen und Werte darauf getrimmt ist, Sex zu misstrauen, kennt dein animalisches Wesen die tiefere Wahrheit. Deine Vorstellungen darüber, sexy zu werden, müssen mit der, die du auf jeder Ebene bist – geistig, psychisch, körperlich und spirituell – ohne jeglichen Widerspruch übereinstimmen, damit du sie vollständig erreichen kannst. Du musst all diese Aspekte deiner Ökologie näher untersuchen, um herauszufinden, zu welchen neuen Überzeugungen du gelangen musst, um dein gesamtes Leben in Einklang zu bringen.

Definiere, was dich sexy fühlen lässt. Vervollständige den Satz „Ich fühle mich sexy, wenn…“ mit allen Möglichkeiten, die dir einfallen. Bei welchen Menschen und in welchen Umgebungen fühlst du dich eher sexy? In welcher Kleidung fühlst du dich sexy? Welche Stimmungen, welche Musik, welche Einstellung lässt dich sexy fühlen? Was bedeutet es dir, sexy zu sein? Erschaffe eine Definition von „sexy“, die du in diesem Augenblick verkörpern kannst.

DEIN URSPRÜNGLICHER HUNGER

Unsere Gelüste nach Nahrung und Sex sind zwei ursprüngliche Arten von Hunger, die in einem unleugbaren Bezug zueinander stehen: Beides sind Kräfte, die sich unserer bewussten Kontrolle entziehen und die wir anerkennen und verstehen müssen. Dein animalisches Wesen weiß schon, dass es ganz natürlich ist, Appetit zu haben – sei es auf Essen oder Sex oder sonst etwas. Doch Frauen haben oft vor ihrem Hunger nach Essen und Sex Angst. In Wahrheit werden wir mit Hunger und Gelüsten geboren. Es ist daher wichtig, damit Frieden zu schließen, damit wir jegliche Scham und Schuldgefühle, die wir möglicherweise über unsere Gelüste haben, ablegen können.

Wenn du mit endlosen Essensgelüsten und dem Ausmaß deines Appetits zu kämpfen hast, könnten das Symptome einer sexuellen Unzufriedenheit sein. Sexuelle Befriedigung ist eine Bedingung für ein gesundes Leben und ein glückliches animalisches Wesen. Die mechanischen Bewegungen des Geschlechtsverkehrs reichen nicht aus. Du musst ganz bei der Sache sein, um deine Befriedigung zu maximieren. Das nächste Mal, wenn du gereizt und schlechtgelaunt bist und die Neigung verspürst, zu essen, um dich besser zu fühlen, könnte ein explosiver Orgasmus genau das sein, was du brauchst!

Orgasmen sind ein biologisches Muss. Sie stimulieren das Gehirn auf eine ganz bestimmte Weise und lösen eine Reihe von biochemischen Reaktionen aus; eine der bedeutendsten Reaktionen ist die Produktion von Dopamin. Das ist der Grund, weshalb du bei einem Orgasmus den Belohnungsschaltkreis deines Gehirns neu verlegen und dadurch die zwanghafte Suche nach

Zucker durch etwas ersetzen kannst, das deinem animalischen Wesen viel besser tut – und viel mehr Spaß macht.

„Dopamin ist der ultimative feminine chemische Stoff im weiblichen Gehirn", schreibt Naomi Wolf in *Vagina: Eine Geschichte der Weiblichkeit*. „Wenn das Dopaminsystem einer Frau optimal aktiviert wird – wie bei der Vorfreude auf tollen Sex, ein Effekt, der noch verstärkt wird, wenn die Frau weiß, was sie antörnt, und sich erlaubt, daran zu denken und es sich zu holen – stärkt das ihre Konzentration und Motivationsebenen; gleichzeitig gibt ihr die Zielsetzung Energie. All diese Effekte haben mit der Aktivierung des Dopaminsystems zu tun. Man kann sagen, dass du, wenn du dein Dopaminsystem beim Streben nach tollem Sex aktivierst, diese höheren Energiekapazitäten auch für andere Lebensbereiche und andere Aufgaben nutzen kannst."

Während niedrige Dopaminlevels einer schwachen Libido und einem niedrigen Energielevel entsprechen, ermöglicht ein starker Dopaminlevel durch Orgasmen – potenziell auch multiple Orgasmen – es einer Frau, selbstbewusster, kreativer und geselliger zu sein. Es erhöht unser Gefühl der Unabhängigkeit und den Impuls, auf der stabilen Grundlage von Selbstliebe nach Freiheit zu streben. Ein optimaler Dopaminlevel ermöglicht es einer Frau, eine entschlossene Anführerin zu sein, da sie dadurch möglicherweise mehr Durchsetzungsvermögen hat, ihre eigene Meinung äußern und klare Grenzen setzen kann. „Toller Sex erschwert es, eine Frau herumzuschubsen", schreibt Naomi Wolf. „Wenn eine Frau einen optimalen Dopaminlevel hat, ist es schwierig, sie entgegen ihrer Interessen zu lenken. Es ist schwer, sie zur Selbstzerstörung zu bringen, zu manipulieren und zu kontrollieren." Dies trifft auf Frauen mit starken Orgasmen umso mehr zu. Wenn die Gehirnchemie durch Orgasmen ausgeglichen wird, verursacht dies auch ein ruhiges Gefühl des Wohlbefindens und der Befriedigung, was das Leben lebenswerter macht.

Das Geheimnis des Schlankwerdens durch Lebensfreude ist, Freude und Spaß immer an erste Stelle zu setzen – und nicht zu warten, bis du abgenommen hast. Daher musst du dir sexuelle Lust im Leben zur Priorität machen. Gut, wenn dein Sexleben schon rockt! Dann erweitere deinen Horizont umso mehr. Und wenn es nicht rockt, ist jetzt der richtige Zeitpunkt, die wichtige Bedeutung sexueller Freude zu erkennen. Fehlender Sex ist wie ein wichtiger Nährstoff, der in deiner Ernährung fehlt – tief in deinem Inneren wirst du immer spüren, dass du zu kurz kommst.

Wenn ich Frauen frage, wie gut sie ihren sexuellen Appetit stillen, höre ich oft immer wieder die gleiche Antwort: „Ich habe keine große Lust auf Sex mehr, und es ist mir auch ziemlich egal." Wenn du nicht glaubst, dass du verdient hast, dich sexy zu fühlen, wirst du das Erwachen deines sexuellen Appetits ausblenden, und weil du aufhörst, auf die wahren Sehnsüchte deines animalischen Wesens zu hören, wird es müde, ignoriert zu werden, und sein Schrei nach erotischer Erfüllung wird zu einem schwachen Winseln. Wenn du aufhörst, dich sexy zu fühlen, geschieht das, weil du aufgehört hast, darauf zu achten.

Nur du kennst deine Wünsche und Sehnsüchte. Doch vielen Frauen ist es zuwider, ihre Sehnsüchte auch nur zuzugeben. Ich kann mich daran erinnern, dass ich sie als Teenager buchstäblich verflucht habe. Meine Erfahrung lehrte mich, dass meine Sehnsüchte mich nur in Schwierigkeiten brachten. Sie zwangen mich dazu, übermäßig zu essen und auf eine Weise sexuell zu sein, die meine Mutter ablehnte. Ich flehte meine Sehnsüchte an, mich in Ruhe zu lassen, damit ich weiterhin funktionieren könnte, aber diese verdammten Sehnsüchte ließen sich durch nichts verscheuchen. Da wir aufgrund unserer Kultur eine so ängstliche Beziehung zu Sehnsüchten haben, geraten wir leicht in die Falle, unsere Sehnsüchte zu ignorieren und uns trotzdem von ihnen beherrscht zu fühlen, was noch mehr Stress verursacht.

Frauen wappnen sich gegen die potenzielle Enttäuschung, dass ihre Sehnsüchte nicht erfüllt werden, indem sie sie von vornherein verleugnen. Wenn sie fürchten, dass das Objekt ihrer Begierde unerreichbar für sie bleibt, erlauben sie es sich nicht, in der Unsicherheit der Sehnsucht zu verharren. Ich empfehle dir, stattdessen damit anzufangen, deine geheimen Sehnsüchte zu erforschen. Das Geheimnis dabei ist, zuzulassen, dass deine Sehnsucht dir unabhängig von ihrer Erfüllung Befriedigung bereitet. Es ist ein Balanceakt, das zu lieben, was du jetzt im Augenblick hast, und dich nach etwas anderem zu sehnen. Deine Sehnsucht kann eine Quelle der Freude sein, selbst wenn du nicht weißt, wie du sie befriedigen sollst. Du kannst den Wunsch nach einem atemberaubenden Liebhaber schon genießen, bevor du ihn findest. Auf diese Weise wirst du dich daran erfreuen, schlank werden zu wollen, und der Prozess des Abnehmens wird angenehm.

Es gibt unzählige Faktoren, die zu dem Drang, zu viel zu essen, beitragen. Fehlende sexuelle Erfüllung gehört definitiv dazu. „Sexuelle Anorexie" geht oft einher mit emotionalem Essen, das die vermisste Freude ausgleichen soll. Selbst wenn du dich mit Klamotten, Massagen, Urlaubsreisen und guten Restaurants verwöhnst und an all dem Freude hast, wirst du dich nicht wirklich zufrieden fühlen, wenn dein sexueller Hunger nicht gestillt wird. Und dein Gehirn kann diese Botschaft leicht mit dem Bedürfnis nach Nahrung verwechseln. Je sexueller befriedigt du bist, desto weniger anfällig bist du dafür, Essen, Alkohol, Shopping oder etwas anderes zu missbrauchen, um dein Bedürfnis zu befriedigen. Wenn du dir die Freiheit nimmst, ohne Scham das zu wollen, was du willst, bist du in dir stimmig, und dann werden sich deine Sehnsüchte leichter genießen und erfüllen lassen.

Eine Frau, die ihre Sehnsüchte freudig akzeptiert, ist unwiderstehlich und anziehend. Erhöre den Ruf deines sexuellen Appetits vorbehaltlos und so, wie du jetzt bist. Suche und empfange die Köstlichkeiten, auf die dein animalisches Wesen von Natur aus Gelüste hat.

Meine Klientin Amelia suchte mich auf, weil sie seit Jahren mit emotionalem Essen kämpfte. Sie sagte mir, dass ihr Problem seit der Trennung von ihrem Partner schlimmer geworden war. Wie Amelia berichtete, schaffte sie es tagsüber, sich so zu ernähren, dass sie hätte abnehmen können, doch nachts wurde sie von Essgelüsten geplagt. Da sie in New York City lebte, war es für sie ein Leichtes, sich neben einer Mahlzeit etwas Süßes, wie zum Beispiel ein Stück Schokoladenkuchen oder einen Milchshake, nach Hause liefern zu lassen.

Ich wies Amelia an, zu erforschen, inwiefern ihre Gelüste ein Symptom für andere Freuden, die ihr fehlten, sein könnte. Etwas verlegen gab sie zu, dass ihr instinktiver Drang, den süßesten Lieferanten näher zu kommen, wenn diese an ihre Tür klopften, sie selbst überraschte. Amelia wurde bewusst, dass es bei ihren nächtlichen Gelüsten gar nicht wirklich um Essen ging; sie waren Hinweise auf ihren vernachlässigten sinnlichen und sexuellen Appetit. Seit der Trennung von ihrem Partner hatte sie echte Zuneigung und Intimität durch Schokoladenkuchen ersetzt. Ich riet ihr, aktiv zu werden und neue Leute kennen zu lernen oder mit neuen Männern auszugehen. Nachdem sie damit angefangen hatte, berichtete sie mir, dass sie allein zuhause nicht mehr übermäßig aß. Ihr animalisches Wesen war glücklich, weil es auf andere Weise gefüttert wurde.

ÜBUNG
NÄHRE DEINEN SEXUELLEN APPETIT.

Hier sind ein paar Schritte, die du unternehmen kannst, um einen besseren Zugang zu deiner potenten weiblichen Libido zu bekommen, wenn du das Gefühl hast, dass dein sexueller Appetit stark verringert ist, oder wenn du einfach das Feuer schüren willst. Nutze deinen Verstand, um deinem Körper zu helfen, sich sicher zu fühlen und seine sexuellen Sehnsüchte zum Ausdruck zu bringen. Sprich mit deinem animalischen Wesen und lasse es wissen, dass es ungefährlich ist, einen sexuellen Appetit zu haben und ein sexuelles Wesen zu sein. Dafür kannst du Affirmationen wie diese anwenden:

- Ich achte dein sexuelles Verlangen.
- Dein sexueller Appetit ist willkommen.
- Erlaube dir, die Freuden zu genießen, für die du geboren wurdest.

SEXUELLE NAHRUNG: ES GIBT MEHR FREUDEN, ALS DU DENKST

Früher dachten wir, dass das wesentliche Messinstrument für Nahrung sein Kalorieninhalt sei, doch heute wissen wir, dass nicht alle Kalorien gleichwertig sind und dass die Qualität des Essens wichtig ist. Deshalb ist ein grüner Saft immer eine bessere Wahl als ein zuckerfreies Dosengetränk. Auch beim Sex konzentriert sich unsere Kultur auf das Äquivalent des Kalorienzählens: Der Fokus richtet sich darauf, wie lange der Sex dauert und wie viele Orgasmen welcher Art du dabei erlebst.

Layla Martin lehrt uns, eine nährendere Sexualität zu kultivieren: „Nährender Sex hat viel mit deiner Absicht oder Einstellung zu tun, damit, wie du über deine Sexualität und deinen Orgasmus denkst. Spielst du nur einen Orgasmus vor oder fühlst du dich mit deinem Partner oder dir selbst intim und verwundbar verbunden? Bist du für die ganze Bandbreite deiner Emotionen offen und lässt du es auch zu, dass du weinst, wenn du weinen musst?“

Wenn du deine Schuld- oder Schamgefühle mit ins Schlafzimmer bringst und denkst: „Ich bin nicht hübsch genug, ich bin nicht gut genug, ich bin zu dick“, wirst du die befriedigende Erfahrung, dass Sex deine Seele auf den tiefsten Ebenen nährt, nicht machen. Wenn du jedoch deine Scham und Schuldgefühle überwinden, loslassen und dein animalisches Wesen uneingeschränkt so genießen kannst, wie es genossen werden soll, dann kann deine orgasmische Energie dich buchstäblich und metaphorisch nähren. Sie wird dir helfen, den Esszwang und den Kampf mit deinem Gewicht zu beenden. Nach wirklich nährendem Sex hat man das Gefühl, dass die Welt in Ordnung ist.

Sobald du dich von der Scham befreit hast, kannst du deine sexuelle Ernährung auf die nächste Ebene bringen. Die meisten von uns werden erwachsen und bleiben dennoch sexuelle Analphabeten. Auch mir ging es so. Ich lernte erst nach mehreren Jahren Sex, wie meine Klitoris genannt wird, und erst vor kurzem lernte ich den gesamten Umfang des Nervennetzes meines Beckens kennen. Wir haben so viele verschiedene Nervenwege, die durch ein ganzes Netzwerk an Strukturen, darunter auch die Scheide und andere Beckenorgane, hindurchlaufen. Aus diesem Grund gibt es viele Arten von Orgasmen, die eine Frau erleben kann. Orgasmen können ausgedehnt und explosiv sein oder auch sanft, tiefgehend und wellenartig. Tatsächlich gibt es so viele Arten von Orgasmen, dass es ein ganzes glückliches Leben lang dauern kann, sie zu erforschen und zu entdecken.

Deine sexuelle Energie kann auch bei deinen Bemühungen, deine Freudeschwelle und das Gefühl der Entspanntheit zu erweitern, heilend wirken. Während du deine eigenen Grenzen erforschst, kannst du die Lustgefühle über deine kühnsten Träume hinaus verstärken. Als zusätzlicher Bonus erhöhst du die Effizienz des Kalorienverbrennens und findest etwas anderes als Essen, was dich nährt.

Da sexuelle Nahrung ein Geheimnis des Schlankwerdens durch Lebensfreude ist, möchte ich dich ermutigen, alleine den Zugang zu dieser Quelle der Lust zu bekommen. Selbstbefriedigung ist in unserer Gesellschaft ein so starkes Tabu – vor allem die Selbstbefriedigung der Frau –, dass wir oft glauben, unsere sexuelle Befriedigung sei von jemand anderem abhängig, der uns befriedigt, doch das muss nicht der Fall sein. Manche Frauen haben keinen Partner, und zu irgendeinem Zeitpunkt sind wir alle mal allein. Egal, wie die Umstände sind – sobald du gelernt hast, wie es geht, kannst du dich selbst zutiefst beglücken und befriedigen. Obwohl unsere Kultur uns dazu bringt, zu glauben, dass Selbstbefriedigung eine schmutzige Angewohnheit und ein schlechter Ersatz für „das Wahre" – Sex mit einem anderen – sei, krempelte die Sexualerzieherin Betty Dodson, Autorin von *Sex for One: Die Lust am eigenen Körper* (Goldmann, 1999), meine Denkweise total um. Sie sieht Selbstbefriedigung als „Solo-Sex" und eine echte eigene Form von Sex an. Unabhängig davon, ob ich mich in einer Beziehung befinde, entdecke ich nun über die Jahre weiterhin immer tollere Freudeschwellen und Feinheiten. Das sichere Gefühl, dass du die Quelle deiner eigenen erotischen Lust sein kannst, stärkt dein Selbstvertrauen, und diese Lust, die du dir selbst bereitest, gleicht die Effekte der Gewichtszunahme, die Stress in deinem Alltag verursacht, wieder aus.

DEINE EROTISCHE UNSCHULD MIT FREUDE AKZEPTIEREN

Deine Sexualität ist grundsätzlich unschuldig. Der Begriff *Erotik* kommt von dem griechischen Wort *Eros* und bezieht sich auf „das, was Leben beseelt". Wenn wir Erotik in diesem Zusammenhang begreifen, ist es unmöglich, sie von irgendeinem Bereich des Körpers oder Geistes zu trennen, da Eros alles durchdringt; sie ist in der Matrix des Lebens enthalten. Der Begriff *erotische Unschuld*, den Saida Désilets geprägt hat, benennt etwas, was ich schon immer tief in meinen Knochen gefühlt habe, auf wunderschöne Weise. Sie beschreibt erotische Unschuld als „ungezähmten Eros", als die ungebändigte Reaktion deines animalischen Wesens auf alles im Leben, was Lebendigkeit und damit auch Freude auslöst.

Deine erotische Unschuld ist der angeborene Drang deines animalischen Wesens zu allem, was dir Freude macht, einschließlich sinnlicher, sexueller und erotischer Freude. Erotische Unschuld ist prälingual und sinnlich; sie stammt aus deinem Reptiliengehirn. Sie ist unschuldig, weil sie aus dem primitivsten Teil von dir kommt, das schon lange vor der Entwicklung des Verstandes, der diese Gelüste als richtig oder falsch beurteilt, da war. Durch die Linse der erotischen Unschuld betrachtet sind deine Reaktionen auf jede Form des Genusses instinktiv und eine direkte Reaktion auf dein unmittelbares Erlebnis. Wenn du mit der unschuldigen Natur deiner Gelüste verbunden bist, hilft dir das, Scham zu überwinden und für mehr Freude in deinem Leben zu sorgen.

Wenn du deine erotische Unschuld annehmen kannst, wirst du von den Dingen im Leben gelenkt, die deine Sinne beglücken und öffnen. Dann erlebst du überall, wohin du gehst, Freude, und aus diesem Grund hast du keinen Mangel an Freude mehr, der dich anfällig für übermäßiges Essen und Gewichtszunahme macht. Das ist der Grund, warum ich gerne betone, dass es beim Geheimnis des Schlankwerdens durch Lebensfreude nicht darum geht, weniger zu essen und mehr Sport zu treiben, wie konventionelle Methoden raten, sondern vielmehr darum, deine erotische Unschuld zu kultivieren. Es gibt kein Gut oder Schlecht, wenn du die Welt durch deine erotische Unschuld erlebst. Stell dir vor, wie sexuell befreiend es wäre, wenn alle Beurteilungen deines Verstands verstummen würden, so dass du die Sehnsüchte deines Körpers unmittelbar hören könntest.

Deine erotische Unschuld reagiert auf jede Dimension des Lebens. Du könntest in einem Wald spazieren gehen und von den Kurven eines Baums erregt werden. Erotische Unschuld badet ohne das geringste Scham- oder Schuldgefühl in Lust und Sinnlichkeit. Sie spürt genau, was sich gut anfühlt und was nicht. Und wenn du mit deiner erotischen Unschuld verbunden bist, löst sich die Vorstellung, dass „du nicht weißt, was du willst", in Wohlgefallen auf, da du in jedem beliebigen Augenblick weißt, was du bevorzugst. Wenn du dich von deiner erotischen Unschuld in der äußeren Welt lenken lässt, verwandelt sich deine Erfahrung der Welt, da du kontinuierlich von einer kleinen Freude im Leben zur nächsten geführt wirst. „Angetörnt" zu sein wird einfach zu einer anderen Variante von „leben".

Mit dem unschuldigen Wesen, das die Wurzel des Verlangens ist, in Verbindung zu sein, ist notwendig, um deine Scham über Lust loszulassen und dich bei der Lust eines anderen sicher zu fühlen. Wenn du dich mit der schuldlosen, schamlosen Natur deiner erotischen Unschuld verbindest, kannst du dein Sexysein als ungefährlich ansehen und dir wieder aneignen. Und wenn du das tust, versetzt du deinen Körper in den entspannten Zustand, in dem Kalorien effizient verbrennen und die Gewichtsabnahme eine angenehme Nebenwirkung ist.

Als meine Klientin Diana zu mir kam, brauchte sie meine Hilfe, um dreißig Pfund abzunehmen. Sie war in einer konservativen christlichen Familie aufgewachsen und wollte daher immer „süß“, aber nicht sexy sein; daher hatte sie sich auch nie für sexy gehalten – bis sie auf einer Tagung Harry kennen lernte. Harry fand Diana innerlich wie äußerlich anziehend und begehrenswert, und als sie sich näher kennen lernten, wurden sie ein Paar. Diana war noch nie so bewundert und begehrt worden. Ich half ihr, ihre Scham bezüglich Sex loszulassen, und lehrte sie, ihre erotische Unschuld mit Freude anzunehmen. Schon bald veränderte sich ihr Selbstgefühl, und Diana fing an zu denken: „Ich kann ja doch sexy sein. Ich will sogar sexy sein.“ Ohne sich zu bemühen, nahm sie dreißig Pfund ab, als sie die Barriere, die sie zwischen sich und der Möglichkeit, dass sie doch sexy war, aufgebaut hatte.

Saida Désilets lehrt uns, dass die Linse der erotischen Unschuld von einer fortlaufenden Weiterentwicklung erotischer Weisheit und erotischer Intelligenz vervollständigt wird. Erotische Weisheit hilft dir, einen Zusammenhang herzustellen, indem sie deine Emotionen und soziale Konditionierung berücksichtigt. Mit erotischer Weisheit wirst du erkennen können, wo deine Handlungen hinführen, um informierte Entscheidungen zu treffen und frühere Fehler nicht zu wiederholen. Erotische Intelligenz wird von deiner Lebensenergie gespeist, doch durch den Verstand gefiltert, so dass du beim Streben nach Freude und Spaß rationale Entscheidungen über deine Sicherheit triffst. Wenn die Beziehung zwischen deiner erotischen Unschuld, erotischen Weisheit und erotischen Intelligenz gesund ist, arbeiten alle drei Faktoren zusammen, um dir eine breitere und sicherere erotische Erfahrung zu liefern.

Wenn du in einer Welt leben willst, in der es ungefährlich ist, deine erotische Unschuld uneingeschränkt zum Ausdruck zu bringen, liegt es an dir, Gemeinschaften mit derselben Wellenlänge zu nutzen. Jedes Umfeld, das dich völlig im Einklang sein lässt, so dass du verkörpern kannst, was du fühlst, ist fantastisch und wird dir helfen zu lernen, dass es ungefährlich ist, dein sexy Selbst zu sein. Wenn du dich mit unterstützenden, nährenden Frauen zusammentust, ist das ein großartiger Weg, eine Gemeinschaft zu kultivieren. Das kann bei dir zuhause, auf Partys und Veranstaltungen oder einfach an einem Abend, den ihr gemeinsam verbringt, sein. Aus Gruppenaktivitäten, die auf der aufrichtigen Wertschätzung des Weiblichen basieren – wie zum Beispiel Tango, Salsa und Bauchtanz – entstehen eigene Gemeinschaften.

Es kann Situationen geben, in denen nach außen hin sexy zu sein gefährlich ist, aber das bedeutet nicht, dass du deine Sexualität vollkommen abschalten musst. Wenn du sie jeden Tag den ganzen Tag über abschaltest, riskierst du, den Zugang zu ihr zu verlieren. Das Geheimnis dabei ist also, sie nie abzuschalten und stattdessen zu verhüllen, wenn dies erforderlich ist. Dann kannst du den Schalter deiner sexuellen Energie je nach Situation hoch- oder runterdrehen.

TIPP

Kultiviere deine erotische Unschuld, indem du mit Offenheit und Bereitschaft, überall Freude anzunehmen, durch die Welt gehst. Geh mit neuem Bewusstsein dahin, wo deine neugierige erotische Unschuld dich hinführt.

NIMM DIE AUFMERKSAMKEIT MIT FREUDE AN

Wenn du eine völlig offene, sinnliche, lebensfrohe Frau wirst, die ihre Energie der Freude ausströmt, wirst du Aufmerksamkeit erregen. Ein Geheimnis des Schlankwerdens durch Lebensfreude ist es, für diese Aufmerksamkeit von Männern *und* Frauen bereit und auf sie vorbereitet zu sein, damit sie dir keinen Stress bereitet.

In unserer Kultur ist die instinktive Anziehung der polarisierenden Eigenschaften des Männlichen und des Weiblichen völlig verzerrt. David Deida schreibt in *Der Weg des wahren Mannes: Ein Leitfaden für Meisterschaft in Beziehungen, Beruf und Sexualität* (J. Kamphausen Mediengruppe, 12. Auflage, 2006): „Unsere Kultur reduziert Anziehungskraft auf etwas Sexuelles, obwohl sie in Wahrheit eine ganzkörperliche Übertragung von Energie ist, die sich genauso stark oder sogar noch stärker auf das Herz als auf die Genitalien auswirkt. In anderen Kulturen wurden Frauen für ihre Begabung der spirituellen Verjüngung verehrt und nicht nur als ein Objekt sexueller Begierde betrachtet." In der heutigen Welt werden Jungen und Männer nicht mehr so erzogen; stattdessen wird ihr Verständnis der Sexualität stark von menschenverachtenden kulturellen Normen – darunter auch Pornografie, gewalttätige Filme und Videospiele – geprägt, die ihre Wahrnehmung, wie Männer Frauen behandeln, verzerren und Beziehungen rechtfertigen, die auf Macht, Dominierung und Einschüchterung basieren. Leider sind sich die meisten Männer der Tatsache, dass in ihrer DNS immer noch eine elementare Verehrung des göttlichen Weiblichen enthalten ist, sowie ihrer Verantwortung, das göttliche Männliche, das Frauen ehrt und mit Respekt behandelt, zu repräsentieren, nicht bewusst. Deshalb glaube ich, dass hinter jeder plumpen Anmache und hinter jeder unangemessenen Bemerkung oder Geste, die ein Mann gegenüber einer Frau macht, die unbewusste tiefe Sehnsucht steckt, ihre weibliche Energie zu verehren und von ihr genährt zu werden. Diese Sichtweise ermöglicht Mitgefühl mit Männern, und da Mitgefühl ein entspannender Zustand ist, fördert eine mitfühlende Sicht die Gewichtsabnahme.

Je strahlender du wirst, umso mehr musst du lernen, wie du mit allen Geschmacksrichtungen der Aufmerksamkeit – von entzückten Komplimenten bis hin zu Bemerkungen, die voll daneben sind – umgehst und sie entgegennimmst. Wenn du schon entspannt mit Aufmerksamkeit umgehen kannst, umso besser! Es freut mich, das zu hören. Danke dafür, dass du ein Vorbild bist, das Frauen zeigt, wie man das auf eine geerdete und ausgeglichene Weise tun kann! Doch wenn männliche Aufmerksamkeit dich irritiert, dann könnte der Stress, den sie auslöst, deinen Plan, schlank zu werden, sabotieren.

Eine der nützlichsten Methoden, die ich kenne, um sich nicht länger von plumper Anmache oder beleidigenden Bemerkungen stressen oder ärgern zu lassen, ist, sich vorzustellen, dass ich dieses krasse Verhalten mit dem Herzen übersetze, um seinen Kern aufzudecken, der meiner Meinung nach immer diese Aussage ist: „Ich will von deiner weiblichen Energie genährt werden. Ich will dich anbeten." Wenn du das schaffst, kannst du jede Bemerkung als positive Absicht neu bewerten und auf diese Weise vermeiden, dass sie eine Stressreaktion in dir auslöst. Das ist ein weiteres Beispiel dafür, wie du deine Realität selbst bestimmen kannst: eine Geschichte aus dem Geschehen zu machen, die dir und deinem Ziel, mit Freude schlank zu werden, nützlicher ist.

Eine weitere unvermeidbare Nebenwirkung der Aufmerksamkeit ist, dass sie deine Körpergefühle intensiviert. Wenn du beispielsweise einen Vortrag in der Öffentlichkeit hältst, können die Gefühle in deinem Körper so intensiv werden, dass manche Leute ihre Angst, in der Öffentlichkeit aufzutreten, mit Todesangst gleichsetzen. Ich erinnere mich noch an das erste Mal, als ich im Fernsehen zu sehen war. Vor meinem Auftritt musste ich mich übergeben. Das war die Reaktion auf die Intensität der alleinigen Vorstellung, wie viel Aufmerksamkeit mein Fernsehauftritt mir einbringen würde. Wenn du jedoch davon ausgehst, dass deine körperlichen Gefühle wegen der zu erwartenden Aufmerksamkeit stärker werden – egal, ob du auf einem Podium stehst und vor einer großen Zuschauermenge sprichst oder weil du wegen deiner Beine mehr Komplimente als je zuvor bekommst –, wirst du besser darauf vorbereitet sein. Das Geheimnis ist, präsent und geerdet zu bleiben und das Gefühl einfach zuzulassen, im Wissen, dass es bald vorbeigeht, wenn du es über dich ergehen lässt.

Du kannst auch die Intensität des Gefühls, das durch Aufmerksamkeit entsteht, in andere Leidenschaften und Interessen umleiten. Jennifer Russell empfiehlt, sich den Körper als eine Satellitenschüssel vorzustellen, die sämtliche auf sie gerichtete Aufmerksamkeit einfängt und in einem starken Energiestrahl bündelt, den man auf ein bestimmtes Ziel richtet.

Die Kunst, Aufmerksamkeit entspannt anzunehmen, ist wie ein Muskel, der durch Üben immer kräftiger wird. Zuerst können die Gefühle dich überwältigen, doch je mehr du übst, umso entspannter wirst du. Das Wichtigste, an das du dich erinnern musst, ist, dass du nicht verpflichtet bist, auf eine andere Weise als so, wie es für dich authentisch ist, zu reagieren, auch wenn die Aufmerksamkeit eines anderen Menschen in deinem Körper Gefühle auslöst. Du bist vollkommen frei, so zu handeln, wie es für dich und dein animalisches Wesen stimmig ist. Fühle dich nicht dazu verpflichtet, die Erwartungen anderer zu erfüllen. Wenn du von der Bereitschaft, anderen auf deine Kosten zu gefallen, getrieben wirst, wird sich dein animalisches Wesen nicht sicher fühlen, weil du ihm dadurch zeigst, dass du seine Bedürfnisse zugunsten anderer verraten wirst.

Wenn eine Frau Aufmerksamkeit entspannt annehmen und authentisch darauf reagieren kann, hat sie keine Angst vor sexueller Aufmerksamkeit mehr. Dann kann sie sich in ihrem weiblichen Körper, der von Natur aus sexuell ist, entspannen und dadurch in sich die Reaktion herbeiführen, die zu Gewichtsverlust führt.

TIPP

Je mehr Freude du im Leben hast, umso besser wirst du aussehen und dich fühlen und umso mehr Leute werden es bemerken und kommentieren. Übe, Komplimente anmutig anzunehmen. Sage mit einem Lächeln „Danke", statt die Aufmerksamkeit defensiv abzuwehren. Du verdienst es, Komplimente zu hören.

DAS INTIME ABWINKEN

Zum entspannten Annehmen von Aufmerksamkeit gehört es, gesunde Grenzen zu setzen. Vielen Frauen fällt es schwer, Nein zu sagen, und Nein zu sexuellen Annäherungen zu sagen, fällt vielen noch viel schwerer. Frauen werden von klein auf konditioniert, ihr authentisches Nein zu unterdrücken. Uns wird beigebracht, unsere eigenen Wünsche zu ignorieren und Ja zu den Bedürfnissen anderer zu sagen. Wenn du nicht weißt, wie du eine sexuelle Annäherung ablehnen kannst, dann fürchtest du dich womöglich vor der geringsten sexuellen Aufmerksamkeit. Es ist jedoch möglich, sexuelle Aufmerksamkeit mit Freude anzunehmen und gleichzeitig starke, klare Grenzen zu setzen.

Früher fiel es mir furchtbar schwer, sexuelle Grenzen zu setzen. Ich hörte zwar ein „Nein" im Kopf, aber ich hatte zu viel Angst, den Mund aufzumachen und es auszusprechen, um den anderen ja nicht zu verletzen. Deshalb schluckte ich mein Nein herunter, machte unterwürfig mit und tat Dinge, die ich nicht wollte. Irgendwann kam ich an den Punkt, an dem ich nicht länger bereit war, mein animalisches Wesen in eine Situation zu bringen, in dem es nicht entspannt und locker war. Ich lernte endlich, Nein zu sagen.

Wenn du aus Gewohnheit Ja sagst, obwohl du eigentlich Nein meinst, oder dich ständig auf die Zunge beißt und Situationen erträgst, die für dich unangenehm sind, kann man davon ausgehen, dass du schlecht Grenzen setzen kannst. Du vermeidest es, Nein zu sagen, um es dir mit den anderen nicht zu verderben. Doch ohne Grenzen stellst du, ohne es zu wissen, vergiftete Beziehungen voller Ressentiments her. Wenn du nicht weißt, wie man Nein sagt, fühlst du dich wahrscheinlich verletzt oder zurückgewiesen, wenn andere Nein zu dir sagen.

Ja zu sagen, wenn du Nein meinst, hat negative Folgen. Wenn du befürchtest, dass andere mit einem Nein nicht umgehen könnten, gehst du unbewusst davon aus, dass sie eine Art Schutz brauchen, weil sie deine Wahrheit nicht ertragen können. Dadurch untergräbst du ihre Fähigkeit, vernünftig zu reagieren, was die Freiheit, mit Mitgefühl oder Neugier zu reagieren, genauso beinhaltet, wie beleidigt oder verletzt zu sein. Wenn du also einem Vorschlag widerwillig zustimmst, weil du nicht unhöflich sein willst, bringst du dich selbst in eine ungewollte Situation und verhinderst auch noch, dass die anderen dein authentisches Du kennen lernen oder über sich selbst mehr offenbaren können.

Ein kaum bekannter Preis, den du zahlst, wenn du dein Nein ignorierst, ist, dass andere deinen Verrat an deinen Grenzen spüren. Dann wirst du als weniger vertrauenswürdig und verwundbarer angesehen, weil deine persönlichen Grenzen verschwommen sind. Mit schlechten Grenzen zu leben ist stressig und beeinträchtigt daher deine Fähigkeit, abzunehmen. Was die Sache noch verschlimmert, ist, dass du anfälliger für übermäßiges Essen bist, um die schmerzhaften Gefühle zu betäuben, wenn du voller Groll bist und dich machtlos fühlst, etwas dagegen zu unternehmen – und so dreht sich die Endlosschleife des Stresses immer weiter. Statt sich in eine Situation zu bringen, in der sie sich unter Druck gesetzt fühlen, sexuelle Handlungen auszuführen, die sie nicht wollen, benutzen manche Frauen unbewusst den Schutz, den Übergewicht bietet, um sexuelle Aufmerksamkeit abzuwenden. Ihr Gewicht kommuniziert die generelle Botschaft: „Ich stehe für Sex nicht zur Verfügung."

Wenn du durch Lebensfreude dauerhaft schlank werden willst, brauchst du unbedingt gesunde Grenzen. Das Geheimnis dabei ist, die eigenen Grenzen ruhig und selbstbewusst abzustecken. Dann kannst du dein Licht angstfrei leuchten lassen, gewollte Aufmerksamkeit mit Freude annehmen und ungewollte Aufmerksamkeit abwenden. Die einfachste Formel, um das, was du willst, anzunehmen, ist, aus dem Verständnis heraus zu agieren, dass deine spontane Antwort auf eine Frage ein Nein ist, wenn sie nicht Ja lautet. Achte durch diese Linse auf deine Reaktionen und fange an, dir bewusster zu werden, wann du wirklich Ja meinst und wann du zwar Ja sagst, obwohl deine ehrliche Antwort ein Nein ist. Ein echtes Ja lässt sich leicht erkennen, weil du körperlich näher auf das zugehst, worum es bei der Frage geht. Achte auch darauf, wenn dein Körper und dein Verstand unterschiedlich reagieren. Lasse deinen Verstand sich von deinem animalischen Wesen führen.

Wenn du weißt, was du willst, gibt es eine sehr effektive Methode, um gesunde Grenzen zu schaffen. Sie kommt von der Kampfkunst Aikido und nennt sich *intime Abwehr*. Die intime Abwehr ist eine energetische Haltung, die das Neinsagen unterstützt. Sie ist deshalb intim, weil sie das Verlangen des anderen anerkennt, jedoch auf die Frage hin eine deutliche Abwehr kommuniziert. Damit erkennst du an, dass es in Ordnung ist, dass der andere das will, was er sich wünscht, während es genauso in Ordnung ist, dass du es nicht willst.

Sagen wir mal, ein Mann, der dich nicht interessiert, fängt im Supermarkt ein Gespräch mit dir an und lädt dich ein, mit ihm einen Kaffee trinken zu gehen. Ohne die intime Abwehr könntest du dich beschämt, irritiert oder beleidigt fühlen, wenn du Nein sagst, was eine Stressreaktion auslösen würde. Doch wenn du mit der Haltung der intimen Abwehr reagierst, erkennst du damit die Tatsache an, dass der Mann Zeit mit dir verbringen will, und kannst ebenso locker ein direktes Nein kommunizieren. Die unterschwellige Botschaft eines solchen Nein ist: „Dein Wunsch ist zwar für dich in Ordnung, aber für mich passt er nicht." Die intime Abwehr ermöglicht es dir, deinen Körper im optimalen Entspannungszustand zu belassen.

Meine Klientin Hannah war eine schöne Frau mit kurvenreicher Figur. Hannah erzählte mir, dass sie auf der Straße ständig plump angebaggert wurde. Sie fand die Bemerkungen demütigend und stressig. Noch am selben Tag, an dem ich ihr die intime Abwehr beibrachte, rief ihr ein Mann auf der Straße hinterher: „Du bist wunderschön! Willst du mich heiraten?" Statt zuzulassen, dass ihr Blutdruck in die Höhe schoss, praktizierte Hannah die intime Abwehr und schaffte es, über den Antrag zu lächeln und friedlich weiterzugehen.

Wenn du gesunde Grenzen setzt, wirkt sich das auch auf andere Gewohnheiten aus. Je mehr du dich und andere achtest, umso mehr wirst du auf ganz natürliche Weise die Bedürfnisse deines Körpers nach gesundem Essen, angenehmer Bewegung und einer Reihe anderer Freuden honorieren. Und wenn Freude in deinem Leben eine größere Rolle spielt, wirst du mehr Angebote bekommen, als du annehmen möchtest. Da du jedoch die intime Abwehr beherrschst, wirst du dich sicher fühlen, wenn deine Schönheit, Sinnlichkeit und sexuelle Anziehungskraft für die Welt sichtbar ist. Du wirst wissen, dass du zu der Aufmerksamkeit, die du erntest, nach Belieben Ja oder Nein sagen kannst. Du wirst deine Grenzen selbstbewusst anderen aufzeigen können, und schon bald den Mut haben zu flirten, ein kurzes Kleid zu tragen und so sexy zu sein, wie du sein willst. Sobald du diese Sicherheit spürst und dich nicht länger vor sexueller Aufmerksamkeit fürchtest, wirst du in der Lage sein, dich in deinem sexuellen weiblichen Körper völlig zu entspannen.

Schließlich wird dein Ja überzeugend und stark, wenn du selbstbewusst Nein sagen kannst. Es ermöglicht anderen, sich im sicheren Wissen, dass du deine Wünsche und Bedürfnisse äußern wirst, zu entspannen. Auf gleiche Weise wirst du, statt dich zurückgewiesen zu fühlen, anderen dafür, dass sie ihre Grenzen deutlich kommunizieren, danken können, wenn du ein Nein von ihnen hörst.

ÜBUNG
ERKENNE DEINE GRENZEN.

Solange du nicht Nein sagen kannst, kannst du keinen entspannten Zustand aufrechterhalten, und der Stress, der mit der Überschreitung deiner Grenzen einhergeht, hält dich vom Schlankwerden ab. Wenn es dir unangenehm ist, Nein zu sagen, solltest du auflisten, wie sich das auf dein Leben auswirkt. Experimentiere dann mit dem Unbehagen, das du beim Aufzeigen deiner Grenzen spürst. Du kannst Antworten wie zum Beispiel „Das passt für mich nicht", „Ich habe darauf keine Lust" oder „Ich brauche ein wenig Privatsphäre und Zeit für mich" verwenden. Achte auf die kleinen Ressentiments, die sich aufbauen, wenn du deine innere Grenze überschreitest, und erkenne, dass sie alle dazu beitragen, die ungewollten Extrapfunde zu behalten. Nimm jede Gelegenheit wahr, diese Ressentiments aufzulösen, indem du deine gesunden Grenzen respektierst und dich klar und deutlich ausdrückst.

DIE HEILUNG DES SEXUELLEN TRAUMAS

Eine sehr hohe Anzahl von Frauen hat das Trauma der Verletzung ihrer sexuellen Grenzen erlitten. Wenn du nicht dazu zählst, könnte deine Mutter, Schwester oder eine Freundin genau das erlebt haben. Dieses Trauma wirkt sich darauf aus, wie eine Frau ihren Körper und ihre Sexualität sieht, wie sicher sie sich fühlt und damit auch ihre Beziehung zu ihrem Körpergewicht und zum Essen.

Das weiß ich aus erster Hand, da ich selbst ein sexuelles Trauma erlebt habe. Als ich fünfzehn und noch Jungfrau war, wurde ich von einem Jungen, den ich gerade in einer Disco kennen gelernt hatte, auf der Straße vergewaltigt. Ich flehte ihn an, aufzuhören, aber er hielt mich fest und drang in mich ein. Ich erstarrte. Ich schrie noch nicht einmal. Mein Körper erschlaffte. Als er fertig war, zog er meinen Rocksaum herunter und ging weg. Hinterher konnte ich mit dem Trauma nur fertig werden, indem ich das Erlebte verdrängte. Ich erzählte niemandem davon und tat mein Bestes, die Erinnerung aus dem Gedächtnis zu verbannen.

Erst als ich im Alter von neunzehn Jahren mit Yoga anfing und lernte, tiefer zu empfinden und präsent zu sein, kam die Erinnerung an die Vergewaltigung zurück. Ich erlaubte mir, die unterdrückte Wut auf meinen Vergewaltiger zu fühlen. Ich kochte vor Wut, doch ich schaffte es, bei meinem Schmerz, meiner Wut und Verzweiflung präsent zu bleiben. Ich stellte mich der Qual meiner verlorenen Unschuld und der Ungerechtigkeit, dass ein anderer mir seine Sexualität aufgezwungen hatte.

Ich nahm mir für den Heilungsprozess Zeit. Ich zog mich in das Haus meines Freunds Gum im Schutz des Regenwalds zurück, wo ich schreien und ein ganzes Meer aus Tränen weinen konnte. Ich praktizierte Transparenz, eines der Geheimnisse des Schlankwerdens durch Lebensfreude und eines der wirksamsten Mittel, um Scham zu heilen. Ich begann, jedem, der mir wichtig war, meine Geschichte zu erzählen. Durch das Erzählen und ihr mitfühlendes Zuhören fing ich an zu heilen. Ich suchte mir therapeutische Unterstützung und arbeitete mich durch ein Buch mit Übungen zur Heilung eines sexuellen Traumas hindurch. Ich verbrachte so viel Zeit wie möglich in der Natur und praktizierte weiterhin Yoga.

Trotzdem konnte ich die Angst, dass es wieder passieren könnte, nicht überwinden. Auch wenn es so klischeehaft war, wie es klingt, hörte ich eines Tages eine Stimme, die laut und deutlich aus dem Himmel ertönte. Sie sagte: „Du wirst nie mehr vergewaltigt werden." Einfach so. Ohne jede Erklärung. Ich seufzte vor Erleichterung.

Durch mein tägliches Yoga wurde ich kräftiger, selbstbewusster, stärker und fühlte mich sicherer. Ich war geistesgegenwärtig. Keiner würde je wieder die Grenzen meines Körpers verletzen. Als ich zwanzig war, ging ich eines Samstagmorgens allein an einen öffentlichen Strand im tropischen Paradies von Martinique, wo ich wohnte. Da ich es kaum erwarten konnte, im azurblauen Wasser zu schwimmen, legte ich meine Sachen unter den Büschen am Strand ab und schwamm nach Herzenslust. Als ich aus dem Wasser kam und zu meinen Sachen zurückging, rannte ein großer, muskulöser, nackter Einheimischer mit einer riesigen Erektion auf mich zu. Er packte mich und warf mich zu Boden. In diesem Moment fiel mir die Stimme aus dem Himmel wieder ein, die so tröstlich gewesen war: „Du wirst nie wieder vergewaltigt werden." Ich war fest entschlossen, alles zu tun, damit es zutreffen würde. Statt wie beim letzten Mal zu erstarren und es über mich ergehen zu lassen, war ich völlig präsent und fing an, mir die Lungen aus dem Leib zu schreien. Immer wieder schrie ich „Hilfe!" Ich wehrte mich mit aller Macht. Ich zog ihn an den Haaren, versuchte, ihm den Finger in die Augen zu rammen und ihn in die Genitalien zu treten. Er versetzte mir über dem Auge einen Faustschlag, und das Blut strömte mir übers Gesicht. Ich war zwar dabei, den Kampf zu verlieren, doch ich schrie immer weiter in der Hoffnung, dass irgendjemand mich hören würde. In Gedanken wiederholte ich ständig die Worte „Ich werde nicht vergewaltigt werden. Ich werde nicht vergewaltigt werden." Mein Angreifer hatte es gerade geschafft, mir den Badeanzug auszuziehen, und war buchstäblich nur noch wenige Zentimeter davon entfernt, in mich einzudringen, als ein anderer Mann, der meine Schreie gehört hatte, auf uns zugerannt kam. Der Vergewaltiger ließ mich los und rannte weg. Ich sah ihn nie wieder.

Ich hatte mich gerettet. Dadurch, dass ich mich gewehrt und um Hilfe geschrien hatte, hatte ich verhindert, vergewaltigt zu werden. Im Nachhinein war ich zwar genauso traumatisiert wie beim ersten Mal, doch diesmal konnte ich mit dem Erlebnis besser umgehen. Ohne das Geschehene zu verdrängen, verarbeitete ich die schmerzhaften Gefühle, so gut ich konnte. Ich bekam meine Angst in den Griff, indem ich einfache Lieder sang, womit ich mein Nervensystem beruhigen konnte. Ich machte weiterhin täglich Yoga und Meditation und lernte afro-karibischen Tanz. Ich spürte eine neue Tiefe der Verbundenheit mit meinem Körper, eine spielerische Freude, die ich noch nie erlebt hatte. Doch ich konnte mich nicht davon abhalten, übermäßig zu essen, und nahm zehn Kilo zu.

Aufgrund meiner Erfahrungen begriff ich, dass die Welt manchmal kein sicherer Ort ist. Dinge, die wir nicht wollen, passieren. Es ist nicht unsere Schuld. Letztendlich können wir heilen und unser Trauma überwinden. Auch lernte ich, dass ich wach und präsent sein musste und die Verantwortung, Grenzen zu setzen und mich zu schützen, übernehmen musste, wenn ich Gefahren vermeiden wollte. Und ich lernte, dass ich meine Unschuld zurückholen konnte, auch wenn sie mir gestohlen worden war. Ich ging mit einem neuen Gefühl der Ganzheit aus dem Heilungsprozess hervor. Heute, viele Jahre später, sehe ich, dass die Ursache meines Vertrauens in das, was ich der Welt zu bieten habe, von diesen traumatischen Erlebnissen und der Art und Weise, wie ich sie überwunden habe, kommt. Aus diesem Grund kann ich sogar für das, was geschehen ist, dankbar sein und meinen Tätern vergeben.

Wenn du in der Vergangenheit ein Trauma oder Missbrauch erlebt hast, ist die Reaktion, deinen Schmerz mit Essen zu mindern, verständlich. Bis jetzt hast du womöglich Essen gebraucht, um dich besser und sicher zu fühlen. Doch es gibt bessere Mittel, um diese Bedürfnisse zu stillen, so dass Essen wieder seinen natürlichen Platz als Nahrung deines Körpers einnehmen kann. Die Lektionen in diesem Buch werden dir dabei helfen, die Scham loszuwerden und dein Gefühl der Kontrolle über dein Leben wiederherzustellen, damit du mit deinen Emotionen umgehen kannst, wenn sie hochkommen. All diese Fähigkeiten werden dich beim Heilungsprozess unterstützen und eine widerstandsfähigere Frau aus dir machen.

Bevor du verstehst und akzeptierst, dass du als sexuelle Frau sicher sein kannst, wirst du nie abnehmen, ganz egal, wie sehr du darauf bestehst, dass das dein Wunsch ist. In den Jahren, in denen ich anderen Frauen beim Abnehmen geholfen habe, habe ich festgestellt, dass sie ihre Gewichtsabnahme nicht länger sabotieren oder unbewusst vermeiden, ihre Sexualität zum Ausdruck zu bringen, wenn sie mit ihrer traumatischen Vergangenheit Frieden geschlossen und sich mit ihr versöhnt haben. Heilung ist jederzeit möglich.

SEX IST HEILIG

Der Vorstellung, dass Sex heilig ist, begegnete ich zum ersten Mal in Indien. Ich ging in einen kleinen, abgeschiedenen Tempel. In seiner Mitte stand eine große Marmorstatue, die wie ein stilisierter Penis aussah, der im Sanskrit *lingam* heißt und der aus einer stilisierten Vagina – auch *yoni* genannt – herauskam. Über der Skulptur hing ein mit Wasser gefüllter Kupferkessel mit einem kleinen Loch im Boden, aus dem einzelne Wassertropfen erst auf den Phallus, dann auf die *yoni* und schließlich in ein Loch im Boden des Tempels tropften. Der Altar war mit Blumen und Weihrauch bedeckt, und die Einheimischen kamen herein, verbeugten sich und beteten. Ich stand mit offenem Mund da, weil ich so etwas noch nie zuvor gesehen hatte. In meinen Augen war es extrem sinnlich und erotisch, dieser feuchten, tropfenden Statue zu huldigen. Ohne irgendeine Erklärung oder näheres Wissen über den Hinduismus verstand ich, worum es ging: Sex und Sexualität sind heilig.

In der westlichen Welt werden wir konditioniert zu glauben, göttliche Liebe sei eine religiöse Erfahrung, die dadurch erreicht würde, den Körper zu überwinden, und der Körper an sich würde eine Hürde zur Spiritualität darstellen. Im Gegensatz zu uralten Kulturen mit Archetypen, die Sexualität als eine Seite der göttlichen Liebe verehrten, hält unsere moderne Kultur sexuelle Liebe für spirituell weniger wertvoll als göttliche Liebe. Ein Beispiel dafür ist die Heilige/Hure-Dichotomie, die Frauen entweder als sexuell oder spirituell polarisiert. Vielleicht bist du so erzogen zu glauben, Sexualität sei das Gegenteil von Spiritualität. Doch stell dir vor, wie du dich und deine Sexualität wahrnehmen würdest, wenn du gelernt hättest, dass sie heilig ist. Wenn du glaubst, dich zwischen beiden entscheiden zu müssen, kann ich dir versichern, dass du die sexuelle Natur deines animalischen Wesens hochschätzen und trotzdem eine spirituelle Frau sein kannst.

Viele Religionen und spirituelle Praktiken versprechen eine tiefschürfende Erfahrung göttlicher Vereinigung, in der dir bewusst wird, dass alles lebt und miteinander verbunden ist und dass du Teil des Netzwerkes des Lebens bist. Doch viele von ihnen raten nicht zu heiliger Sexualität als dem einfachsten Weg, um göttliche Vereinigung zu erfahren. Auch wenn es möglich ist, diese Erfahrung durch Gesang, Fasten, Beten oder Meditation zu machen, ist der sexuelle Weg der einfachere. „Bei wirklich gutem Sex – und nicht nur einem ‚genitalen Niesen und dem Loslassen von Entspannung' erlebst du, eins mit allem Leben zu sein. Das ist die Art von Erfahrung, die die meisten Leute für spirituell ansehen", sagt Sheri Winston, eine Expertin von ganzheitlicher Sexualität. Das Erlebnis von Freude und Ekstase ist naturgemäß heilig. Wenn wir uns in einem erweiterten Zustand der Freude befinden, in dem wir nicht wissen, wo wir enden und wo das Universum anfängt, machen wir eine direkte Erfahrung mit dem Göttlichen. Das ist der Grund, warum so viele Religionen Sex kritisch sehen; sie wollen nicht, dass die Menschen eine unmittelbare Erfahrung mit dem Göttlichen machen.

ÜBUNG
ROCK DIE KAMERA.

Offensichtlich mögen Frauen, die Probleme mit ihrem „Gewicht" haben, zwei ganz normale Dinge nicht: den Spiegel und die Kamera. Ich höre ständig von ihnen: „Ich finde, ich sehe gar nicht so schlecht aus – bis ich Fotos von mir sehe. Dann bin ich geschockt." Womöglich willst du auch erst abnehmen, bevor du dich der Linse eines Fotoapparats präsentierst, doch wie immer bei der Methode des Schlankwerdens durch Lebensfreude ist es von Vorteil, es genau andersherum zu machen. Wenn du lernst, dich deiner vorhandenen Schönheit hinzugeben und dich zu entspannen, löst das die Entspannungsreaktion aus, die die Pfunde purzeln lässt.

Wie kannst du also vor der Kamera rocken, wenn du mit deinem Äußeren unzufrieden bist? Wir wollen mit einem Blick auf eine zentrale hinduistische Vorstellung, die als *darshan* bekannt ist, beginnen. *Darshan*, was sich ungefähr mit „Vision des Göttlichen" übersetzen lässt, ist, wenn ein Gläubiger eines hinduistischen Gottes oder einer hinduistischen Göttin einen Tempel oder Schrein betritt, um buchstäblich das Göttliche zu sehen. In *darshan* steckt die Bedeutung, dass man nicht auf eine Statue oder ein Gemälde des Gottes oder der Göttin blickt, sondern stattdessen das echte Göttliche sieht. Doch das ist noch nicht alles. Du siehst nicht nur das Göttliche, sondern das Göttliche sieht auch dich!

Was wäre, wenn ein Foto eine Gelegenheit für *darshan* bieten würde? Was wäre, wenn ein anderer beim Betrachten deines Bildes die Erfahrung machen könnte, das göttliche Weibliche in all seiner Pracht zu sehen, und derjenige sich gleichzeitig so fühlen könnte, als würde auch er gesehen? Das ist die Kraft, die in jeder Fotografie steckt. Wenn du glaubst, deine Fotos würden nur dazu dienen, deine Figur zu katalogisieren, dann wären sie kaum eine Inspiration. Lass dein Bild stattdessen die reich geschmückte Leinwand der Frau sein, die du bist – lebendig, gefühlvoll und perfekt unperfekt.

„Aber was ist mit meiner Figur?", fragst du jetzt vielleicht entsetzt. „So sehe ich nicht gut aus! Verstehst du das denn nicht?" Ich möchte dich dazu ermutigen, stolz auf deine Lebensreise zu sein und der Kamera das zu zeigen. Sende eine Botschaft strahlender Schönheit aus, indem du in deinem Körper geerdet bleibst, während die Fotos gemacht werden. Das bedeutet, dass du bei deinen Sinnen und den Gefühlen im Herzen bleiben musst, statt zu versuchen, sie zu kontrollieren oder zu verdrängen. Schwimme mit dem Strom und fühle alles, was sich ergibt. Strahle Lebendigkeit und deinen persönlichen Zauber durch deine Augen aus. Wenn du deine Lebendigkeit und deine persönliche Anziehungskraft ausstrahlst, wird auch deine Lebensfreude zunehmen, was wiederum dein Selbstbewusstsein stärkt. Wenn du dich selbst und dein animalisches Wesen bedingungslos liebst, bist du glücklicher und entspannter und schaffst dadurch die perfekten Bedingungen für das dauerhafte Schlankwerden durch Lebensfreude.

WELCHEN BEITRAG DEIN SEXAPPEAL LEISTET

Wenn du mit deiner Freude und Begeisterung in direkter Verbindung stehst, bist du nicht nur lebendiger, sondern hast auch Zugang zu den Gehirnteilen, die dich mutig machen, dein Selbstvertrauen stärken, deine Kreativität erhöhen und dich in jedem Lebensbereich optimal funktionieren lassen. Dann bist du nicht nur in sexueller Hinsicht, sondern als ganzes Wesen angetörnt.

Eine Frau, die auf tiefe Weise mit ihrer Sexualität verbunden ist, ist befähigter, einen Beitrag zur Gesellschaft zu leisten. Jede Frau, der ich jemals begegnet bin und die mit ihrer Sexualität tief verbunden ist, wird lebendiger, interessierter und inspirierter, etwas Großes für die Welt zu tun. Die natürliche sexuelle Energie, die du ausströmst, indem du einfach du bist, ist heilig. Sie ist ein Beitrag und ein Geschenk.

Auf der Grundlage, wie unser Säugetierhirn funktioniert, werden wir stark von den Stimmungen anderer beeinflusst. Wenn jemand sich elend fühlt, spüren wir es alle. Wenn eine Frau also vom Leben angetörnt ist und den Fluss ihrer natürlichen sexuellen Energie genießt, fühlt jeder, der mit ihr in Kontakt steht, die positive Energie. Wenn du von sexueller Scham frei bist, fühlen sich andere in deiner Gegenwart befreit. Es ist, als würde das Gewicht der ganzen Welt leichter, und so kann sich jeder an seiner erotischen Unschuld erfreuen. Auf diese Weise kann deine sexuelle Energie das Bewusstsein anderer für Freude und alle Heilwirkungen, die sie mit sich bringt, erhöhen.

„Eines der schönsten Dinge am Leben ist,
dass wir regelmäßig mit dem, was wir gerade tun,
aufhören und unsere Aufmerksamkeit dem Essen widmen müssen."

LUCIANO PAVAROTTI

8

ESSEN MIT FREUDE: NÄHRE DEIN ANIMALISCHES WESEN

Wenn ich darüber spreche, dass Essen genussvoll ist, beziehe ich mich nicht nur auf deine Geschmacksnerven, sondern auch darauf, wie Essen sich auf deinen ganzen Körper auswirkt. Wenn du so über Essen denkst, wirst du noch mehr als nur seinen Geschmack wahrnehmen. Du wirst zum Beispiel bemerken, ob sich dein animalisches Wesen nach dem Verzehr bestimmter Lebensmittel gestärkt und wacher fühlt oder müde und abgestumpft. Wenn du auf zusätzliche Wahrnehmungen wie diese achtest, wird dich das dazu bringen, die richtige Nahrung in den richtigen Mengen zu essen.

Für meine Klientin Megan war Essen das Objekt einer Liebe-Hass-Beziehung geworden. Einerseits war Essen ihr Freund und eine Quelle des Trosts, wenn sie am Ende eines langen Arbeitstags alleine war. Andererseits verfluchte sie es als Ursache ihres peinlichen Übergewichts. Megan arbeitete in der New Yorker Modebranche, wo es schien, als würden alle Frauen in ihrem Büro danach streben, wie Fotomodelle auszusehen. Ihre Vorstellung davon, was ein gesundes Mittagessen ist, war ein Salat und eine Zigarette.

Megan glaubte, nicht alles essen zu können, was ihr schmeckt, wenn sie abnehmen wollte. Sie dachte, sie müsste die Disziplin aufbringen, Lebensmittel, die sie liebt, einzuschränken oder ganz darauf zu verzichten. Als sie mich aufsuchte, hatte sie fünfzehn Pfund zugenommen, war nervös und depressiv und glaubte allmählich, alle Nahrungsmittel seien ihr Feind. Wie Megan glaubst vielleicht auch du, dass du nicht essen kannst, was du magst, wenn du jemals abnehmen willst, aber das stimmt einfach nicht. Du kannst essen, was du willst und so viel du willst. Das Geheimnis daran ist, dass es wichtiger ist, darauf zu hören, was dein animalisches Wesen will, und sich danach zu richten, statt nach dem, was dein Verstand denkt, essen zu wollen oder zu müssen.

Der Autor von *Transformational Weight Loss*, Charles Eisenstein, sagt: „Du kannst nicht deinen Verstand anwenden, um die Gelüste deines Körpers herauszufinden", und ich gebe ihm völlig recht. Dein animalisches Wesen spricht seine eigene Sprache. Wenn du ihm zuhörst und wirklich bereit bist, dich von ihm leiten zu lassen, wirst du feststellen, dass es weiß, was du wann essen solltest und wie viel du essen solltest. Es wird mit dir durch körperliche Wahrnehmungen und Gefühle kommunizieren. Die Aufgabe deines Verstands ist, präsent zu bleiben und sich Bissen um Bissen dieser Körperwahrnehmungen bewusst zu sein.

Als ich noch Probleme mit dem Essen und Gewicht hatte, aß ich, bis ich satt oder unangenehm voll war. Oft hörte ich erst dann auf, wenn ich mich in einem Essenskoma befand. Damals war mir nicht bewusst, dass ein solches Essverhalten den Körper zwingt, mehr Stoffwechselenergie für die Verdauung aufzuwenden. Er muss mehr Sauerstoff und Blut in die Verdauungsorgane befördern, und ein Teil dieses Extrablutflusses kommt vom Kopf. Das ist der Grund, warum wir uns müde und schlapp fühlen, wenn wir zu viel oder so viel gegessen haben, dass wir uns satt fühlen. Das animalische Wesen will sich jedoch nicht so fühlen. Es wäre lieber wach, munter und voller Energie, um die anderen Aktivitäten im Leben genießen zu können.

ESSEN MIT FREUDE IST NÄHRENDES ESSEN

Als ich in Indien lebte und immer noch mit einer schmerzhaften Beziehung zum Essen zu kämpfen hatte, tröstete es mich, von Annapurna, der Göttin des Essens, Kochens und der Nährung, zu erfahren. Sobald ich von ihrer Existenz wusste, bemerkte ich, dass überall Bilder von ihr hingen: an den Wänden von Küchen und Restaurants. Manchmal stand ihr Name auch über dem Kücheneingang. Damals war Essen für mich so mit Schmerz und Scham verbunden, dass es sehr heilend war, von einer Göttin, die den himmlischen Aspekt nährender Fürsorge symbolisierte, zu hören.

In dieser Zeit fielen mir auch einige Schriften von Amma, einer indischen Weisen, die als „die umarmende Mutter" bekannt ist, in die Hände. Ich wurde auf ihren Segen der Speisen aufmerksam: „Möge ich mich so ernähren, als würde ich das Göttliche in mir ernähren." Die Botschaft dieses Segens war ganz und gar nicht das, was ich tat. Statt das Göttliche in mir zu nähren, hatte ich das Gefühl, als würde ich ein schändliches Biest füttern, das im Dunkeln meiner selbst lebte. Ich war so voller Selbsthass und Scham, dass jede Gelegenheit zu essen eine weitere Gelegenheit war, mich selbst zu hassen. Ich stopfte das Essen schnell, wütend und unbewusst in mich hinein – ganz und gar nicht angemessen für ein göttliches Wesen. Ein neues Bewusstsein für mein Essverhalten begann, als ich anfing, Ammas Segen vor dem Essen anzuwenden. Heute wende ich diesen Segen immer noch an. Diese Veränderung führte zu Verbesserungen meiner Erfahrungen mit dem Essen. Der Segen half mir, Nahrung als eine Quelle von Nährstoffen statt Scham zu sehen.

Das Begreifen, dass wir essen, um uns zu nähren und zu ernähren, ist ein weiteres Geheimnis des Schlankwerdens durch Lebensfreude, da unser animalisches Wesen vor allem genährt und nicht überfüttert werden will. Und auch wenn frische, nährstoffreiche Lebensmittel technisch gesehen den größten Nährwert haben, kann jede Mahlzeit nährender werden, wenn du dich mit der Absicht, genährt zu werden, an den Tisch setzt. Unabhängig davon, ob du an einer Veranstaltung teilnimmst, bei der keines der Speisen, die dein animalisches Wesen bevorzugt, serviert werden, oder ob du dich selbst entscheidest, weniger gesunde Speisen zu essen – das Essen an sich macht nur die Hälfte einer nährenden Mahlzeit aus. Die andere Hälfte kommt von deiner Absicht, von der Speise genährt zu werden. Das bedeutet, bei der Sache zu sein und ein gutes Gefühl beim Essen zu haben. Diese bewusste Praktik hilft dir auch, das schlechte Gewissen wegen bestimmter Speisen, die du isst, loszuwerden. Stattdessen isst du sie mit Freude.

TIPP

Nimm an einem altehrwürdigen Ritual teil, das den Genuss von Schokolade erhöht. Halte dir als Erstes ein Stück hochwertiger Schokolade vor die Nase. Schließe die Augen und atme das Aroma ein. Stecke die Schokolade dann mit geschlossenen Augen in den Mund und lass sie auf der Zunge zergehen, statt sie zu kauen.

ENTWICKLE DIE RICHTIGE BEZIEHUNG ZUM ESSEN

Ich ermutige dich, eine persönliche Beziehung zum Essen aufzubauen, die schon als die intimste Beziehung überhaupt beschrieben wurde, weil Essen, nachdem es in deinen Körper gelangt, all deine Zellen, die Organe und das Körpergewebe unterstützt, was wiederum dein Körpergefühl sowie auch deine Gedanken und Emotionen unterstützt. Der Eintritt von Nahrung in deinen Körper sollte tatsächlich ein heiliges Erlebnis sein. Fange daher damit an, Essen als einen geschätzten Freund anzusehen, und lass dein animalisches Wesen die wichtige Erfahrung, nährende Speisen zu essen, genießen.

Die Rolle deines Verstands ist die des Versorgers, der darauf achtet, die hochwertigsten Nahrungsmittel für dein animalisches Wesen zu besorgen. Wenn du Lebensmittel mit geringen Nährstoffen isst, stellst du womöglich fest, dass es ein Verlangen nach mehr Substanz hat. Um seine Bedürfnisse zu befriedigen, musst du die Qualität deiner Mahlzeiten verbessern. Verwende, wann immer es möglich ist, Biogrundnahrungsmittel aus der Region; das sind im Allgemeinen nicht abgepackte Lebensmittel, die man normalerweise in Bioläden findet. Frisches Obst und Gemüse der Saison, mageres Fleisch und Geflügel (im Idealfall freilaufende Weidetiere und Hühner), frischen

Fisch, Vollkornprodukte, Bohnen, Nüsse und Körner sowie frische Milchprodukte sind alles gesunde Nahrungsmittel. Wenn du qualitativ hochwertigere Lebensmittel kaufst, wirst du auf natürliche Weise abnehmen.

Eine der Ironien der westlichen Welt ist, dass wir unterernährt und gleichzeitig übergewichtig sein können. Das zu erfahren schockierte mich. Ich hatte gedacht, wenn man (in diesem Fall ich) übergewichtig ist, ist man auch überernährt. Doch wie sich herausstellt, kann übermäßiger Verzehr kalorienreicher Fertigprodukte verursachen, dass wir mehr Nährstoffe ausscheiden, als wir aufnehmen. Du hast wahrscheinlich den Begriff leere Kalorien schon mal gehört. Sie beziehen sich auf Nahrungsmittel, die hauptsächlich aus Zucker, Weißmehl und qualitativ schlechten Ölen hergestellt werden und keinen Nährwert haben. Es gibt jedoch noch eine düsterere Dynamik. Deshalb nenne ich Lebensmittel mit niedrigem Nährstoffgehalt nicht leere Kalorien, sondern „raubende Kalorien", weil sie dein animalisches Wesen der Nährstoffreserven berauben, die es reserviert hat, um sie zu verdauen. Wenn seine Nährstoffressourcen gering sind, fehlt deinem Körper das korrekte Hormongleichgewicht, das Gewichtsabnahme, eine gute Stimmung, gesunden Schlaf und sexuelle Gesundheit und generell Vitalität fördert. Du kannst deinem Körper nicht schlechte Nahrung zuführen und erwarten, dass er vor Gesundheit strotzt. Wenn du übergewichtig und unterernährt bist, kannst du deinen Körper mit Lebensmitteln, die einen hohen Nährstoffgehalt haben, wieder aufpäppeln. Wenn du anfängst, frischere, gesündere Nahrungsmittel zu essen, wirst du sofort einen Unterschied feststellen.

Dein animalisches Wesen ist für eine „faktenreiche Diät" nicht geschaffen. Es braucht nicht mit widersprüchlichen Ernährungsinformationen vollgestopft zu werden. Jeden Tag werden wir mit Informationen, welche Lebensmittel wir zu uns nehmen sollen und welche wir vermeiden sollen und wie viel zu viel oder nicht genug ist, überschüttet. Wenn zu viele Informationen dich verunsichern, handelst du nicht mehr im Interesse deines animalischen Wesens. Deshalb konzentriere ich mich einfach nur auf hochwertige Nahrungsmittel und nicht auf detaillierte Vorgaben. Iss das, worauf dein animalisches Wesen Appetit hat; dann wird es den Gewichtsverlust unterstützen. Egal, was die Experten sagen: Die tiefere Weisheit deines animalischen Wesens, die dir im Zustand der Entspannung zugänglich wird, hat immer das letzte Wort.

Zum Beispiel hat sich dein animalisches Wesen zum Allesfresser entwickelt, lange bevor es Veganer und Vegetarier gab. Meiner Erfahrung nach ist es nicht nur weniger befriedigend und genussvoll, Fleisch und Fisch von unserer Speisekarte zu streichen, sondern unser Körper ist auch nicht dafür geschaffen. Als Jugendliche war ich bis Mitte zwanzig sieben Jahre lang Vegetarierin und dachte, ich würde damit das Richtige für meinen Körper und Mutter Erde tun. Anfangs gab es mir mehr Energie; die neue Essweise wirkte wie eine Entgiftung. Doch mit der Zeit verschwand die Energie, und ich schlug mich mit Heißhunger auf Süßes, Müdigkeit und Gewichtszunahme herum. Trotzdem hielt ich an dem vegetarischen Dogma fest: Mein Verstand war überzeugt, dass ich das Beste tat. Erst als ich mit anderen im Ernährungsunterricht über die Pros und Contras von vegetarischer und omnivorischer Ernährung diskutierte, schlugen einige Kommilitonen mir vor, es wieder einmal mit Fleischessen zu versuchen. Ich nahm die Herausforderung an und kaufte hochwertiges Fleisch im Bioladen. Zu meiner großen Überraschung ging es mir sofort besser. Am nächsten Morgen erwachte ich, noch bevor der Wecker klingelte, und hatte mehr Energie als in den ganzen letzten Jahren. Da begriff ich, dass die Bedürfnisse meines animalischen Wesens nicht „politisch korrekt" sind. Ich hatte nicht darauf gehört, worum es mich immer wieder gebeten hatte, weil ich überzeugt gewesen war, dass mein Verstand es besser wüsste. Doch als ich ihm das gab, was es brauchte – was eine ganze Reihe von Proteinen, Kohlenhydraten und gesunden Fetten ist, wie sich herausstellte –, fühlte ich mich körperlich wieder besser und nahm schließlich zehn Kilo ab. Wenn du Veganerin oder Vegetarierin bist und trotzdem noch mit deinem Gewicht und Heißhunger zu kämpfen hast, möchte ich dich dazu ermutigen, deine philosophische Sichtweise beiseitezulegen und – mit einer positiven Einstellung zu Genuss – mit hochwertigen tierischen Eiweißen zu experimentieren, um zu sehen, wie dein Körper darauf reagiert.

Der Akt des Essens löst chemische Genussstoffe aus: Egal, was du isst, solange es dir schmeckt, wirst du Endorphine ausschütten, die dich gutfühlen lassen. Vergiss nicht, dass jedes freudige Erlebnis deinen Stoffwechsel ankurbelt. Das bedeutet, dass auch Platz für Nachtisch und sogar raffinierte Speisen ist. Menschen sind Allesesser. Wir sind dazu geschaffen, die ganze Vielfalt an Nahrungsmitteln, einschließlich Süßem und Fetten, vor denen so viele von uns gewarnt wurden, zu verzehren. Tatsächlich enthalten die Nahrungsmittel, die die stärkste Endorphinreaktion auslösen, typischerweise 50 Prozent Fett und 50 Prozent Zucker – Eis und Schokolade gehören in diese Kategorie. Doch wenn du viele verschiedene, gesunde Lebensmittel in deine Ernährung mit einbaust und darauf achtest, beim Essen das Maximum an Genuss herauszuholen, wirst du feststellen, dass auch die gesündesten Nahrungsmittel genauso gut schmecken.

Die Psychologin Alia Crum führte ein Experiment durch, das dies bestätigt. Sie wollte wissen, ob die Art und Weise, wie man über Essen denkt, die körperliche Reaktion verändert. Dafür mixte Crum einen Milchshake, den sie in zwei Krüge mit verschiedenen Aufklebern füllte. Der eine Krug war als fettfreies, ungesüßtes Getränk mit 140 Kalorien pro Portion und der andere als reichhaltiges Dessertgetränk mit 620 Kalorien pro Portion ausgezeichnet. In Wahrheit enthielt jede Portion Milchshake 300 Kalorien. Wie Crum feststellte, waren die Testpersonen nach dem Trinken des angeblich reichhaltigen Milchshakes zufriedener und satter als die Personen, die das angeblich kalorienarme Milchgetränk konsumiert hatten. Ihre Untersuchung zeigt, wie mächtig der Verstand ist: Unsere Überzeugungen haben einen starken Einfluss auf die Stoffwechselreaktion. Für das Schlankwerden durch Lebensfreude bedeutet das, dass dein Körper weniger gesättigt wird, wenn du glaubst, deine Speise sei nur funktional und nicht wirklich lecker. Dann wirst du schneller wieder hungrig sein und dich wieder auf die Suche nach Nahrung machen. Doch wenn du glaubst, dass dein Essen ein echter Genuss ist, egal, wie gesund es ist, wird es dich vollkommen befriedigen.

Essen soll nähren und keine Bestrafung, Stress oder Quelle der Scham sein. Deswegen will ich, dass du jede Mahlzeit genießt. Akzeptiere, dass dein Körper dazu gemacht wurde, Fette und Süßes zu genießen, und lass das schlechte Gewissen los, das für das Abnehmen buchstäblich Gift ist. Was dir Freude bereitet, ist niemals etwas Schlechtes, wenn es in vernünftigen Mengen gegessen wird, die von deinem animalischen Wesen festgelegt werden. Das Ziel des Schlankwerdens durch Lebensfreude ist, eine natürliche Beziehung zu allen Arten von Nahrungsmitteln herzustellen, damit du merkst, was du jetzt essen willst, und damit Essen weder zur Besessenheit noch zu einem Nachgedanken wird.

ÜBUNG
KONZENTRIERE DICH AUF DEINE LIEBLINGSSPEISEN.

Schreibe alle Speisen auf, die du besonders gerne isst, auch wenn sie nicht „gut“ für dich sind. Mache dann eine zweite Liste mit den Speisen, die dir schmecken und die „gut“ für dich sind. Nimm die Lebensmittel auf diesen beiden Listen als Grundlage für deine Wocheneinkaufsliste. Verschwende kein Geld auf Diätessen, das dir nicht schmeckt, und verbiete dir nicht die Speisen, die dir Genuss bringen. Sorge nur dafür, dass alles, was du isst, Dinge sind, die dein animalisches Wesen wirklich möchte.

DEINE INNERE ÖKOLOGIE UND DIE ANGST VOR ESSEN

Die meisten Frauen, die mit Übergewicht kämpfen, haben Angst davor, dass ihr Appetit zu groß sei. Sie fürchten sich davor, zu viel zu wollen und zu essen. Tatsache ist, dass dein Appetit deinem Stoffwechsel angemessen ist. Wenn du also wirklich Hunger hast, wirst du die Stoffwechselenergie haben, die Mahlzeiten, die du isst, zu verdauen und zu verwerten.

Frauen, die Appetitzügler einnehmen, um ihren Hunger zu unterdrücken, unterdrücken unbeabsichtigt damit auch ihren Stoffwechsel. Du kannst nicht deinen Appetit unterdrücken, ohne deinen Stoffwechsel zu unterdrücken. Diese Vorgehensweise behindert Schlankwerden durch Lebensfreude. Aus diesem Grund tust du dir keinen Gefallen in Bezug auf Gewichtsabnahme, wenn du das Mittagessen ausfallen lässt und deinen Appetit stattdessen mit einer Tasse Kaffee zu stillen versuchst. Wenn du also spürst, dass du Appetit bekommst, rate ich dir, deine Denkweise zu ändern, statt zuzulassen, dass dein Appetit die Angst vor übermäßigem Essen auslöst. Dieses Körpergefühl ist ein positives Anzeichen für deinen Stoffwechsel, auf das du mit Respekt und Aufmerksamkeit reagieren solltest. Nur wenn du dich deines Appetits schämst und beim Essen nicht völlig präsent bist, wirst du wahrscheinlich zu viel essen. Wenn du auf deinen wahren Appetit achtest, kannst du so viel essen, wie du willst.

Es ist faszinierend zu erfahren, dass unsere Angst vor Essen uns tatsächlich zunehmen lassen kann, noch bevor wir überhaupt essen. Sagen wir mal, du gehst an einer Eisdiele vorbei und denkst: „Ich liebe Eiscreme und würde jetzt zu gerne ein Eis essen. Aber ich lasse es besser bleiben, weil es dick macht." Allein der Gedanke „Ich will es, aber ich kann es nicht haben" ruft im Körper Stress hervor, was dich zunehmen lassen kann. Daher ist es möglich, dass du dich in einen Zustand versetzt, der Gewichtsabnahme verhindert, ohne überhaupt einen Bissen gegessen zu haben.

Befürchte nicht, dass dein Appetit dich in den Ruin treiben wird. Dein Appetit ist deine persönliche Metapher für alles im Leben: deinen Appetit auf Sex, auf Liebe und auf Freiheit. Wenn du deinen Appetit mit Freude annimmst, gibst du dir damit das Recht, das zu wollen, was du willst. Schließe einen Pakt mit deinem animalischen Wesen, dass du es nie mehr hungern lassen wirst.

Vielleicht bemerkst du auch, dass sich dein Appetit zu verschiedenen Zeiten im Monat und Jahr verändert. Das ist ganz normal. In der kalten Jahreszeit will dein animalisches Wesen mehr essen und wärmere, schwerere Mahlzeiten bevorzugen. In der warmen Jahreszeit hast du eher Appetit auf leichtere Rohkost und Speisen, die abkühlen. Wenn du darauf achtest und deine Neugier aufrechterhältst, werden die Gelüste deines animalischen Wesens dir zeigen, wann du die Auswahl der Mahlzeiten anpassen musst.

TIPP

In meinen Freudecamps lehre ich die Teilnehmer, wie sie ihren Riech-, Geschmacks- und Tastsinn zum Erwecken bringen können, indem ich sie dazu bringe, mit verbundenen Augen zu essen. Experimentiere damit, deine Lieblingssnacks oder sogar eine ganze Mahlzeit auf diese Weise zu verzehren. Es könnte dich überraschen, wie viel Genuss du daraus erzielst.

HUNGER IST EIN SPIEL DER GEFÜHLE

Früher hatte ich einen Horror vor dem Gefühl, richtig hungrig zu werden – und daher aß ich im Voraus, um dem Hungergefühl zuvorzukommen. Andere Frauen haben mir erzählt, dass es ihnen genauso geht: Das Hungergefühl löst Angst aus. In Kapitel 5 untersuchten wir Körpergefühle, die Bedeutungen, die wir ihnen geben und wie Gefühle Überzeugungen auslösen. Die am weitesten verbreitete Überzeugung, die durch das Hungergefühl verursacht wird, ist die Angst vor Mangel, eine Angst, nicht genug zu haben oder zu sein. Die dahinter liegende Angst vor Mangel kann sich auf alles beziehen – auf Geld, Liebe, Glück, auf alles, was mit Hungrigsein verbunden sein kann. Wenn du befürchtest, dass es nicht genug zu essen gibt, kannst du dich nicht im natürlichen Appetit deines animalischen Wesens entspannen, da du dann gestresst bist und dein Körper die potenzielle Gefahr vermeidet, indem er Vorrat ansammelt. In diesem Fall hat übermäßiges Essen nichts mit Nahrung, sondern mit dem tieferen Glauben, nicht genug zu haben oder zu sein, zu tun, und übermäßiges Essen muss auf dieser Ebene angegangen werden. (Schau dir noch einmal Kapitel 6 an, falls du dieses Problem hast.)

Über die Jahre habe ich gemerkt, dass ich mittlerweile Hunger tolerieren kann, ohne eine Stressreaktion auszulösen oder mich mit ihr auseinanderzusetzen, indem ich sofort etwas esse. Ich ignoriere den Hunger nicht, sondern nehme ihn zur Kenntnis und sage meinem animalischen Wesen: „Ich weiß, dass du Hunger hast. Ich ignoriere dich nicht, sondern lasse zu, dass dein Appetit stärker wird. Dann werden wir essen." Wenn mein Hunger eine gewisse Schwelle überschritten hat, weiß ich, dass ich mein animalisches Wesen füttern muss.

Die Kleidergröße meiner Klientin Dominique veränderte sich von Größe 40 zu Größe 34, nachdem ich ihr beigebracht hatte, ihren Hunger zu honorieren und ihr animalisches Wesen zu respektieren. Sie war die Chefin der Buchhaltungsabteilung einer Baufirma und häufig die einzige Frau auf den Baustellen. Die Männer tranken Kaffee, aßen Donuts und machten keine Mittagspause, um eine richtige Mahlzeit zu essen, und sie verspürte den Druck, es ihnen gleichzutun. Durch unsere Zusammenarbeit lernte sie, den Männern zu sagen: „Dieses Tier braucht etwas zu essen" und die Baustelle zu verlassen, um sich eine richtige Mahlzeit zu suchen. „Als ich es so ausdrückte, respektierten alle meine Entscheidung, und keiner machte einen dummen Kommentar“, berichtete sie stolz.

GENUSSVOLLE ESSPRAKTIK 8
ATME BEIM ESSEN DURCH.

Atme beim Essen bewusst durch die Nase und genieße die Mahlzeit in einer entspannten Geschwindigkeit. Ich kann nicht genug betonen, wie wirksam bewusstes Atmen beim Kauen ist, um deine Beziehung zum Essen total zu ändern. Wenn du bisher wie ich mit emotionalem Essen zu kämpfen hattest, könnte diese einfache Technik dich zwar skeptisch machen, doch ich kann dir versichern, dass sie besser als alles andere, was ich kenne, funktioniert.

Wenn du beständig darauf achtest, tief durchzuatmen und beim Essen präsent zu bleiben, wirst du dich mehr entspannen, und je entspannter du bist, umso empfänglicher für Genuss wirst du. Es mag sich anfangs komisch anfühlen, so, als würdest du versuchen, dir gleichzeitig den Bauch zu reiben und den Kopf zu tätscheln, aber du wirst dich rasch daran gewöhnen. Die Folge ist, dass du nicht länger Essen brauchst, um dich zu entspannen.

Lege alle paar Minuten die Gabel beiseite und mache eine kleine Atem- und Entspannungspause. Befrage dein animalisches Wesen und vergewissere dich, dass du noch Hunger hast. Hör auf zu kauen und atme weiterhin tief ein und aus, während du die Aromen des Essens genießt und dich entspannst.

Das bewusste Atmen zu kultivieren kann alles, was du tust, fördern. Wenn du zum Beispiel bei sinnlichen oder sexuellen Handlungen bewusst atmest, öffnet dies das Tor zu höheren Ebenen des Genießens oder der Lust.

EINE WAHRHEIT ÜBER HEISSHUNGER

Du glaubst, bestimmte Speisen hätten Macht über dich, aber das tun sie nicht. In Wahrheit bist du diejenige, die die Macht besitzt. Bei manchen Leuten lösen bestimmte Nahrungsmittel Essensgelüste aus – zum Beispiel: „Wenn ich nur einen Löffel Eis esse, werde ich die ganze Familienpackung essen wollen." Wenn es dir hilft, bestimmte Lebensmittel erst gar nicht einzukaufen, dann tue das, aber vergiss nicht, dass das ultimative Ziel ist, sich mit dem zu verbinden, was dein animalisches Wesen wirklich nährt, und ihm zu vertrauen, dich so zu lenken, dass du richtige Entscheidungen triffst. Es gab eine Zeit, in der ich nicht eine Nacht lang Schokolade im Haus haben konnte, ohne sie zu verschlingen. Heute kann ich eine Tafel Schokolade wochenlang im Küchenschrank aufbewahren, da ich sie stückweise genieße.

Wenn du die Methode des Schlankwerdens durch Lebensfreude befolgst, suchst du nicht nach Lebensmitteln mit wenig oder gar keinem Fettgehalt, weil du abnehmen willst. Essen mit wenig Fett ist nichts als ein Modetrend, der deine Gesundheit stark schädigen kann, wenn du auf ihn hereinfällst. In typischen Produkten mit wenig oder keinem Fettgehalt wird das Fett entfernt und dann durch Zucker ersetzt, was diese Lebensmittel ungesund für dein animalisches Wesen macht. Es gibt nichts Schädlicheres für den weiblichen Körper als eine fettfreie Schlankheitsdiät. Wenn du eine solche Diät schon mal gemacht hast, weißt du, wie elend du dich gefühlt hast: Stimmungsschwankungen, Gereiztheit, Depressionen, Heißhunger, wenig Energie, trockene oder fettige Haut, Verstopfung, schlechte Verdauung und – du hast richtig geraten – Gewichtszunahme statt Gewichtsreduzierung. Deinem animalischen Wesen Fett vorzuenthalten hilft nicht, deinen Stoffwechsel effizienter zu machen, was für das nachhaltige Schlankwerden durch Lebensfreude maßgebend ist.

Wenn du feststellst, dass du einen Heißhunger auf Fettiges hast, dann ist das, weil Fett wie Zucker uns starke Glücksgefühle in Form von Endorphinen beschert. Du gierst nach Fett, weil es dir schmeckt. Ich vermute, dass sich in manchen Fällen hinter Gelüsten nach Fett Sinnlichkeit verbirgt, so wie bei Amelia, die einen Heißhunger auf Schokoladenkuchen, Milchshakes und Pommes hatte, obwohl sie sich in Wirklichkeit nach einer sinnlichen körperlichen Beziehung sehnte. Dein animalisches Wesen verlangt vielleicht nach etwas Luxuriösem und Reichhaltigem, was aber nicht unbedingt Essen sein muss. Ein köstlich riechendes Duftöl, mit dem du dir die Haut einreibst – oder das dir jemand anderes einmassiert – kann eines der angenehmsten und entspannendsten Erfahrungen sein. Der perfekte Zeitpunkt dafür ist, wenn du gerade aus der Dusche kommst und du dich am Ende des Tages vor dem Einschlafen verwöhnst oder wenn du eine professionelle Massage bekommst. Wenn Frauen öfters den Körper mit Ölen einreiben würden oder einmassiert bekämen, gäbe es weniger Frauen, die übermäßige Gelüste auf fettiges Essen wie Kartoffelchips und Pommes hätten, weil dadurch die Lustquote ihres animalischen Wesens befriedigt würde.

Manchmal steckt hinter Heißhunger auf Essen – vor allem auf Süßes – auch Durst. Der menschliche Körper besteht zu fast 60 Prozent aus Wasser, und unser Körper reagiert empfindlich auf Wassermangel. Wenn du dein Bedürfnis nach frischem Trinkwasser einzuschätzen lernst, wirst du wissen, dass du bei Hungergelüsten vielleicht deinem animalischen Wesen erst ein Glas Wasser anbieten solltest, bevor du den Schokoriegel verschlingst. Ich empfehle dir, dir eine Wasserflasche in einer Form und Farbe nach deinem Geschmack anzuschaffen, die du überallhin mitnehmen und immer wieder verwenden kannst. Für ein glückliches animalisches Wesen ist es wichtig, es sich zur Gewohnheit zu machen, genügend zu trinken.

Zuckergelüste beschränken sich nicht nur auf Süßigkeiten, sondern können auch Backwaren und andere Weizenprodukte – vor allem solche, die mit weißem Mehl hergestellt sind, mit einbeziehen. Wenn du von Weißmehlprodukten, wie zum Beispiel Brot und Pasta, zu Vollkornprodukten oder noch besser zu Lebensmitteln mit ganzen Körnern wechselst, wird das deinen Blutzuckerspiegel stabilisieren, was den Heißhunger eindämmen kann. Manche Frauen stellen fest, dass glutenfreie Getreideprodukte ihrem Körper am besten bekommen; ohne Gluten fühlen sie sich leichter und haben mehr Energie. Manche Leute greifen zu den uralten Getreidesorten, die weniger verarbeitet sind als Weizen, wie zum Beispiel Amaranth, Buchweizen, Kamut, Hirse, Quinoa und Dinkel. Andere fühlen sich ohne oder mit nur wenig Getreide in der Ernährung besser; sie schränken sich nicht ein, sondern reagieren nur darauf, wie sich ihr animalisches Wesen fühlt. Experimentiere mit einer oder mehreren Getreide- und Körneralternativen und finde heraus, was dir am meisten beim Schlankwerden durch Lebensfreude hilft.

Verstand und Körper müssen zusammenarbeiten, um Heißhungerattacken zu überwinden. Hunger auf Salz könnte beispielsweise ein Hinweis auf den Bedarf an Spurenelementen sein, die sich einst im Meersalz befanden. Dein animalisches Wesen kann nicht „Ich brauche Jod“ sagen; daher lässt es dich durch seine Gelüste wissen, dass es Salz braucht, um Jod zu bekommen. Heutzutage enthält gewöhnliches Speisesalz jedoch keine Spurenelemente mehr; daher befriedigen salzige Chips oder extra viel Speisesalz im Essen den Hunger auf Nährstoffe nicht. Stattdessen wirst du merken, dass du gezwungen bist, mehr davon zu essen, ohne jemals den Heißhunger zu sättigen. Um diesen Kreislauf zu durchbrechen, bedarf es der Zusammenarbeit von Verstand und Körper, damit dein Körper durch intelligente Ernährung das bekommt, was er braucht.

ERFREUE DICH AN EINER GLÜCKLICHEN BEZIEHUNG ZU ALKOHOL

Viele einschränkende Schlankheitskuren schreiben dir vor, keinen Alkohol zu trinken, um abzunehmen. Der Grund dafür ist, dass Wein, Bier und hochprozentige alkoholische Getränke mit Zucker angereichert sind, der keinen Nährwert hat. Alkohol ist jedoch eine uralte Quelle der Freude und löst bekanntermaßen die Entspannungsreaktion aus. Wenn Alkohol zu deiner Lebensfreude beiträgt, kann er ein Teil des Schlankwerdens durch Lebensfreude sein. Das Geheimnis ist, herauszufinden, ob du aus echter Freude oder aus falscher Freude trinkst.

Auf dem Weg zum Schlankwerden durch Lebensfreude hat jede Frau ihre eigene Beziehung zu Alkohol. Alkohol tut nicht jedem gut, so wie auch nicht jeder alle Nahrungsmittel verträgt. Du musst genau darauf achten, wie dein animalisches Wesen während des Alkoholkonsums und noch mehrere Stunden danach reagiert. Manche Frauen können ein paar Gläser Wein gut vertragen, während andere sich schon nach einem Drink schlecht fühlen. Alkohol kann Kopfschmerzen und Schlafstörungen verursachen oder Wechseljahrsymptome, wie zum Beispiel Hitzewallungen, noch verstärken. Wenn es deinem animalischen Wesen nach dem Genuss von Alkohol schlecht geht, ist es keine echte Freude.

Alkohol zu trinken kann eine echte Freude sein, wenn er eine Mahlzeit vollkommen macht oder wenn du in Maßen trinkst, um eine besondere Gelegenheit zu genießen oder zu feiern. Im Gegensatz zu der Vorstellung, Trinken würde dich dazu bringen, übermäßig viel zu essen, kann das Gegenteil der Fall sein, wenn du Alkohol als echten Genuss einsetzt. Die Genussexpertin und Weinkennerin Tonya Leigh sagte mir: „Ich trinke Alkohol, um mein Essen noch mehr zu genießen. Wenn du einen hervorragenden Wein mit köstlichem Essen verbindest, genießt du das Erlebnis noch mehr. Wenn ich zum Abendessen ein Glas Wein trinke, esse ich weniger, weil meine Sinne dann aktiver beschäftigt sind. Ich genieße mein Essen mehr, da der Wein die Geschmacksnuancen noch unterstreicht. Als Ergebnis bin ich schneller satt."

Wenn du mit einem Kater aufwachst oder merkst, dass du zu viel isst, wenn du Alkohol konsumierst, dann sind das Hinweise darauf, dass deine Beziehung zu Alkohol deinem animalischen Wesen nicht guttut und sich ändern muss. Sorge dafür, dass die Vitalität deines animalischen Wesens bei Alkoholgenuss trotz seiner entspannenden Wirkung gestärkt und nicht betäubt wird. Wenn du beabsichtigst, durch Alkoholkonsum weniger statt mehr zu fühlen, dann benutzt du Alkohol als eine falsche Freude. Exzessives Trinken, um Probleme zu verdrängen, die dich vom Abnehmen abhalten, wird dir nicht das Gewünschte bescheren. Echte Lösungen kommen nur durch echte Heilung zustande.

DIE HEILKRÄFTE DER NAHRUNG UND DIE SECHS GESCHMACKSRICHTUNGEN

Die gefährlichste Folge der bestrafenden Schlankheitsmethoden ist, dass Essen zu deinem Feind wird. Strafdiäten sind unflexibel, beschränken den Verzehr von bestimmten Gruppen von Nahrungsmitteln, reduzieren Essen auf Zahlen und übersehen, was einige fernöstliche Traditionen längst wissen: nämlich, dass Essen Medizin ist. Bestimmte Nahrungsmittel sind gut für die Leber, andere für die Lunge und dritte fördern die Verdauung. Wenn du dich damit vertraut machst, wie Lebensmittel dir helfen können, statt dich nur darauf zu konzentrieren, wie sie dick machen, dann eröffnet sich dir eine ganze neue Welt, in der Essen dein heilender Verbündeter sein kann. Eine der Eigenschaften des Schlankwerdens durch Lebensfreude ist die Sensibilität dafür, was in deinem Körper vorgeht, was dir bei der Auswahl der Nahrungsmittel hilfreich ist.

Im Gegensatz zu den bestrafenden Schlankheitsmethoden ist die Methode des Schlankwerdens durch Lebensfreude völlig flexibel. Wir haben uns zu Allesessern entwickelt und können alle möglichen gesunden Nahrungsmittel genießen. Bunte Früchte und Gemüse sind reich an Antioxidanten, die dafür sorgen, dass du gesund bleibst. Lebensmittel, die reich an tierischen und pflanzlichen Eiweißen sind, liefern viel Energie und fördern die Gehirnkonzentration. Gesunde Fette sind schmackhaft und machen das Haar seidig glänzend und die Haut straff. Außerdem stärken sie das Erinnerungsvermögen und eine gesunde Libido, und sie verhelfen zu besserem Sex. Meiner Meinung nach macht es weniger Freude, Fleisch, Geflügel und Milchprodukte vom Speiseplan zu streichen, da sie die Nahrungsmittel sind, die sättigen und einen gesunden Körper fördern. Auch glaube ich, dass es schwerer ist, dauerhaft abzunehmen, wenn du Vegetarier oder Veganer bist, da es bei diesen Ernährungsformen schwieriger ist, die Eiweiße und gesättigten Fette zu bekommen, die du für das Wohlbefinden deines animalischen Wesens brauchst.

Eine Methode, wie man die heilenden Eigenschaften von Nahrungsmitteln erforschen kann, ist durch Geschmacksunterschiede.

Als ich noch Probleme mit Essen und meinem Gewicht hatte, unterschied ich Nahrung in schwarzweißen Kategorien: Dickmacher und keine Dickmacher, gut oder schlecht. Da hörte mein Wissen schon auf, und Zahlen halfen mir nie, da sich das Schlankheitsspiel in meinem Kopf abspielte. Sobald ich meine Sinne direkt auf das Essen konzentrierte und sorgfältig darauf achtete, wie ich mich damit fühlte, konnte ich endlich abnehmen und mein neues Gewicht auch halten.

Ayurveda, die traditionelle Heilmethode aus Indien, unterscheidet sechs verschiedene Geschmacksrichtungen bei Nahrungsmittel, von denen jede eine bestimmte Körperreaktion hervorrufen kann. Es definiert eine ausgeglichene Mahlzeit als eine, die jeden Geschmack enthält. Die sechs Geschmacksrichtungen sind *süß* (Obst, Getreide und Körner, Honig, Zucker), *sauer* (Joghurt, Zitronen, Essig), *salzig* (Oliven, Sojasauce, Meersalz), *scharf*

(Ingwer, Wasabi, stark gewürzte Speisen, Zwiebeln, Rettich und Radieschen), *bitter* (dunkelgrünes Blattgemüse und Aubergine) und *herb* (Linsen, die meisten Bohnensorten, Granatapfel, Aloe-Vera-Saft).

Je nach Körpertyp empfiehlt Ayurveda, bestimmte Geschmacksrichtungen überwiegen zu lassen. Wenn du beispielsweise Gewichtsprobleme hast oder öfter unter schweren Depressionen leidest, solltest du bei der Ernährung den Schwerpunkt auf scharfe, bittere und herbe Lebensmittel setzen. Sorge dafür, dass diese drei Geschmacksrichtungen in den Mahlzeiten, die du regelmäßig isst, enthalten sind. Sie sind die drei Geschmacksrichtungen, die generell am wenigsten beliebt sind, und finden sich daher in modernen Fertigmahlzeiten meist nicht. Dadurch werden sie am ehesten übergangen.

Wie ich festgestellt habe, höre ich auf, mit dem Kopf zu denken, und konzentriere mich stattdessen auf den Körper, wenn ich mich vom Geschmack der Lebensmittel lenken lasse, da man nur dann beim Geschmack unterscheiden kann, wenn man sich auf die Sinne konzentriert.

ÜBUNG
ERFORSCHE DIE SECHS GESCHMACKSRICHTUNGEN.

Essen anhand seines Geschmacks zu erforschen macht viel mehr Spaß, als Mahlzeiten auf ihren Kaloriengehalt hin zu analysieren. Welche Geschmacksrichtungen bevorzugst du? Welche vermeidest du? Experimentiere mit den Geschmacksrichtungen süß, sauer, salzig, scharf, bitter und herb auf neue Weise. Die Verwendung von Würzmitteln, wie zum Beispiel Zitrone, Chilisauce, Sauerkraut oder Algenflocken, ist ein einfaches Mittel, um die sechs Geschmacksrichtungen den Speisen, die ansonsten schlicht sind, hinzuzufügen. Ideal ist es, jeden Tag alle sechs Geschmacksrichtungen zu integrieren. Versuche, ein Geschmackstagebuch zu führen, in dem du auflistest, welche Geschmacksrichtungen in den Mahlzeiten eines jeden Tages enthalten waren.

GENUSSVOLLE ESSPRAKTIK 9
ISS SO VIEL, BIS DU DIE ENERGIE SPÜRST.

Da wir beim Schlankwerden durch Lebensfreude unser Essen nicht abmessen und auch keine Punkte oder Kalorien zählen, musst du auf dein animalisches Wesen hören, um zu wissen, wie viel du essen solltest und wann du aufhören musst. Kennst du den Rat, so viel zu essen, bis du zu 80 % satt bist? Auch wenn er vernünftig klingt, finde ich ihn sinnlos, denn wie zum Teufel wollen wir wissen, wann wir die magische 80-Prozent-Grenze erreicht haben? Schließlich hat mein Magen kein eingebautes Messgerät, und deiner auch nicht.

Stattdessen habe ich herausgefunden, dass das Geheimnis ist, „so viel zu essen, bis du die Energie spürst". In seinem Buch *The Slow Down Diet* beschreibt Marc David dies als einen strategischen Punkt bei der Mahlzeit, an dem du mit mehr Energie oder Lebenskraft vom Tisch aufstehen kannst, als du vor dem Essen hattest. Um diesen Energiepunkt zu finden, bedarf es einigen Experimentierens, doch, wenn du ihn gefunden hast, kannst du dir diese Praktik, die für einfaches und natürliches Abnehmen unabdingbar ist, zu eigen machen.

Dafür musst du vor und während des Essens genau auf deinen Energielevel achten. Du wirst merken, dass du vor dem Essen wenig Energie hast. Das ist der Hinweis deines Körpers, dass er Nahrung braucht. Während des Essens wird dein Energiepegel steigen, vor allem wenn du alle genussvollen Esspraktiken anwendest. Du wirst dich wacher und weniger erschöpft fühlen und mehr Energie haben. Wenn du genug gegessen hast, wird dein Energielevel anfangen zu sinken. Der Trick bei der Sache ist, genau an dem Punkt aufzuhören zu essen, an dem du merkst, dass deine Energie ihren Höhepunkt erreicht hat und anfängt zu sinken. Wenn du auch nur einen Bissen über diesen Energiepunkt hinaus gegessen hast, wirst du anfangen, dich schwerer und müde zu fühlen. Das ist das Anzeichen dafür, dass der Zeitpunkt gekommen ist, an dem du die Mahlzeit beenden musst. Übe diese Methode, dann wirst du dich schon bald am Ende der Mahlzeit gestärkt fühlen. Du wirst dich so fühlen, als könntest du Bäume ausreißen, statt lethargisch und bereit, dich schlafen zu legen.

Horche bei jedem Bissen in dein animalisches Wesen hinein; dies wird dir helfen, diesen Energiepunkt beim Essen zu erkennen. Schau, wie es sich fühlt. Je mehr du auf deine körperlichen Wahrnehmungen achtest, desto leichter wird es, den Punkt zu erkennen. Vergiss nicht: Du sollst nicht darüber nachdenken, ob du voller Energie bist, sondern es fühlen. Höre auf das, was dein animalisches Wesen dir sagt. Teste es einfach aus, wenn du anfängst, intuitiv zu essen. Es geht nicht darum, es schon beim ersten Mal richtig zu machen, sondern darum, zu experimentieren, zuzuhören und anzufangen, deinem Körper zu vertrauen.

Anfangs wird sich das Essen bis zum Energiepunkt ganz anders anfühlen, als du es am Ende einer Mahlzeit gewöhnt bist. Möglicherweise hast du dann immer noch ein leichtes Hungergefühl, vor allem, wenn du daran gewöhnt bist, dich in ein Essenskoma zu versetzen. Vielleicht isst du den Teller nicht mehr leer. Doch wenn du übst, wirst du feststellen, dass das Essen bis zum Energiepunkt eine angenehme und genussvolle Erfahrung ist.

Diese Methode ist – zusammen mit den anderen, die in diesem Buch enthalten sind – genau das, worum es beim Schlankwerden durch Lebensfreude geht: beim Essen präsent zu sein und mit deinem animalischen Wesen zusammenzuarbeiten. Jetzt bist du bereit, alle Praktiken bei den Mahlzeiten ins Spiel zu bringen, während du bis zum Energiepunkt isst:

- Horche in dein animalisches Wesen hinein.
- Verbessere dein Umfeld.
- Entspanne dich, bevor du anfängst zu essen.
- Rieche oder schnuppere am Essen.
- Genieße jeden Bissen.
- Lerne die Kunst des Kauens.
- Iss langsam und mit den Sinnen.
- Atme beim Essen tief ein und aus.

„Koche so, als würde dein Leben davon abhängen, weil es das tut."
JOSHUA ROSENTHAL

9 DIE KUNST DES GENUSSVOLLEN KOCHENS

Sobald das Essen nicht länger dein Feind ist, kannst du dich entspannen und Spaß am Kochen haben. Unser nächster Schritt auf dem Weg des Schlankwerdens durch Lebensfreude ist Kochen mit Spaß. Du denkst jetzt vielleicht: „Soll das ein Witz sein? Kochen macht doch keinen Spaß!" Für jede Frau, die voll im Leben steht, kann das Kochen rasch zu einer weiteren Aufgabe auf einer endlosen Liste sein. Aber das muss nicht so sein. Kochen ist ein weites Feld der Freude, das es zu lernen gilt. Auch kann es den Unterschied zwischen hochwertigen Lieblingsspeisen deines animalischen Wesens und angelieferten Fertiggerichten ohne großen Nährwert ausmachen. Indem du beim Kochen die Grundsätze des Genießens anwendest, kannst du eine völlig neue Beziehung zum Kochen bekommen, so dass es eine Quelle sinnlichen Genusses, gesunder Ernährung und weiblichen Stolzes wird.

Michel Madie, der Chefkoch und Experte in Selbstliebe, rät dazu, sich das Kochen als Kunstform vorzustellen, die wenig kostet, viel Spaß macht und die jeder ausüben kann. Auch wenn die durchschnittliche Frau nie malen, tanzen oder Gedichte schreiben muss, muss sie doch kochen. „Gehe in die Küche, als wäre es eine Tanzschule, und stelle dir vor, du würdest tanzen, während du vom Gewürzregal zum Kühlschrank und dann zum Küchenbrett schwebst", sagt Michel.

Kochen lernen ist so wie das Erlernen eines Musikinstruments – nur einfacher. Es kann eine Weile dauern, ein neues Lied einzustudieren, doch sobald du es beherrschst, wirst du es immer können. Das sichere Wissen, dass du dich in der Küche selbst verpflegen und dich und andere füttern kannst, stärkt das Selbstvertrauen. Wenn du ein wundervolles, köstliches Mahl kreierst, gibt dir das das Gefühl eines geerdeten Selbstwerts. Wie die Fernsehköchin Julia Child sagt, brauchst du beim Kochen die Was-soll's-Einstellung. Mache aus dem Kochen einen Akt der Improvisation und Inspiration

Es ist an der Zeit, all deine kreativen weiblichen Stärken in der Küche einzusetzen. Stell dir vor, du wärst ein Alchemist, der mit alltäglichen Zutaten zaubert, wenn du die Küche betrittst. Selbst wenn du glaubst, du würdest nie kochen lernen, selbst wenn dein Leben davon abhinge, steckt das Wissen, wie man Essen zubereitet, in deiner DNS. Zehntausende von Generationen von Frauen haben gekocht. Selbst wenn deine Mutter diese Fähigkeit nicht für wichtig erachtete, besitzt du trotzdem die intuitive Gabe zu kochen. Und du kannst immer noch lernen, es zu lieben.

Kochen gibt dir die Gelegenheit, eine tiefe, ursprüngliche Verbundenheit zu deinem animalischen Wesen aufzubauen. Auch wenn du keine Liebesbeziehung zu einem Partner hast, wirst du immer eine Liebesbeziehung zu deinem animalischen Wesen haben. Du bist wichtig genug, bekocht zu werden. Außerdem lässt unser geschäftiger Alltag es nicht zu, regelmäßig mit den Händen in der Erde zu buddeln, daher ist die Essenszubereitung eine wunderbare Methode, wie wir uns der Erde verbunden fühlen können. Wenn du frische, gesunde Zutaten verwendest, kannst du spüren, wie ihre Lebensenergie durch deine Hände strömt. Ich fühle mich mit meiner ursprünglichen Natur tief verbunden, wenn ich ein scharfes Messer in der Hand halte und Fleisch schneide – sei es Frucht-, Pflanzen- oder Tierfleisch.

Kochen lässt uns im Hier und Jetzt sein und langsamer treten. Bade in der Sinnlichkeit der Küche, während du Farben, Texturen, Geschmack und Aromen erforschst. Es ist ein spielerisches Abenteuer der Sinne, das Spaß und Freude macht. „Kochen macht uns zu sinnlicheren Kreaturen", sagt Pamela Morgan, eine Kochexpertin, die Männer und Frauen beibringt, wie man durch Essen Romantik erzeugt. Kochen ist eine Gelegenheit, sich mit Freunden, Partnern und Verwandten in der Küche aufzuhalten. Pamela Morgan sagt: „Kocht spielerisch. Habt Spaß beim gemeinsamen Schnippeln und Schneiden. Es wird deine Beziehungen auf eine ganz andere Ebene bringen."

Das Abendessen zu kochen ist für Frauen die schwierigste Mahlzeit, da sie zu diesem Zeitpunkt schon müde und hungrig sind. Wenn dein Hunger so groß ist, dass du gereizt bist und keine Geduld für das Kochen hast, dann könnte das ein Anzeichen dafür sein, dass du tagsüber nicht genug gegessen hast. Iss beim nächsten Mal ein größeres Mittagessen oder eine Zwischenmahlzeit zu einem späteren Zeitpunkt vor dem Abendessen. Alexandra Jamieson, eine Chefköchin und die Autorin von *Frauen, Essen, Sehnsüchte: So bringen Sie Ihre Gefühle und Gelüste in Einklang* (Knaur MensSana, 2015), sagt hierzu: „Wenn du nach Hause kommst und schon Hunger hast, ist es in Ordnung, beim Kochen eine kleine Zwischenmahlzeit aus Obst oder Nüssen zu essen oder eine Tasse Tee zu trinken." Essen muss auch keine Gourmetküche sein, um zu schmecken; einfache Mahlzeiten bieten einen ganz eigenen Genuss. Alexandra Jamieson meint hierzu: „Halte es schlicht. Einfaches Essen bedeutet Genuss. Und wenn du die einfachsten Speisen gemeistert hast, kannst du dich an die komplizierten Rezepte wagen."

Wenn du „mit Freude kochen" hörst, denkst du vielleicht, dass das zeitintensiv ist. Frauen sagen häufig, dass sie nicht kochen, weil sie dafür zu wenig Zeit hätten. Dabei kann Kochen effizienter sein als Essengehen. Außerdem sind manche der köstlichsten Speisen ganz einfach zuzubereiten. Eine Mahlzeit kann aus nur drei oder vier hochwertigen Zutaten bestehen, die mit ein bisschen Sorgfalt und Aufmerksamkeit zusammengewürfelt werden – das dauert fünf Minuten. Sobald du das Kochen gelernt hast, kann es schnell gehen, und die Zeit, die du beim Kochen verbringst, ist kreativ und tut dir gut. Auch wirst du gesünder werden, wenn du kontrollieren kannst, welche Zutaten in deinem Essen stecken. Du entscheidest beispielsweise selbst, wie viel und welche Art von Speiseöl du verwendest und wie gut gewürzt dein Essen ist.

Die beste und älteste Methode, das Kochen zu lernen, ist, indem man es einfach ausprobiert. Ich mache immer noch Fehler – und bei meinem Namen la Flamme (was „die Flamme" bedeutet) kannst du darauf wetten, dass ich manchmal mein Essen verbrenne! Wende die Kochrezepte in diesem Kapitel an, um ein paar Grundtechniken zu lernen, und baue darauf auf. Irgendwann beherrschst du eine große Auswahl an Rezepten.

MACHE AUS DEINER KÜCHE EINEN RÜCKZUGSORT

Stelle eine Atmosphäre her, in der du dich sicher fühlst, um dafür zu sorgen, dass du dich beim Kochen geerdet und wohl fühlst. Mache aus deiner Küche einen Rückzugsort. Verwandle sie in eine Oase der Heilkräfte und der Kreativität, in der du gerne Zeit verbringst, so dass du dich aufs Kochen freust.

Gestalte deine Küche wohnlich statt nur funktional. Streiche die Küchenschränke in einer Lieblingsfarbe an. Verschönere die Wände mit Kunst. Stell eine Vase mit frischen Blumen auf den Esstisch. Hauche deiner Küche Leben ein, indem du Pflanzen oder Töpfe mit frischen Kräutern aufstellst. Mir gefällt die Optik von getrockneten Zutaten in Glasdosen, statt sie in Plastikverpackungen aufzubewahren. Ich höre beim Kochen gern Musik und singe gern mit; daher habe ich in der Küche einen Platz für mein iPod. Kreiere deinen eigenen Küchenaltar mit natürlichen Gegenständen, Kerzen, Räucherstäbchen oder Bildern, die dich inspirieren – so wie die Altäre in indischen Küchen, mit denen die Heiligkeit des Essens verehrt wird. Nutze diesen heiligen Ort, um dich vor dem Kochen oder Essen auf deine Absicht zu konzentrieren, dein animalisches Wesen zu nähren.

Ich lebe in New York City, wo Küchen meist klein sind und Platz immer ein Luxus ist. Ich habe daher gelernt, dass das Kochen angenehmer ist, wenn ich alles Unnötige aus meiner Küche entferne, so dass jede Schublade und jedes Schränkchen eine Augenweide ist. Alexandra Jamieson schlägt die folgenden drei Fragen als Hilfestellung bei der Entrümpelung deiner Küche vor: „Mag ich dieses Teil? Benutze ich es? Brauche ich es?“ Das Mindeste, was du brauchst, ist ein gutes, scharfes Messer, ein Schneidebrett und eine Schüssel. Das nützlichste Gerät beim Kochen sind deine Hände, und die nimmst du überall mit. Schaffe dir ein paar große Schüsseln an, damit du mit den Händen arbeiten und große Mengen zubereiten kannst. Mit

Schüsseln aus Naturmaterialien wie Bambus und Holz lässt sich besonders angenehm arbeiten. Investiere in ein gutes Messer und sorge dafür, dass es scharf bleibt, damit es schnell und leicht schneidet und hackt. Wenn du alles Notwendige organisiert hast und dich mit deinen Küchenutensilien vertraut gemacht hast, wird die Küche zu einem Ort, an dem du dich gerne aufhältst.

TIPP

Besuche einen Wochenmarkt. Im Gegensatz zum Supermarkt, in dem die meisten Obst- und Gemüsesorten das ganze Jahr über erhältlich sind, lernst du auf dem Markt, für welche frischen Früchte und Gemüsesorten es gerade Saison ist. Flirte als Extraspaß mit den Bauern, während du eine persönliche Verbindung zu den Männern und Frauen aufbaust, die dein Essen anbauen.

RICHTE DIR EINE SPEISEKAMMER EIN, DIE FREUDE MACHT

Das Kochritual beginnt bei der Vorbereitung, und das bedeutet, die richtigen Zutaten zur Hand zu haben. Mache dich mit Gewürzen und exotischen Würzmitteln vertraut, um allen möglichen gesunden Speisen mehr Geschmack hinzuzufügen. Alexandra Jamieson schlägt vor: „Wenn du gerade erst mit dem Kochen angefangen hast, kannst du jede Woche ein neues Rezept ausprobieren, das deinem bevorzugten Geschmacksprofil entspricht (thailändische, indische, italienische Küche). Für jedes Rezept brauchst du ein neues Gewürz oder Kraut. Während du langsam und konzentriert Rezepte ausprobierst, wirst du die Vielfalt der Gewürze in deiner Küche erweitern. Du brauchst nicht alles auf einmal auszuprobieren. Es kann ein sanftes Erforschen sein – Stück für Stück herauszufinden, was dir schmeckt."

Ich empfehle dir, ein Lebensmittelgeschäft zu suchen, das dir wirklich gefällt, damit dir das Einkaufen Spaß macht. Alexandra Jamieson sagt hierzu: „Geh dahin, wo du am liebsten hingehst. Gönne dir die Freude, an einen Ort zu gehen, der dir etwas Aufregendes zu bieten hat. Wenn du dich auf dem Wochenmarkt gerne mit einem Bauern unterhältst, dann geh dahin. Vielleicht ist es auch ein Laden, in dem das Obst und Gemüse besonders schön arrangiert sind. Geh dahin, wo du dich beschwingt fühlst." Wenn du einen Bioladen in der Nähe hast, dann empfehle ich dir, dort einzukaufen. Lass dich bei jedem Schritt – auch beim Aussuchen der Lebensmittel – von Freude lenken. Suche dir bei frischen Waren das aus, was am besten aussieht und duftet.

Als ich zu gesunder Nahrung überwechselte, übernahm ich die Kochstrategie, die simpel ist und bei der man kaum etwas falsch machen kann. Hierbei werden einfache Nahrungsmittel, wie zum Beispiel gedämpftes Gemüse und Vollkorn, durch Würzmittel verfeinert. Ein großer Vorrat an Würzmitteln ermöglicht es dir, deinen Speisen jeden erwünschten Geschmack hinzuzufügen, was sogar die schlichtesten Mahlzeiten köstlich schmecken lässt. Vermeide künstliche Süßstoffe (wie z.B. Splenda und Aspartam) und raffinierten Zucker; süße deine Speisen stattdessen mit Ahornsirup, braunem Reiszucker oder Naturhonig, die alle reich an Nährstoffen sind. Stevia ist auch eine gute Alternative. Und scheue dich nicht davor, gesunde Fette – wie beispielsweise Milchprodukte, Kokosöl, ungesättigtes Olivenöl und Sesamöl – zu verwenden und zu verzehren.

Die folgende Liste enthält Superzutaten für jede Speisekammer sowie alle getrockneten Zutaten für die Rezepte, die du in diesem Kapitel findest:

- Agavenektar
- Alfalfasprossen
- glutenfreies Mehl
- Mandelbutter
- Mandelmehl
- Mandelmilch
- Mandelöl
- Mandeln
- Amaranth
- Apfelweinessig
- Apfelsaft
- Apfelmus
- Arame-Algen
- Avocadoöl
- Backpulver
- Balsamico
- Gerste
- Basilikum
- Lorbeerblätter
- schwarze Bohnen
- schwarzer Pfeffer
- Bragg's Aminosäuren
- Semmelmehl
- brauner Basmati-Rreis
- Naturreis (brauner Reis)

- Naturreissyrup
- Kakaopulver
- Kapern
- Kümmelkörner
- Cashewbutter
- Cashew-Nüsse
- Cayennepfeffer
- Chia-Samen
- Chilipulver
- Koriander
- Zimt
- Kokosflocken
- Kokosnussmehl
- Kokos-Manna
- Kokosnussmilch
- Kokosöl
- Kokosnusswasser
- Maismehl
- Mais-Tortillas
- Kreuzkümmel
- Currypulver
- Dill
- getrocknete Kirschen
- getrocknete grüne Linsen
- essbare Blüten
- ungesättigtes Olivenöl
- Leinsamenöl
- Leinsamen
- Garbanzo-Bohnen
- Knoblauch
- Knoblauchpulver
- Ingwer
- glutenfreies Fladenbrot (wie z.B. Mais-Tortillas)
- Gomasio (ein Gewürz aus Sesamkörnern und Meersalz, das man im Reformhaus findet)
- Traubenkernöl
- gemahlener Ingwer
- Hanföl
- Hanfsamen
- Honig
- Chilisauce
- Kalamata-Oliven
- Kumquats (Zwergorangen)
- Zitronensaft
- Linsen
- Maca-Pulver
- Ahornsirup
- Hirse
- Nori Algenblätter
- Muskat
- Nährhefe
- Hafermehl
- Haferflocken
- Paprikapulver
- Parmesankäse
- Petersilie
- Erdnussbutter
- Erdnussöl
- Erdnüsse
- Pekannüsse
- Polenta (Maismehl)
- pürierter Kürbis
- Kürbiskerne
- Quinoa
- Quinoa-Pasta
- Rosinen
- rohe Kürbiskerne
- rohe Sonnenblumenkerne

- rote Currypaste
- Reis-Vermicelli-Nudeln
- Reisessig
- Rosmarin
- Meersalz
- Algenstreusel oder -flocken
- Sesamöl
- Sesamkörner
- ungesüßte Kokosnussraspeln
- Spirulina
- sonnengetrocknete Tomaten
- Sonnenblumenkerne
- Sonnenblumensprossen
- Sushi-Reis
- Tahini-Paste
- Tamari-Sojasauce
- Tapiokastärke
- Thymian
- pürierte Tomaten
- Tomatensauce
- Tunfisch in Olivenöl
- Kurkuma
- Umeboshi-Essig
- ungesüßte Blockschokolade
- Vanilleextrakt
- Walnüsse
- weißer Pfeffer
- weißer Essig
- Vollkornpasta
- Wildreis
- Xanthan-Gum-Pulver
- Zahatar (in Fernostläden zu finden)

ÜBUNG
DAS TEERITUAL.

Neue Rituale sind hilfreich, wenn du dir feste Essgewohnheiten oder -zwänge abgewöhnen willst. Das Ritual des Teekochens kann zur Grundlage für neue Rituale werden, die du mit anderen Lebensmitteln einführst. Ich empfehle dir, eine Sammlung von Kräutertees zuzulegen und in eine hübsche Teekanne zu investieren. Ich besitze eine kugelförmige Teekanne aus gebürstetem Metall, die ich in einem Laden in Amsterdam entdeckte und die ich seit Jahren liebe. Ich genieße es sehr, in meiner wunderschönen Kanne eine Tasse Tee zu brauen und ihn dann aus einer Lieblingstasse zu trinken.

GENUSSVOLLE ESSPRAKTIK 10
DAS ESSEN MIT DANKBARKEIT ABSCHLIESSEN.

Beende jede Mahlzeit mit Dankbarkeit. Schließe das Essen mit einem Ritual des Danksagens ab, so wie du es auch mit der Absicht, dich mit der weisen, weiblichen Lebenskraft deines animalischen Wesens zu verbinden, begonnen hast. Auf diese Weise schließt du deine Mahlzeit mit dem Gefühl der Vollendung ab.

Danke der Erde für die Nahrung, die sie liefert; danke den Menschen, die die Lebensmittel gepflanzt, geerntet und dir gebracht haben; danke deinem animalischen Wesen dafür, dass es die Nahrungsmittel verdaut hat, und danke deinem Verstand dafür, dass er die richtige Auswahl getroffen hat. Bedanke dich auf eine Weise, die für dich eine Bedeutung hat.

Hier ist ein Beispiel eines Dankgebets, wozu der spirituelle Lehrmeister Javier Regueiro inspiriert hat:

Danke, Mutter. Danke, Vater.

Danke für all den Segen, den wir jeden Tag und in jedem Augenblick unseres Lebens erhalten.

Danke für die Luft, die wir atmen.

Danke für das tägliche Essen.

Danke für die Gelegenheit, diese Mahlzeit zu essen und mein Leben mit meinem animalischen Wesen zu verbringen.

Dank sei allen Pflanzen und Tieren, die uns nicht nur im Körper, sondern auch im Geist nähren.

Danke für die Sonne, den Mond und die Sterne, die Gewässer unserer Flüsse und Meere, für Schnee und Regen.

Danke für die Liebe, Unterstützung, Freundschaft und Güte der Familie, lieber Angehöriger, der Freunde und Fremden nah und fern, die doch immer in unserem Herzen sind.

Danke, heilige Freude, für die Heilung, die wir durch dich bekommen, und dafür, dass du uns hilfst, uns an unser eigenes wahres, göttliches, liebevolles Wesen zu erinnern.

Danke, Pacha Mama, Mutter Erde.

Danke dafür, dass du uns hergebracht hast und mit offenen Armen aufgenommen hast.

Danke dafür, dass du so gut für uns sorgst.

Und danke dafür, dass du uns auf dem Rest unserer Reise auf der Erde führst.

TIPP

Schreibe die zehn genussvollen Esspraktiken auf ein schönes Stück Papier und hänge sie an deine Kühlschranktür oder Küchenwand. Sie werden dich sanft an die Schritte erinnern, die du beim Essen durchführen solltest.

LECKERER SALAT IN ZEHN SCHNELLEN SCHRITTEN

Salat ist das klassische Diätessen, das häufig als Strafe für Übergewicht angesehen wird. Doch das muss nicht so sein. Salate können außerordentlich lecker schmecken und sättigen. Du kannst Salat nach Herzenslust deines animalischen Wesens essen, und mit ein bisschen Kreativität wirst du feststellen, dass Salate eine enorme Quelle sinnlichen Genusses sind. Ein wirklich genussreicher Salat enthält eine Vielfalt an Farben, Geschmacksnuancen, Aromen und Texturen. Wenn er mit frischem Gemüse zubereitet wird, ist ein guter Salat knackig statt welk und leblos. Er ist ein visuelles Wunder und ein Gaumenerlebnis mit einem Dressing, das alle Zutaten mit einem Extraschuss an Geschmack vereint.

Die Grundlage eines Salats sind grüne Blattsalate, die zu den gesündesten Nahrungsmitteln unseres Planeten gehören. Darüber hinaus kannst du den Salat so gestalten, wie du willst. Lasse dich von dem folgenden genussvollen Salatratgeber inspirieren, um täglich neue Kreationen zu erfinden. Sobald du Salat mit Genuss statt mit Strafe in Bezug bringst, wirst du öfter und mit mehr Freude Salat essen. Investiere in eine Salatschüssel und Besteck, die du schön findest, damit das Erlebnis rundum ein Fest der Sinne wird.

1. **Wähle grüne Salatsorten aus, die du magst, und mache dir das Leben leichter, indem du schon gewaschenen Salat kaufst, wann immer du kannst** *(die abgepackten Salatmischungen in den Supermärkten sind mit Bakterien verseucht!)*. Ein grüner Salat könnte als Grundlage eine deiner Lieblingssalatsorten oder eine Mischung aus verschiedenen Sorten sein – Rukola, junger Spinat, Grünkohl, Römersalat und gemischtes grünes Frühlingsgemüse.

2. **Streue Körner unter.** Körner fügen dem Salat Biss, Geschmack und Eiweiß hinzu. Probiere ein paar dieser Körnersorten aus: schwarze Sesamkörner, Chia-Samen, gemahlene Leinsamen, Hanfsamen, Kürbiskerne, Sonnenblumenkerne und weiße Sesamkörner.

3. **Gib weitere Eiweiße hinzu.** Tierische und pflanzliche Eiweiße machen Salate sättigender und fügen lebensnotwendige Nährstoffe hinzu, die die Gewichtsabnahme unterstützen. Wähle unter den folgenden gekochten Eiweißquellen:
   - Bohnen
   - Fleisch
   - Käse
   - Huhn
   - Fisch
   - Lamm
   - Quinoa
   - Schalentiere
   - Tempeh
   - Tofu
   - Truthahn

4. **Füge süßes Gemüse hinzu.** Manche Gemüsesorten haben eine köstliche Süße, wenn man sie roh verzehrt. Reibe sie oder schneide sie in kleine Scheibchen. Sie machen den Salat auch herrlich bunt. Experimentiere mit roter Bete, Karotten, Mais (roh oder gekocht und, wenn möglich, direkt vom Maiskolben abgeschabt) und frischen Erbsen.

5. **Mische Früchte unter.** Kümmere dich nicht um die Regeln, die besagen, man sollte Obst und Gemüse nicht zusammen essen. Früchte ergänzen grüne Blattsalate hervorragend. Hier sind ein paar Vorschläge, die du unbedingt ausprobieren solltest:
   - Äpfel, klein geschnitten oder gerieben
   - Trauben, halbiert und entkernt
   - Papayaspalten
   - Mandarinenspalten
   - Tomaten
   - getrocknete Kirschen
   - Birnen, klein geschnitten oder gerieben
   - Mangospalten
   - Blutorangenspalten
   - Grapefruitspalten, entkernt
   - getrocknete Cranberries
   - Rosinen

6. **Sei mutig und füge ein paar Gewürze und herbe Geschmacksnoten hinzu.** Ein bisschen Schärfe im Salat kann ihn auf eine ganz neue Ebene bringen. Einige der folgenden Gemüsesorten besitzen auch Eigenschaften, die Fett, Schleim und Cholesterin auflösen, so dass du außer Geschmack auch einen therapeutischen Effekt erzielst. Wenn du an diese Geschmacksnoten nicht gewöhnt bist, dann mische anfangs nur ein wenig unter, bis du dich daran gewöhnt hast: geriebener oder in Scheiben geschnittener Daikon-Rettich, fein geriebener oder zerdrückter Knoblauch, Frühlingszwiebeln, Sareptasenf (Rutenkohl), rote Zwiebeln und Radieschen.

7. **Wähle ein Speiseöl als Basis deines Salatdressings.** Bei einem kaltgepressten Öl, das mit minimaler Hitze und ohne Chemikalien hergestellt wird, bleiben die meisten Nährstoffe erhalten und es ist geschmacksreicher. Verwende eines der folgenden Öle: Mandelöl, Avocadoöl, ungesättigtes Olivenöl, Leinsamenöl, Traubenkernöl, Leinsamenöl, Erdnussöl oder Walnussöl.

8. **Füge dem Dressing herbe und scharfe Geschmacksnoten hinzu.** Wenn du genau auf deinen Appetit achtest, stellst du womöglich fest, dass du Lust auf eine saure Geschmacksnote hast. Statt deinen Appetit mit Meersalz und Essigchips zu stillen, solltest du deinem Salat eine herbe Geschmacksnuance geben. Mische eine oder mehrere der folgenden Zutaten mit ungesättigtem Olivenöl für eine köstliche scharfe Note: Zitronensaft, frischer Limettensaft und sämtliche Essigsorten, insbesondere Balsamico, Apfelweinessig und Umeboshi-Essig.

9. **Würze das Dressing mit einer süßen Geschmacksnote.** Grüne Blattsalate schmecken oft bitter, und wenn du eher an Fertiggerichte gewöhnt bist, könnten manche der Geschmacksnoten dir fremd sein. Ein toller Trick, den ich bei meinen Salatsoßen anwende, ist, dem Dressing etwas Süße hinzuzufügen. Mische ein wenig natürlichen Süßstoff unter das Öl und den Essig, um ein Dressing zu erhalten, das dem Salat einen Hauch von Süße verleiht und auch alle anderen Geschmacksnoten abrundet. Probiere ein paar von diesen süßen Würzmitteln aus: Agavesirup, Ahornsirup, Naturhonig und Stevia.

10. **Dekoriere den Salat mit essbaren Blüten.** Blüten fügen deinem Salat eine weitere Dimension der Schönheit hinzu und machen aus dem einfachsten Gericht ein Gourmetessen. Du kannst auf dem Fensterbrett Brunnenkresse für Salat züchten, essbare Blüten im Bioladen kaufen oder herausfinden, welche blühenden Pflanzen in deiner natürlichen Umgebung essbar sind, und sie ernten. Ich habe einmal rosa Kirschblüten vom Baum meines Nachbarn gepflückt und meinen Salat damit dekoriert. Probiere ein paar dieser essbaren Blüten aus: Lavendel, Brunnenkresse, Gänseblümchen, Squashkürbisblüten und Zucchiniblüten.

ESSGENUSS FÜR EINE GANZE WOCHE: DIE REZEPTE

Hier sind meine Lieblingsrezepte, die für eine ganze Woche mit drei Mahlzeiten pro Tag reichen – plus Zwischenmahlzeiten und Desserts. Idealerweise sollte das Mittagessen die größte Mahlzeit am Tag sein, da deine Stoffwechselenergien am effizientesten wirken, wenn die Sonne hoch am Himmel steht. Das Wichtigste ist jedoch, dass du einen regelmäßigen und zuverlässigen Essensrhythmus einhältst und keine Mahlzeiten auslässt. Je regelmäßiger dein Essmuster ist, desto regelmäßiger und zuverlässiger ist deine Fähigkeit, Fett zu verbrennen.

Wende nach der Zubereitung der Mahlzeiten die genussvollen Esspraktiken an. Schaffe ein angenehmes Ambiente, indem du dich an den Esstisch und nicht auf das Sofa setzt. Räume den Tisch leer. Verwende hübsches Geschirr und Stoffservietten. Du kannst auch ein paar Kerzen anzünden. Stell den Fernseher aus. Stell dein Handy aus. Kehre dem Computerbildschirm den Rücken. Genieße jeden Bissen und lasse ihn auf der Zunge zergehen.

FRÜHSTÜCK

DAS MÜSLI, AUF DAS SICH ZU WARTEN LOHNT

Dieses köstliche Frühstück muss am Abend davor zubereitet werden, aber es lohnt sich, darauf zu warten!

Zutaten für 2 Portionen
1 Tasse Haferflocken
¼ Tasse Rosinen
¼ Tasse Mandelblättchen
¼ Tasse Sonnenblumenkerne
⅛ Tasse ungesüßte geraspelte Kokosnuss
½ TL Zimt

¼ TL Muskatnuss
¼ TL Meersalz
1 Dose Kokosmilch
½ geriebener Apfel
1 Esslöffel Chia-Samen
frische Beeren
Ahornsirup

Zubereitung
Vermenge Haferflocken, Rosinen, Mandeln, Sonnenblumenkerne, geraspelte Kokosnuss, Zimt, Muskatnuss und Meersalz in einer mittelgroßen Schüssel. Mische die Kokosmilch, den Apfel und die Chia-Samen unter. Stelle die Mischung über Nacht in den Kühlschrank. Rühre am Morgen das Müsli gut durch. Fülle eine Tasse voll Mixtur in eine separate Schüssel. Streue frische Beeren darüber und träufle etwas Ahornsirup darauf.

HIRSEBREI MIT STEINOBST

Dieser Brei bietet ein herzhaftes Geschmackserlebnis, mit dem man den Tag geerdet beginnen kann.

Zutaten für 2 Portionen
1 Tasse Hirse
1½ Tasse Apfelsaft
1½ Tasse Wasser
¼ TL Zimt
1 EL Kokosöl
¼ Tasse Mandeln
¼ Tasse Walnüsse
2 Pflaumen oder anderes Steinobst in dünnen Scheiben
2 EL Honig
1 TL geriebene Kokosnuss

Zubereitung

Fülle Hirse, Apfelsaft und Wasser in einen mittelgroßen Topf und bringe die Flüssigkeit zum Kochen. Füge Zimt und eine Prise Meersalz hinzu und lasse alles im bedeckten Topf bei mittlerer Hitze köcheln, bis die Flüssigkeit verkocht ist – ca. eine halbe Stunde.

Erhitze in der Zwischenzeit in einem anderen Topf das Kokosöl bei mittlerer Hitze. Gib die Mandeln und Walnüsse hinzu, sobald das Öl heiß ist, und brate die Nüsse an, bis sie anfangen zu bräunen. Füge die Pflaumen und 1 EL Honig hinzu und koche die Mischung bei schwacher Hitze unter gelegentlichem Umrühren, bis die Pflaumen weich sind und sich mit der Seite eines Löffels schneiden lassen. Nimm den Topf vom Herd.

Entferne den Deckel, wenn der Hirsebrei gar ist, und rühre die Pflaumenmixtur hinein. Rühre 1 TL geriebene Kokosnuss und 1 EL Honig darunter und richte die Speise an.

Sie kann zusätzlich mit einer cremigen Haube, z.B. aus griechischem Joghurt oder Mandelmilch, als köstlicher Krönung beträufelt werden.

WURST MIT GEDÄMPFTEN SAREPTASENF UND SÜSSKARTOFFELBREI

Sei neugierig und experimentiere mit einer eiweißreicheren Ernährung in Form eines leckeren Frühstücksgerichts. Achte auf die Reaktion deines Körpers.

Zutaten für 2 Portionen

2 EL Olivenöl
2 Süßkartoffeln, fein gewürfelt
2 Knoblauchzehen, zerdrückt
1 Zwiebel, fein gehackt
½ TL getrockneter Rosmarin oder 1 TL gehackter frischer Rosmarin, wenn zur Hand
2 süßliche italienische Würste (Schwein oder Huhn), in ½ Zentimeter dicke Scheiben geschnitten
½ Bund Sareptasenf, grob gehackt

1 TL Balsamico
Meersalz und Pfeffer zum Abschmecken

Zubereitung
Erhitze 1 EL Olivenöl in einem großen Topf bei mittlerer Hitze. Füge Knoblauch und Rosmarin hinzu und schwitze die Mixtur an, bis sich das Aroma voll entfaltet. Rühre dann die Zwiebeln und eine Prise Meersalz ein und schwitze alles an, bis die Zwiebeln glasig sind. Rühre nun die Süßkartoffeln und Wurstscheiben darunter und füge 1 EL Olivenöl hinzu. Würze mit Meersalz. Gare die Süßkartoffeln bei mittlerer bis kleiner Flamme für 5 Minuten im bedeckten Topf. Fülle ein wenig Wasser als zusätzliche Flüssigkeit in den Topf, falls die Mixtur am Topfboden klebt. Rühre gelegentlich um und lasse die Mixtur köcheln, bis die Kartoffeln und Zwiebeln goldgelb werden.

Dämpfe den Sareptasenf in der Zwischenzeit in einem separaten Topf und nimm den Topf anschließend vom Herd. Schmecke das Gericht mit Balsamico, Meersalz und Pfeffer ab. Richte es mit den Wurstscheiben und dem Süßkartoffelbrei an.

EI IM NEST

Zutaten für eine Portion
1 Stück glutenfreies Brot oder Brot aus alten Getreidesorten
Butter oder pflanzlicher Butteraufstrich
1 Ei
Salz und Pfeffer zum Abschmecken
Prise Paprikapulver
Prise Zimt
¼ Tasse Alfalfasprossen
1 TL Sonnenblumenkerne
1 TL Olivenöl
1 Zitronenspalte
1 TL Ahornsirup

Zubereitung
Drücke mithilfe des Randes eines kleinen Trinkglases ein Loch in die Mitte der Brotscheibe.

Erhitze ein kleines Stück Butter oder Margarine in einer mittelgroßen Pfanne, bis das Fett geschmolzen ist. Lege das Brot in die Pfanne und fülle das Loch mit dem Spiegelei. Streue Salz, Pfeffer, Paprikapulver und Zimt darüber und brate das Brot mit dem Ei ungefähr 4 Minuten lang bei mittlerer Hitze. Drehe dann das Brot mit dem Ei um und brate es weitere 4 Minuten, nachdem du auch die Rückseite mit Salz, Pfeffer, Paprikapulver und Zimt gewürzt hast.

Richte das Brot mit dem Ei auf einem Teller an und garniere es mit Sprossen, Sonnenblumenkerne oder Ahornsirup. Wenn du es eher herzhaft magst, kannst du auch Olivenöl und Zitronensaft darüber träufeln und es mit Salz würzen.

ZUCCHINI-MAIS-BROT MIT SCHNELLEM BROTAUFSTRICH

Verwöhne dich wie eine Königin, indem du den Tag mit diesem Frühstück beginnst.

Zutaten (Die Menge ergibt 1 Brotlaib, ca. 8 Portionen)

Brot
1 Tasse geraspelte Zucchini (aus einer mittelgroßen Zucchini)
1 Tasse glutenfreies Mehl
½ Tasse Maismehl
2 TL Backpulver
½ TL Backnatron
¾ TL Xanthan-Gum-Pulver
½ TL Meersalz
2 TL Zimt
½ Tasse Ahornsirup
⅓ Tasse Kokosöl, geschmolzen
2 Eier
¼ Tasse ungesüßte Kokosmilch

1 TL frisch gepresster Zitronensaft
1 EL Vanilleextrakt

Schneller Brotaufstrich
1 Navel-Orange, gewaschen, Enden geschnitten, fein gewürfelt
2 TL Wasser
¼ Tasse Ahornsirup
Prise Kurkuma
Prise Zimt

Zubereitung
Erhitze den Backofen auf 175 Grad C. Fette eine ca. 23 cm lange Brotbackform mit Kokosöl ein und stelle sie beiseite.

Lege die Zucchiniraspel auf Papiertücher und betupfe sie vorsichtig, bis alle Flüssigkeit verschwunden ist. Lockere sie mit einer Gabel und lege sie zur Seite.

Mixe beide Mehlsorten, Backpulver, Backnatron, Xanthan-Gum-Pulver, Meersalz und Zimt in einer mittelgroßen Schüssel und verrühre die Zutaten. Mixe in einer weiteren Schüssel Ahornsirup, Kokosöl, Eier, Kokosmilch, Zitronensaft und Vanille, bis du eine glatte Masse erhältst. Gib die Trockenzutaten in die Masse und schlage sie auf, bis beides gut vermischt ist. Gib die Zucchiniraspel bis auf einen kleinen Rest, der über den Brotlaib gestreut wird, hinein.

Fülle den Teig in die Backform, streue die restlichen Zucchiniraspel darüber und backe den Teig 35 bis 40 Minuten oder bis an einem Zahnstocher, den du in die Mitte des Teigs einstichst, kein Teigrest kleben bleibt. Lasse das Brot 5 Minuten in der Backform abkühlen und löse es dann vorsichtig aus der Form, um es auf einem Gitter vollständig abkühlen zu lassen.

Während das Brot backt, kannst du den schnellen Brotaufstrich zubereiten. Mische dafür die gehackte Orange, das Wasser und den Ahornsirup in einem kleinen Topf bei mittlerer Hitze. Lasse die Masse aufkochen und rühre dann Kurkuma und Zimt ein. Lasse die Masse 15 Minuten lang kochen und rühre sie öfters um, bis die Mixtur dicklich wird. Fülle sie in ein steriles Marmeladeglas, das du fest verschraubst, und lasse sie abkühlen. Bewahre den Brotaufstrich im Kühlschrank auf.

TOMATEN-AVOCADO-TOAST

Avocados sind mit gesunden Fetten voll gepackt und bieten eine neue Variante des traditionellen Frühstücks.

Zutaten für eine Portion

1 Knoblauchzehe, halbiert
2 Scheiben glutenfreies Brot oder Brot aus alten Getreidesorten, getoastet
1 Tomate, halbiert
½ Avocado, fein gewürfelt
Olivenöl
Meersalz und Pfeffer zum Abschmecken

Zubereitung

Reibe die Toastscheiben mit der Schnittseite der Knoblauchzehe ein. Reibe dann den Toast mit der Schnittseite der Tomate ein und drücke die Kerne und den Tomatensaft aus, so dass die Oberseite des Toasts aufgeweicht wird. Ziehe mit der Hand die Haut von der Tomate ab, fülle die Tomatenhälften mit den Avocadowürfeln in eine Schüssel und beträufle beides mit Olivenöl. Würze mit Meersalz und Pfeffer und verteile die Tomaten-Avocado-Mixtur auf den beiden Toastscheiben. Richte den Toast auf einem Teller an.

OMELETT MIT FRISCHEN KRÄUTERN

Dieses Omelett enthält Radieschen, die sehr scharf sind und fettlösend wirken. Erweitere deine Gaumenvielfalt und probiere sie.

Zutaten für eine Portion

2 Eier
1 EL Wasser
Meersalz und Pfeffer zum Abschmecken
¼ Tasse frisches Basilikum, gehackt
¼ Tasse frische Petersilie, gehackt
⅛ Tasse frischer Koriander, gehackt

⅛ Tasse frischer Dill, gehackt
4 Radieschen, grob gehackt
Saft einer halben Zitrone
Meersalz
1 EL Olivenöl

Zubereitung
Schlage die Eier in einer kleinen Schüssel auf; füge 1 EL Wasser hinzu, um die Eiermasse schaumiger zu machen, und schmecke sie mit Meersalz und Pfeffer ab. Vermenge in einer zweiten Schüssel Basilikum, Petersilie, Koriander, Dill und Radieschen. Schmecke die Kräutermischung mit dem Zitronensaft und Meersalz ab. Stelle die Schüssel zur Seite.

Erhitze das Olivenöl in einer kleinen oder mittelgroßen Pfanne bei mittlerer Hitze. Gieße die Eiermasse in die Pfanne, wenn das Öl heiß ist. Schalte die Kochplatte auf mittlere bis niedrige Temperatur herunter. Lockere die Eiermasse mit einem Pfannenheber, wenn sie anfängt zu stocken, damit sie nicht am Pfannenboden festklebt. Verteile die Kräutermischung auf einer Hälfte der Eiermasse, wenn sie die gewünschte Konsistenz hat, und falte die andere Hälfte darüber. Richte sie auf einem Teller an.

MITTAGESSEN

CASHEWCREME

Dieses Rezept ist ein köstlicher Aufstrich auf Brot oder Cracker. Er ist auch in einigen der anderen Rezepte zu finden. Du kannst ihn auf Vorrat machen und im Kühlschrank aufbewahren.

Zutaten
1 Tasse rohe Cashewkerne
Wasser
Saft einer halben Zitrone
Meersalz zum Abschmecken

Zubereitung
Weiche die Cashewkerne über Nacht in Wasser ein. Lasse sie am nächsten Tag im Sieb gut abtropfen, wasche sie unter fließendem Wasser und lege sie in einen Mixer. Füge langsam Wasser hinzu und püriere sie, bis sie die gewünschte Konsistenz erreicht haben. Schmecke die Creme mit Zitronensaft und Meersalz ab. Fülle sie in ein Glas mit Deckel und lagere sie im Kühlschrank.

SCHWARZBOHNEN-UND-GEMÜSE-TACOS MIT FRISCHEM ROTEM SALAT UND CASHEWCREME

Ich liebe es, mit den Händen zu essen, vor allem Mahlzeiten, die wie diese farbenfrohen Tacos eine deutliche Textur haben.

Zutaten für 2 Portionen

Bohnen
1 EL Traubenkernöl
2 Knoblauchzehen, zerdrückt
1 Zwiebel, fein gehackt
½ TL Kreuzkümmel
1 Dose schwarze Bohnen, sorgfältig gewaschen
Meersalz zum Abschmecken

Gemüse
1 EL Traubenkernöl
2 Paprika (in beliebigen Farben), in dünne Scheiben geschnitten
1 Zwiebel, in dünne Scheiben geschnitten
1 Tasse Rosenkohl, geputzt und geviertelt
Meersalz zum Abschmecken

Frischer roter Salat
1 ½ Tasse Traubentomaten, halbiert
5 Radieschen, in dünne Scheiben geschnitten

¼ Tasse frischer Koriander, gehackt
Saft einer ½ Limette
Meersalz zum Abschmecken

4 Maistortillas, in der Pfanne erhitzt, bis sie weich sind
Cashewcreme (siehe Rezept)

Zubereitung

Bohnen
Erhitze das Öl bei mittlerer bis starker Hitze in einem Topf. Füge Knoblauch und Zwiebeln hinzu und schwitze beides bei mittlerer Hitze an, bis die Zwiebeln glasig sind. Rühre den Kreuzkümmel ein und brate die Zwiebel-Knoblauch-Mixtur an, bis sich ihr Aroma entwickelt. Füge die Bohnen hinzu und schmecke sie mit Meersalz ab. Lasse die Bohnen bei schwacher Hitze köcheln, während du die anderen Beilagen vorbereitest.

Gemüse
Erhitze in der Zwischenzeit Öl in einem großen Topf bei mittlerer bis starker Hitze. Fülle sämtliches Gemüse und das Meersalz in den Topf, decke ihn zu und reduziere die Temperatur auf mittlere bis schwache Hitze. Rühre das Gemüse gelegentlich um, bis es gar, aber noch bissfest ist (ca. 5 – 10 Min.). Nimm den Topf von der Herdplatte.

Salat
Vermische alle Zutaten in einer Schüssel.

Richte auf jedem Teller 2 Tortillas an und belege sie schichtweise mit den Bohnen, dem Gemüse und dem Salat. Tröpfle zum Schluss Cashewcreme darüber.

LINSENSALAT MIT GERÖSTETEM TOPINAMBUR UND SPINAT-DOLMAS

Neue Variante eines traditionellen griechischen Rezepts

Zutaten für 4 Portionen

Linsensalat

1 Tasse getrocknete grüne Linsen
½ rote Paprika, fein gehackt
½ gelbe Paprika, fein gehackt
1 kleine gelbe Zwiebel, fein gehackt
2 Knoblauchzehen, zerdrückt
1 Lorbeerblatt
1 EL Olivenöl
5 Tassen Wasser
1 TL Meersalz
Saft einer halben Zitrone
1 Bund Petersilie, fein gehackt

Topinambur

5 Topinambur (Jerusalem-Artischocken), in 1 cm dicke Scheiben geschnitten
1 TL Olivenöl
¼ TL Meersalz

Spinat-Dolmas

½ Tasse Naturreis
2 EL Olivenöl
½ gelbe Zwiebel, fein gehackt
2 Knoblauchzehen, zerdrückt
½ Bund Petersilie, gehackt
2 Zweige frischer Dill, gehackt
¼ Tasse gehackte Pekannüsse
½ TL Meersalz

½ Bund frische Minze, gehackt
Saft einer kleinen Zitrone
1 Bund Blätterspinat, gewaschen und geputzt

Zubereitung

Linsensalat

Vermische Linsen, Paprika, Zwiebeln, Knoblauch und das Lorbeerblatt in einer Schüssel. Erhitze Olivenöl bei mittlerer bis starker Hitze in einem großen Topf. Fülle die Linsenmischung in den Topf, wenn das Öl heiß ist, und bedecke sie mit 5 Tassen Wasser. Füge Meersalz hinzu und stelle die Temperatur wieder hoch. Verringere die Temperatur wieder auf mittlere Hitze, sobald das Wasser kocht, und lasse die Linsen im offenen Topf 20 Minuten oder bis die Linsen weich, aber noch bissfest sind, köcheln.

Gieße das Wasser ab und fülle die Linsen in eine große Schüssel. Beträufle sie mit Zitronensaft und streue Petersilie darüber. Lasse die Linsen abkühlen und serviere sie, wenn sie Zimmertemperatur erreicht haben.

Topinambur

Erhitze den Ofen auf 230 Grad. Vermische die Topinambur-Scheiben mit dem Olivenöl und Meersalz in einer Schüssel. Streiche die Mischung auf ein großes Backblech und lasse sie im Backofen auf der mittleren Schiene 10 Minuten lang garen. Wende dann die Topinambur-Scheiben und lasse sie weitere 10 Minuten im Ofen garen. Hole die garen Topinambur aus dem Ofen und lasse sie abkühlen.

Dolmas

Koche den Naturreis und stelle den Topf zur Seite.

Erhitze Olivenöl bei mittlerer Hitze in einem großen Topf. Füge Zwiebeln, Knoblauch, Petersilie, Dill, Pekannüsse und Meersalz hinzu und lasse die Mixtur anschwitzen, bis die Zwiebeln glasig sind. Hebe den Naturreis unter und brate ihn 5 Minuten lang an. Nimm die Reismischung von der Kochplatte und lasse sie abkühlen. Würze die abgekühlte Mixtur mit der Minze und dem Zitronensaft.

Dämpfe den Spinat in einem großen Topf, bis die Blätter weich sind. Stelle den Topf beiseite.

Schichte 4 oder 5 Spinatblätter so auf einer Arbeitsplatte aus, dass sie einen Kreis mit einem Durchmesser von ca. 10 cm formen. Lege 1 gehäuften EL Reismischung in die Mitte und rolle den Reis in den Spinatblättern ein, so dass sie ein Päckchen bilden. Nimm, wenn nötig, weitere Spinatblätter, damit der Reis nicht herausquillt. Verarbeite alle Spinatblätter auf diese Weise. Lege die Dolmas dicht nebeneinander in einen Behälter. Beträufle sie anschließend mit ein paar EL Olivenöl, bedecke den Behälter und stelle sie in den Kühlschrank. Die Menge reicht für ca. 10 Dolmas.

MUNGBOHNEN-DAL MIT CASHEWCREME-RAITA UND GRÜNEM SALAT

Diese indische Linsensuppe ist bunt und hat eine milde Schärfe.

Zutaten für 2 Portionen

grüner Salat

Dal

1 Tasse gelbe Mungbohnen
1 EL Kokosöl
1 TL Kreuzkümmelkörner
1 Stück frischer Ingwer (ca. ½ cm), geschält und fein gehackt
4 Tassen Wasser
Prise Kurkuma
1 TL gemahlener Koriander
Meersalz zum Abschmecken
1 Zweig Koriander, fein gehackt

Raita

1 Rezeptmenge Cashewcreme
½ Tasse Gurke, geschält, entkernt und fein gehackt

1 Schalotte, in dünne Scheiben geschnitten
Prise Kreuzkümmel
Prise Koriander
Saft einer ¼ Limette
1 TL Apfelweinessig
Meersalz zum Abschmecken

Zubereitung

Dal

Weiche die Mungbohnen 10 Minuten lang ein. Lasse sie dann im Sieb abtropfen, wasche sie in klarem Wasser ab und stelle sie beiseite.

Erhitze das Öl bei mittlerer Hitze 1 Minute lang in einem großen Topf. Streue die Kreuzkümmelkörner ins Öl. Füge unter Rühren den Ingwer hinzu, sobald sie zu brutzeln anfangen, damit die Kreuzkümmelkörner und der Ingwer nicht anbrennen.

Füge nun die Mungbohnen hinzu. Lasse sie 2-3 Minuten unter ständigem Rühren aufkochen. Fülle dann das Wasser in den Topf. Würze die Bohnen mit Kurkuma, Koriander und Meersalz. Reduziere die Temperatur auf mittlere bis schwache Hitze, sobald die Suppe anfängt zu blubbern, und lasse sie unter gelegentlichem Umrühren 40 Minuten köcheln. Gib noch ein wenig Wasser in den Topf, falls die Dal zu schnell eindickt. Nimm den Topf von der Kochplatte, wenn die Bohnen weich sind.

Raita

Vermische alle Zutaten in einer Schüssel. Voilà – fertig!

Serviere die Dal mit einem Löffel Raita und frischem Koriander als Krönung und grünem Salat als Beilage.

HUHN-KOHL-WRAPS MIT SESAM-ZUCKERERBSENSCHOTEN

Eines meiner knackigen Lieblingsmittagessen, das einfach zuzubereiten ist

Zutaten für 2 Portionen

Füllung

1 EL Sesamöl

2 Hühnerbrüste ohne Knochen, in kleine Würfel geschnitten und leicht mit Meersalz gewürzt

1 Karotte, fein gehackt

1 Selleriestange, fein gehackt

¼ frischer Rotkohl, in dünne Streifen geschnitten

Meersalz zum Abschmecken

4 große Napa-Kohlblätter

Limettenspalte

Sauce

¼ Tasse Mandelbutter

¼ Tasse Wasser

1 TL Sojasauce

1 TL Sesamöl

½ TL Apfelweinessig

½ TL Ahornsirup

Saft einer ¼ Limette

Weitere Zutaten nach Wahl

¼ Tasse Basilikum, fein gehackt

¼ Tasse Koriander, fein gehackt

¼ Tasse Minze, fein gehackt

1 Mango, in dünne Scheiben geschnitten

4 Limettenspalten

1 EL zerdrückte Mandeln

Zuckererbsenschoten

2 Tassen Zuckererbsenschoten
1 EL Sesamöl
Meersalz
½ TL Sesamkörner

Zubereitung

Füllung

Erhitze das Sesamöl in einem großen Topf bei mittlerer bis starker Hitze. Lege die gewürfelten Hühnerbrüste in den Topf und brate sie 2 Minuten lang an, bis sie außen weiß werden. Füge Karotten, Sellerie und Rotkohl hinzu und decke den Topf ab. Reduziere die Temperatur auf mittlere Hitze. Lasse Fleisch und Gemüse 5 Minuten im zugedeckten Topf schmoren und rühre gelegentlich um. Nimm den Topf dann von der Kochplatte.

Häufe vor dem Servieren ein paar Löffel davon auf ein Napa-Kohlblatt (2 pro Person) und beträufle den Huhn-Gemüse-Mix mit frischem Limettensaft. Kröne alles mit Sauce und weiteren Zutaten nach Wahl.

Sauce

Vermische Mandelbutter und Wasser in einer kleinen Schüssel, so dass die Butter cremig wird. Rühre alle anderen Zutaten hinein.

Zuckererbsenschoten

Dämpfe die Schoten 1 Minute lang, bis sie hellgrün werden. Fülle sie anschließend in eine Schüssel, beträufle sie mit Sesamöl und schmecke sie mit Meersalz ab. Streue zum Schluss Sesamkörner über die Zuckererbsenschoten.

MEZZE-QUINOA TABOULI, HUMMUS UND TAHINI

Tabouli wird gewöhnlich aus Bulgur zubereitet. Diese glutenfreie Alternative hat einen eigenen, nussigen Geschmack und ist zudem reich an Eiweiß.

Zutaten 2 Portionen

Glutenfreies Fladenbrot

Tabouli
1 Tasse Quinoa
2 Tassen Wasser
Prise Meersalz
1 ½ Tassen Traubentomaten
1 Bund Petersilie, grob gehackt
½ Bund Minze, grob gehackt
Saft einer halben Zitrone
2 EL Olivenöl
Meersalz zum Abschmecken

Hummus
Saft einer Zitrone
¼ Tasse Sesam-Tahinipaste
1 Knoblauchzehe, zerdrückt
2 EL Olivenöl
1 TL Meersalz
½ TL Kreuzkümmel
1 Dose Garbanzobohnen (Kichererbsen) (ca. 425 g), gut abgetropft
Wasser nach Bedarf
Prise Paprikapulver

Tahini-Sauce
½ Tasse Sesam-Tahinipaste
¼ Tasse Wasser
Saft einer Viertelzitrone

¼ TL Meersalz
½ TL Olivenöl

Zubereitung

Tabouli

Fülle Quinoa und Wasser mit einer Prise Salz in einen kleinen Topf und bring das Wasser zum Kochen. Decke den Topf zu, reduziere die Temperatur auf mittlere bis schwache Hitze und lasse die Quinoa köcheln, bis sie völlig gar ist. Nimm den Topf von der Kochplatte und lasse die Quinoa auf Zimmertemperatur abkühlen. Vermische dann die Quinoa mit allen anderen Zutaten in einer großen Schüssel und schmecke sie mit Salz ab.

Hummus

Mixe den Zitronensaft und die Tahinipaste in der Küchenmaschine zu einem glatten Brei. Füge Knoblauch, Olivenöl, Meersalz und Kreuzkümmel hinzu und mixe alles 1 Minute lang. Rühre die Garbanzobohnen in drei Teilen unter und füge Wasser nach Bedarf hinzu, bis die gewünschte Konsistenz erreicht ist. (Wenn du einen Mixer verwendest, brauchst du mehr Wasser.) Fülle das glatte Püree in eine Schüssel, bestreue es mit einer Prise Paprikapulver, tröpfle Olivenöl darüber und serviere es.

Tahini

Verrühre Tahini und Wasser in einer kleinen Schüssel, bis die Mixtur eine helle Farbe und eine glatte Textur bekommt. Füge Zitronensaft, Meersalz und Olivenöl hinzu und vermenge alles gut. Fertig!

Serviere alles mit glutenfreiem Fladenbrot.

PILZ-FRITTATA MIT BUNTEM WURZELGEMÜSESALAT

Pilze sind herzhaft, fleischig und reich an Geschmack.

Zutaten für 4 Portionen

Frittata
6 Eier
1 EL Wasser
½ TL Meersalz
2 EL Olivenöl
115 g Pilze deiner Wahl (Shiitake oder Champignons eignen sich gut)
6 Schalotten
¼ Tasse sonnengetrocknete Tomaten, in dünne Scheiben geschnitten
Frisch gemahlener schwarzer Pfeffer zum Abschmecken

Wurzelgemüsesalat
1 große Karotte, grob geraspelt
1 große Rote Bete, grob geraspelt
½ Kopf Radiccio-Salat, in dünne Streifen geschnitten
1 EL Olivenöl
1 EL Balsamico
Meersalz und Pfeffer zum Abschmecken

Zubereitung
Erhitze den Backofen auf 175 Grad.

Schlage die Eier mit 1 TL Wasser und Meersalz in einer kleinen Schüssel auf. Stelle die Schüssel beiseite.

Erhitze das Olivenöl in einer kleinen Pfanne. Füge die Pilze, Schalotten und getrockneten Tomaten hinzu und rühre die Zutaten 5 Minuten lang um. Gieße die Eimasse in die Pfanne und rühre sie 1 weitere Minute lang. Lasse sie dann 5 weitere Minuten lang auf dem Herd und glätte die Luftblasen, die sich bilden können.

Stelle die Pfanne auf die mittlere Schiene des Backofens und überbacke die Eimasse 12 – 15 Minuten, bis die Oberseite der Frittata goldbraun ist.

Wurzelgemüsesalat
Vermische alle Zutaten in einer Schüssel. Fertig!

REIS-VERMICELLI MIT GERASPELTEM GEMÜSE, SESAM, ALGEN UND TOFU ODER TILAPIA

Zutaten für 2 Portionen
115 g Reis-Vermicelli-Nudeln
1 mittelgroße Karotte, mit einem Schälmesser in Streifen geschält
1 kleine Zucchini, mit einem Schälmesser in lange Streifen geschält
28 g Arame-Algen, 10 Minuten in Wasser aufgeweicht und abgetropft
2 Selleriestangen, fein gehackt
1 EL Sesamöl
200 g extrafester Tofu oder ½ Pfund Tilapia-Filet
Sesamkörner

Dressing
2 EL Sesamöl
2 EL Sojasauce
2 EL Reisessig
1 ca. 2 cm großes Stück frischer Ingwer, gerieben

Zubereitung
Vermische für das Dressing alle Zutaten in einer kleinen Schüssel. Stell die Schüssel beiseite.

Schütte die Nudeln in einen großen Topf mit kochendem Wasser und koche sie 3 Minuten lang. Gieße das Wasser ab und schütte sie in eine große Schüssel. Mische das Dressing unter. Füge Karotten, Zucchini, Algen und Sellerie hinzu und mische alles durch.

Erhitze 1 EL Sesamöl in einem kleinen Topf bei mittlerer bis starker Hitze, um den Tofu oder Fisch zu garen. Lege den Tofu oder Fisch in den Topf und gare ihn ca. 5 Minuten, bis er anfängt, braun zu werden. Mische ihn dann unter die Nudeln. Streue vor dem Anrichten Sesamkörner über das Gericht.

ABENDESSEN

PASTA MARINARA MIT GRÜNKOHL-FENCHELSALAT

Der salzige Geschmack dieser köstlichen Pasta passt perfekt zum knackigen Salat.

Zutaten für 4 Portionen
2 TL Olivenöl
1 Knoblauchzehe, zerdrückt
380 g Tomatenpüree
½ TL Meersalz
1 Dose Tunfisch, in Olivenöl eingelegt
½ Tasse frisches Basilikum
½ Tasse frische Petersilie
225 g Quinoa-Muschelpasta oder Vollkornmuschelpasta

Salat
1 Bund Grünkohl, in mittelgroße Stücke gerissen
1 Fenchelzwiebel, in feine Scheiben geschnitten
1 EL Olivenöl
2 EL Balsamico
Meersalz und Pfeffer zum Abschmecken

Zubereitung
Erhitze 1 TL Olivenöl in einem kleinen Topf bei mittlerer Hitze. Füge Knoblauch hinzu und gare den Knoblauch glasig. Gieße das Tomatenpüree hinzu und rühre es um. Reduziere die Temperatur auf mittlere bis schwache Hitze. Wenn die Sauce zu kochen anfängt, gib 1 TL Olivenöl und Meersalz dazu und decke den Topf ab. Lasse die Sauce unter gelegentlichem Umrühren 30 Minuten köcheln. Gib den Tunfisch, frisches Basilikum und Petersilie in die Tomatensauce.

Koche, während die Tomatensauce köchelt, die Pasta in einem großen Topf, bis sie die erwünschte Konsistenz hat. Gieße das Wasser ab und fülle die Pasta wieder in den Topf. Mische die Hälfte der Tomatensauce unter die Nudeln. Löffle die restliche Tomatensauce über die Pasta und serviere sie.

Salat
Lege den Grünkohl in eine große Salatschüssel. Streue Meersalz darüber und reibe das Salz ein, bis die Grünkohlblätter ein kräftiges Grün annehmen und welken. Füge den Fenchel hinzu. Träufle Olivenöl und Balsamico über beides und mische den Salat. Schmecke ihn mit Meersalz und Pfeffer ab. Das wär's!

RÖSTHUHN MIT RUKOLA UND ARTISCHOCKEN

Wenn du das Huhn vor dem Rösten wässerst, wird es unglaublich saftig und köstlich. Es ist zwar nicht notwendig, aber ich empfehle es.

Zutaten für 4 Portionen
1 ganzes Huhn (3-4 Pfund schwer)
1 Bio-Zitrone, halbiert
1 Zwiebel, geviertelt
1 Knoblauch, in Zehen zerteilt und geschält
ein paar Zweige Thymian, Rosmarin und/oder Estragon
Speck (wahlweise)
1 EL Olivenöl
1 TL Meersalz
2 Bund Rukola
4 Artischocken

Dressing
8 TL Olivenöl
Saft einer Zitrone
2 TL Tahini
2 TL Honig
Meersalz und Pfeffer zum Abschmecken

Zubereitung

Das Huhn wässern

Fülle einen großen Topf mit Wasser auf; gib eine ¾ Tasse Meersalz und eine ¾ Tasse Zucker ins Wasser. Löse beides durch Umrühren auf. Lege das Huhn in den Topf, so dass es ganz mit Wasser bedeckt ist, und stelle es in den Kühlschrank. Du kannst dies ein paar Stunden vor dem Kochen tun, das Huhn aber auch über Nacht im Topf lassen.

Nimm das Huhn vor dem Kochen aus dem Zucker-/Salzwasser.

Huhn

Erhitze den Backofen auf 246 Grad.

Lege das Huhn in eine tiefe Röstpfanne. Fülle es mit Zitrone, Zwiebel, Knoblauch und Kräutern. Wenn du möchtest, kannst du auch ein paar Speckstreifen unter die Haut stopfen. Sie geben dem Huhn noch mehr Geschmack und machen es knuspriger.

Reibe das ganze Huhn mit Olivenöl und Meersalz ein und schiebe die Pfanne in den Ofen. Lasse es ungefähr eine Stunde lang im Ofen rösten, bis die Haut goldbraun und knusprig und das Fleisch völlig gar ist. Gib ein paar Löffel Wasser in die Röstpfanne, wenn das Huhn während des Röstvorgangs trocken aussieht. Nimm das fertige Huhn aus dem Backofen und lasse es abkühlen. Schneide es nicht an, bevor du es servierst; nachdem du es aus dem Ofen geholt hast, wird es im eigenen Saft weitergaren.

Rukola

Fülle den Rukola in eine große Salatschüssel. Beträufle ihn mit Olivenöl und dem Saft einer halben Zitrone und mische beides unter. Schmecke ihn mit Meersalz und Pfeffer ab.

Artischocken

Entferne äußere Blätter, die braun sind, schneide die Stiele bis auf ca. einen halben Zentimeter Länge ab und schneide das obere Drittel der Artischocken ab, so dass die Artischockenherzen kaum sichtbar werden. Lege die Artischocken mit den Schnittstellen nach unten in einen Dampfkorb und dämpfe sie 20 Minuten oder bis sie weich sind. Stelle sie beiseite und lasse sie auf Zimmertemperatur abkühlen. Verrühre in einer kleinen Schüssel die Zutaten des Dressings. Richte die Artischocken mit dem Dressing an.

ROTER CURRY MIT GEMÜSE UND BASMATI-NATURREIS

Ich liebe das Aroma eines guten Currys, und ein Curry ist eine tolle Variante, um Reis und Gemüse zu essen.

Zutaten für 4 Portionen
1 ½ Tasse Basmati-Naturreis, gewaschen und abgetropft
1 EL Kokosöl
1 Zwiebel, in große Stücke geschnitten
2 Knoblauchzehen, zerdrückt
1 EL frisch geriebener Ingwer
2 Karotten, in große Stücke geschnitten
2 Selleriestangen, gehackt
½ TL Salz
1 Dose Tomatenpüree (380 g)
1 Dose Kokosmilch (380 g)
1 EL rote Currypaste
10 Basilikumblätter

Vorschläge für weitere Zutaten
1 ganzer Brokkoli, in Stücke geschnitten
2 Tassen Blumenkohlstücke
2 Tassen Rot- oder Weißkohl, gehackt
1 Tasse Bok-choy oder dunkelgrüne Blattsalate, gehackt

Zubereitung
Koche den Reis nach der Anleitung auf der Packung und stelle ihn beiseite. Bereite den Curry zu, während der Reis gar wird. Erhitze Kokosöl in einem großen Topf bei mittlerer bis starker Hitze. Füge Zwiebeln, Knoblauch, Ingwer, Karotten, Sellerie und Salz hinzu und lasse alles 2 Minuten lang garen. Füge das Tomatenpüree hinzu. Gib die Kokosmilch und die rote Currypaste

hinzu, wenn die Sauce anfängt zu blubbern. Reduziere die Temperatur auf mittlere bis schwache Hitze, decke den Topf ab und lasse die Sauce 15 Minuten unter gelegentlichem Umrühren köcheln. Rühre beliebiges zusätzliches Gemüse in die Sauce und decke den Topf wieder zu. Lasse den Curry weitere 10 Minuten garen. Wenn du dunkelgrüne Blattsalate hinfügst, solltest du sie erst ganz zuletzt untermischen.

Serviere den Curry auf Reis.

QUINOA-KROKETTEN MIT BUTTERNUTKÜRBIS UND RADIESCHEN

Diese sättigenden Pfannkuchen sind reich an pflanzlichem Eiweiß.

Zutaten für 4 Portionen

1 Tasse Quinoa, gekocht und auf Zimmertemperatur abgekühlt
4 Eier, verklöppelt
½ TL Salz
1 TL Kreuzkümmel
1 TL Zimt
½ TL Chilipulver (nach Belieben)
1 Zwiebel, gehackt
2 Knoblauchzehen, zerdrückt
1 Tasse Semmelbrösel
Wasser nach Bedarf
1 TL Olivenöl für Kürbis sowie 2 EL Olivenöl für Kroketten
1 Bund Radieschen, geviertelt, und abgeschnittene Radieschenblätter
1 Butternut-Kürbis, geschält und entkernt, in kleine Würfel geschnitten

Zubereitung

Kroketten

Vermische Quinoa, Eier, Salz, Kreuzkümmel, Zimt und Chilipulver in einer großen Schüssel. Rühre die Zwiebeln, den Knoblauch und die Semmelbrösel unter und lasse die Mixtur ein paar Minuten ruhen, so dass die

Semmelbrösel die Flüssigkeit aufsaugen können. Forme mit den Händen kleine Küchlein und füge nach Bedarf noch mehr Semmelbrösel oder Wasser hinzu.

Erhitze das Olivenöl bei mittlerer Hitze in einem großen Topf. Lege die Küchlein in den Topf und brate sie 8-10 Minuten pro Seite, bis sie außen braun sind.

Squashkürbis und Radieschen

Erhitze in einem zweiten Topf Olivenöl bei mittlerer bis starker Hitze. Füge Radieschen und Squashkürbis hinzu, würze das Gemüse mit Salz und gare es, bis es außen anfängt, braun zu werden, und der Squashkürbis weich wird. Gib die Radieschenblätter hinzu, decke den Topf zu und verringere die Temperatur auf mittlere Hitze. Lasse den Deckel für 2 Minuten auf dem Topf, damit die Blätter garen können. Nimm dann den Deckel ab und nimm den Topf von der Kochplatte.

GEBACKENER LACHS MIT RÖSTKARTOFFELN UND SENF-DILL-DRESSING

Dieses einfache Gericht wird deine Familie und Freunde begeistern.

Zutaten für 4 Portionen

12 Süßkartoffeln, geviertelt
Pfeffer
2 EL Olivenöl
1 TL Kümmelkörner
4 Lachsfilets

Sauce

½ Tasse Joghurt
¼ Tasse frischer Dill, fein gehackt
1 EL körniger Senf

Zubereitung
Erhitze den Backofen auf 230 Grad.
Verteile Salz, Pfeffer, Öl und Kümmelkörner gleichmäßig auf der Kartoffeloberfläche. Lege die Kartoffeln auf ein großes Backblech und röste sie, bis sie gar und außen gebräunt sind (ca. 30 Minuten).

Reibe die Lachsfilets leicht mit Salz ein.

Erhitze eine große Pfanne bei mittlerer bis hoher Hitze. Lege die Filets in die Pfanne und gare sie 5 Minuten in der offenen Pfanne. Drehe die Filets um und decke die Pfanne ab. Gare sie weitere 5 Minuten. Ziehe das Lachsfilet in der Mitte auseinander, um zu sehen, ob es gar ist: Das Fleisch in der Mitte sollte milchig und weich sein, während es außen braun und knusprig ist. Serviere den Lachs mit den Kartoffeln, Dillsauce und einem grünen Salat.

SUSHI-SCHÜSSEL – KURZGEBRATENER TUNFISCH MIT SUSHI-REIS, DAIKON, INGWER, WASSERKRESSE UND AVOCADO

Diese vollständige Mahlzeit enthält scharfe und bittere Geschmacksnoten, kombiniert mit dem süßen Reis und Tunfisch.

Zutaten für 4 Portionen
1 Tasse Sushi-Reis
1 ¼ Tasse Wasser
¼ Tasse Reisessig
2 TL Honig
1 TL Traubenkernöl oder Pflanzenöl
Prise Meersalz
4 Tunfischfilets, ca. 125 g pro Filet
4 TL Sesamöl, (1/2 TL Öl pro Filet sowie 2 TL für die Kresse)
Meersalz
1 – 2 cm langes Stück frischer Ingwer, geschält und fein gerieben
1 Bund Wasserkresse
1 Daikon-Rettich, in lange Streifen geschält
1 Avocado, geviertelt

Sesamkörner
Nori-Blätter

Zubereitung
Wasche den Reis und fülle ihn in einen Topf mit Wasser. Bringe das Wasser zum Kochen, decke den Topf ab und reduziere die Temperatur auf mittlere bis schwache Hitze. Lasse den Reis 15 Minuten köcheln. Stelle die Kochplatte aus und lasse den Reis im zugedeckten Topf weitere 10 Minuten stehen, bis er das Wasser aufgesogen hat.

Mische Reisessig, Honig und Traubenkernöl in einer kleinen Schüssel und verrühre die Zutaten, bis der Honig sich aufgelöst hat. Rühre die Sauce in den Reis, füge eine Prise Meersalz hinzu und stelle den Reis beiseite.

Reibe die Tunfischfilets mit Sesamöl ein und würze sie leicht mit Meersalz.

Erhitze eine große Pfanne bei mittlerer bis starker Hitze. Lege die Filets in die Pfanne und lasse sie 5 Minuten in der offenen Pfanne garen. Drehe die Filets um und decke die Pfanne ab. Gare sie weitere 5 Minuten. Ziehe den Tunfisch in der Mitte auseinander, um zu sehen, ob er gar ist: Das Fleisch in der Mitte sollte milchig und weich sein, während es außen gebräunt und knusprig ist. Nimm die Filets von der Kochplatte und stelle sie beiseite.

Erhitze in einer zweiten Pfanne Sesamöl bei mittlerer Hitze. Gib den geriebenen Ingwer ins Öl und gare ihn 1 Minute lang. Füge die Kresse hinzu und gare sie weich. Würze sie mit Meersalz.

Richte jedes Tunfischfilet auf Sushi-Reis an, dazu Kresse, Rettichstreifen und ¼ Avocado. Streue Sesamkörner über den Fisch. Wenn du möchtest, kannst du die Zutaten auch in den Nori-Blättern zu Sushi-Rollen einrollen.

GEBACKENE KARTOFFEL MIT PILZEN, LAUCH UND BUNTEM MANGOLD

Kartoffeln sind eine sättigende Alternative zu glutenreichen Getreidesorten.

Zutaten für 4 Portionen
4 Kartoffeln mit gründlich abgeschrubbter Schale
1 TL Olivenöl für Kartoffeln und 1 TL Olivenöl für die Pilzmischung
Meersalz
4 Riesenchampignons ohne Stiel, gewaschen und gewürfelt
2 Lauchstangen, in dünne Scheiben geschnitten
2 EL Balsamico
1 Bund bunter Mangold (verschiedene Sorten), in dünne Scheiben geschnitten
Meersalz und Pfeffer zum Abschmecken
Cashewcreme (nach Belieben)

Zubereitung
Erhitze den Backofen auf 175 Grad.
Steche mit einer Gabel mehrmals in alle Seiten der Kartoffeln ein.

Reibe die Kartoffeln leicht mit Olivenöl und Meersalz ein und lege sie auf die mittlere Schiene des Ofens. Lasse sie 1 Stunde backen und prüfe dann, ob sie gar sind. Abhängig vom Backofen könnte es auch länger dauern, bis die Kartoffeln gar sind. Nimm die garen Kartoffeln aus dem Ofen und lege sie beiseite.

Bereite in der Zwischenzeit Pilze, Lauch und Mangold vor. Erhitze 1 TL Olivenöl in einer großen Pfanne bei mittlerer bis starker Hitze und streue dann die Pilze und Lauchstreifen in die Pfanne. Bestreue beides mit Meersalz und lasse es 2 Minuten garen. Gieße den Balsamico über das Gemüse, sobald es anfängt, weich zu werden, und lasse es unter gelegentlichem Umrühren weitergaren, bis die Pilze auf die Hälfte ihrer Größe zusammengeschrumpft sind und der Lauch völlig weich ist. Füge den Mangold hinzu, reduziere die Temperatur auf mittlere bis schwache Hitze und decke die Pfanne 2 Minuten lang ab, damit der Mangold weich wird. Schmecke das Gemüse mit Meersalz und Pfeffer ab und stelle es beiseite.

Richte auf jedem Teller eine Kartoffel an, die in der Mitte aufgeschnitten und geöffnet ist, und löffle eine Portion der Pilzmischung in die Öffnung. Wenn du willst, kannst du die Kartoffel auch noch mit einem Löffel Cashewcreme krönen.

SNACKS

Ein Stück frisches Obst, geschnittenes Gemüse oder selbstgemachtes Studentenfutter sind perfekte Zwischenmahlzeiten für unterwegs. Hier sind noch ein paar andere Snacks zur Auswahl, die dir schmecken könnten.

HERZHAFT GERÖSTETE NÜSSE

Ein einfach zubereiteter und gesunder Snack zum Mitnehmen.

Zutaten für 8 Portionen
1 TL Knoblauchpulver
1 TL Paprikapulver
1 TL Kreuzkümmel
½ Tasse Ahornsirup
2 EL Apfelmus
3 Tassen gemischte Nüsse (Mandeln, Cashewkerne und Pekannüsse eignen sich gut)
2 TL Olivenöl
Meersalz

Zubereitung
Erhitze den Backofen auf 175 Grad.
Vermische Knoblauchpulver, Paprikapulver, Kreuzkümmel, Ahornsirup und Apfelmus in einer Schüssel. Füge die Nüsse und das Olivenöl hinzu und vermische alles, bis die Nüsse von allen Seiten mit der Würzmischung bedeckt sind. Lege die Nüsse gleichmäßig nebeneinander auf ein Backblech

und bestreue sie mit Salz. Gare sie 10 Minuten lang im Ofen. Wende die Nüsse und röste sie weitere 15 Minuten oder bis sie goldbraun sind. Nimm sie aus dem Ofen und lasse sie abkühlen.

SONNENBLUMEN-KALAMATA-PASTE

Ein einzigartiger Aufstrich, der sich perfekt eignet, um Freunde zu bewirten

Zutaten für 16 Portionen

1 Tasse Sonnenblumenkerne, mindestens 4 Stunden eingeweicht (sie können auch über Nacht einweichen)
1 Knoblauchzehe, gehackt
Saft einer Viertelzitrone
½ TL Olivenöl
1 TL Kapern sowie ½ TL Kapernsaft (ersetzt ½ TL Salz)
10 Kalamata-Oliven, entkernt

Zubereitung

Fülle Sonnenblumenkerne und Knoblauch in einen Mixer und püriere sie unter Zugabe von Wasser, bis die Paste glatt und dicklich wird. Füge Zitronensaft, Olivenöl, Kapern und Oliven hinzu und püriere alles zu einer glatten Paste. Serviere mit in Scheiben geschnittener Rohkost oder glutenfreien Crackern.

ENERGIERIEGEL MIT TROCKENFRÜCHTEN UND HAFERFLOCKEN

Dein eigener hausgemachter Energieriegel

Zutaten für 8 Riegel
1 Tasse Haferflocken
½ TL Meersalz
½ TL Zimt
1 Banane
⅓ Tasse Ahornsirup
1 Tasse Mandelbutter
⅓ Tasse Apfelmus
1 EL Kokosflocken
1 EL Chia-Samen
⅓ Tasse Sonnenblumenkerne
⅓ Tasse Mandeln
½ Tasse Trockenfrüchte (Aprikosen, Rosinen, Cranberries, Kirschen)

Zubereitung
Erhitze den Backofen auf 175 Grad.

Mische alle Zutaten in einer Schüssel. Fülle die Mixtur in eine ca. 20x20 cm große Backform und streiche sie glatt. Die Schicht sollte ca. 2 – 3 cm dick sein. Stelle die Backform auf die mittlere Schiene des Ofens und backe die Mixtur 30-40 Minuten lang, bis sie goldbraun ist.

Nimm die Backform aus dem Ofen und lasse die Mixtur in der Form vollkommen abkühlen. Bedecke sie mit Aluminiumfolie und stelle sie über Nacht in den Kühlschrank. Schneide die Mixtur in Riegel und packe die einzelnen Riegel in Plastikfolie ein. Sie sind im Kühlschrank oder der Tiefkühltruhe bis zu einem Monat haltbar.

KÜRBISMUFFINS MIT THYMIAN UND PEKANNÜSSEN

Diese Leckerei, die du auf Vorrat backen kannst, ist glutenfrei und schmeckt köstlich.

Zutaten

Trockenzutaten
1 Tasse glutenfreies Mehl
⅓ Tasse Bio-Kokosmehl
½ Tasse Mandelmehl
½ Tasse Tapiokastärke
1 ½ TL Backpulver
1 TL Backnatron
½ TL Meersalz
1 TL Xanthan-Gum-Pulver
1 TL gemahlener Zimt
2 TL getrockneter Thymian
½ Tasse grob gehackte Pekannüsse

Flüssige Zutaten
¾ Tasse Ahornsirup
1 Tasse Kürbispüree
⅓ Tasse Kokosöl, geschmolzen
2 Eier, aufgeschlagen
1 EL Vanilleextrakt
½ TL Zitronensaft
½ Tasse Kokosmilch

Zubereitung
Erhitze den Backofen auf 175 Grad.
Reibe eine Muffin-Backform für 12 Muffins mit Kokosöl ein.
Vermische alle Trockenzutaten in einer großen Schüssel.

Mische in einer zweiten Schüssel alle flüssigen Zutaten und füge sie dann den Trockenzutaten hinzu. Verrühre sie mit dem Mixer. Gib bis zu ¼ Tasse

Kokosmilch hinzu, falls der Teig etwas mehr Flüssigkeit braucht, so dass er eine glatte Konsistenz hat. Rühre die gehackten Pekannüsse unter den Teig.

Befülle nun die 12 Muffinförmchen bis fast zum Rand mit dem Teig. Backe den Teig, bis die Muffins sich wölben und eine goldbraune Farbe bekommen (abhängig vom Backofen ca. 20-25 Minuten). Sie sind fertig, wenn bei der Garprobe kein Teig mehr am Holzzahnstocher kleben bleibt.

Hole die Muffins aus dem Backofen und lasse sie 5 Minuten abkühlen. Nimm sie dann aus der Backform und lasse sie auf einem Kuchengitter weiter abkühlen. Das verhindert, dass ihr Boden feucht wird. Packe sie in Plastikfolie ein und friere die übrigen Muffins im Tiefkühlschrank ein.

SÜSS-SALZIGE AVOCADOHÄLFTEN

Ein einfacher, aber cremiger und sättigender Snack

Zutaten für 1 Portion
1 Selleriestange, fein gehackt
½ Avocado
½ TL Olivenöl
½ TL Honig
Meersalz
Pfeffer

Fülle den Sellerie in die Vertiefung in der Mitte der Avocadohälfte. Beträufle die Avocado mit Olivenöl und Honig; würze sie mit Salz und Pfeffer. Fertig!

KALIFORNISCHE REISKUGELN

Probiere diesen leicht zubereiteten Snack mit jeder der folgenden Geschmacksrichtungen aus.

Zutaten für 2 Portionen à 2 Reiskugeln
1 Tasse Sushi-Reis, gewaschen
1 ¼ Tasse Wasser
½ TL Sesamkörner
2 Nori-Algen-Blätter

Füllungen (wahlweise)
1 EL einer der folgenden Zutaten:
Räucherlachs
Erdnüsse, gehackt
Avocado, gewürfelt
Gurke, geschält, entkernt und fein gehackt
Karotte, fein gehackt
Umeboshi-Pflaumenpaste

Zubereitung
Gieße den Reis mit dem Wasser in einen kleinen Topf und bringe ihn zum Kochen. Decke den Topf ab und lasse den Reis 15 Minuten köcheln. Stelle dann die Kochplatte aus und lasse den Reis weitere 10 Minuten im abgedeckten Topf stehen. Lasse ihn vollständig abkühlen.

Forme aus einer Handvoll abgekühlten Reis eine Kugel. Mache an einer Seite eine Vertiefung und fülle die Reiskugel mit einem Löffel Füllung deiner Wahl. Streue Sesamkörner auf die Kugel und wickle sie in ein Nori-Blatt ein.

SINNLICHER GRÜNER SMOOTHIE

Hol dir jederzeit mit diesem köstlichen, fruchtigen Smoothie deine grünen Vitamine!

Zutaten für eine Portion

½ Banane
1 Tasse Früchte (Beeren, tropische Früchte oder auch Gemüse, wie z.B. Kürbis und Squash, eignen sich hervorragend)
1 EL Nussbutter
½ Tasse gehackte grüne Salate
1 ½ Tasse Wasser, Kokoswasser oder Mandelmilch

Weitere Zutaten (in erwünschter Menge)

Zimt
Muskatnuss
unbehandeltes Kakaopulver
Maca-Pulver
Kokos-Manna (Kokosbutter)
1 Viertelavocado
¼ Tasse Joghurt
Spirulina
Chia-Samen

Zubereitung

Fülle alle Grundzutaten in einen Mixer und püriere sie zu einer glatten Masse. Wähle dann deine weiteren Zutaten aus und schmecke den Smoothie löffelweise mit kleinen Mengen ab. Püriere ihn noch einmal, bis alles gut vermischt ist. Füge weitere Flüssigkeit hinzu, wenn du einen dünneren Smoothie bevorzugst.

DESSERT

BALSAMICO-ERDBEEREN MIT CASHEWCREME

Dieses Dessert enthält süße und saure Geschmacksnoten und eine meiner sinnlichen Lieblingsfrüchte.

Zutaten für 4 Portionen
500 g Erdbeeren, in dicke Scheiben geschnitten
2 TL Balsamico
2 TL Honig
2 Prisen frisch gemahlenen schwarzen Pfeffer
Cashewcreme

Zubereitung
Vermische Erdbeeren, Balsamico, Honig und Pfeffer in einer mittelgroßen Schüssel. Lass die Erdbeeren mindestens 15 Minuten bei Raumtemperatur stehen. Teile die Menge in 4 Schüsseln auf und richte jede Portion mit einem Löffel Cashewcreme an.

ROHE MAKRONEN: VANILLE-ZITRONE UND CURRY-KAKAO

Kokosfleisch ist eine superbe Grundlage für Desserts, Smoothies und Snacks.

Zutaten für 6-8 Portionen à 2 Makronen

Grundlage
1 Tasse Kokosraspeln
2 EL Ahornsirup
2 EL getrocknetes Kokosfleisch, aufgeweicht
Prise Meersalz

Vanille-Zitrone-Makronen
1 TL Vanilleextrakt
Fruchtfleisch einer halben Zitrone

Curry-Kakao-Makronen
2 TL unbehandeltes Kakaopulver
große Prise Currypulver

Zubereitung
Vermische alle Grundzutaten gut in einer Schüssel. Füge dann die Zutaten für den gewählten Geschmack hinzu. Gib gehäufte EL der Masse auf die Handfläche und rolle sie zu Kugeln, wenn die Mixtur gut vermischt ist. Eine Teigmenge reicht für ca. 6-8 Makronen. Stelle sie mindestens 20 Minuten vor dem Servieren in den Kühlschrank.

DER CUPCAKE, DER ALLES KANN

Dieser glutenfreie samtrote Mini-Cupcake ist allen abgepackten Supermarkt-Cupcakes meilenweit voraus.

Zutaten für 2 Dutzend, 1 Stück pro Portion

Trockenzutaten
¼ Tasse Kokosmehl
¼ Tasse glutenfreies Mehl
2 EL unbehandeltes Kakaopulver
¼ TL Backnatron
¼ TL Salz

Flüssige Zutaten
4 Eier, aufgeschlagen
2 EL Kokosöl (geschmolzen) oder Traubenkernöl
½ Tasse Ahornsirup
4 Tuben rote Essensfarbe (Gelee)

Guss
2 TL Ahornsirup
1 Rezept Cashewcreme

Zubereitung
Erhitze den Backofen auf 175 Grad.

Belege eine Backform für Mini-Muffins mit Mini-Cupcake-Papierförmchen oder fette sie mit Öl ein. Stelle sie beiseite.

Vermische die Trockenzutaten in einer großen Schüssel. Mixe die flüssigen Zutaten in einer zweiten Schüssel, bis sie eine glatte Masse bilden. Rühre die flüssige Mixtur allmählich in die Mixtur der Trockenzutaten ein und rühre sie zu einem glatten Teig. Fülle den Teig in die Cupcake-Förmchen und backe sie ca. 12-15 Minuten oder bis bei der Garprobe kein Teig mehr am Zahnstocher kleben bleibt. Lasse die Cupcakes völlig abkühlen, bevor du sie mit dem Guss verzierst.

Rühre für den Guss den Ahornsirup unter die Cashewcreme und stelle ihn mindestens 20 Minuten lang in den Kühlschrank, bevor du damit die Cupcakes dekorierst.

PARFAIT MIT CASHEWCREME, KUCHENSTÜCKCHEN UND GERÖSTETEN SÜSSEN KERNEN

Für dieses Dessert kannst du das obige Cupcake-Rezept einmal anders verwenden.

Zutaten

Pro Parfait
2 Cupcakes (siehe vorheriges Rezept), in Stücke zerteilt
1 Rezept Cashewcreme, in 4 Teile geteilt
1 Tasse Himbeeen, in 3 Teile geteilt

Geröstete süße Kerne
⅛ Tasse Mandelblättchen

⅛ Tasse gehackte Pekannüsse
⅛ Tasse Sonnenblumenkerne
¼ TL Zimt
Prise Meersalz

Zubereitung
Vermische Nüsse, Sonnenblumenkerne, Zimt und Meersalz in einer kleinen Schüssel. Fülle die Mixtur in eine mittelgroße Pfanne und toaste sie bei mittlerer Hitze, bis sich das Aroma der Nüsse voll entfaltet und sie anfangen zu bräunen. Stelle die Pfanne beiseite.

Bedecke den Boden eines Einmachglases oder eines mittelgroßen Trinkglases mit einem Cupcake (in Stücke zerteilt). Streiche eine Schicht Cashewcreme darauf. Bedecke die Cremeschicht mit der halben Menge der gerösteten Nüsse. Verteile 1/3 Tasse Himbeeren auf den Nüssen, und bedecke die Himbeeren mit einem weiteren Viertel der Cashewcreme. Wiederhole die Schichten: Kuchen, Cashewcreme, Nüsse, Himbeeren, Cashewcreme. Kröne das Parfait mit einer Himbeerschicht. Stelle es mindestens 1 Stunde in den Kühlschrank.

ERFRISCHENDER OBSTSALAT MIT FRISCHEN KRÄUTERN UND BLÜTEN

Die Kräuter und Blüten machen diesen Obstsalat köstlich und unvergesslich.

***Zutaten für* 4 Portionen**
1 rosa Grapefruit
1 Navel-Orange
1 Tasse Ananas
2 Kiwis
½ Gurke
Saft einer halben Limette
2 EL Kokosmilch
1 Zweig frischer Koriander, gehackt

2 oder 3 Minzeblätter, gehackt
1 Tasse essbare Blüten (Brunnenkresse, Gänseblümchen usw.)

Zubereitung
Schäle alle Früchte, zerkleinere sie in 2 cm große Stücke und fülle sie in eine Schüssel. Gib Limettensaft und Kokosmilch dazu und vermische alles. Mische zuletzt die frischen Kräuter unter. Der Obstsalat kann zwar jetzt schon serviert werden, doch am besten schmeckt er, wenn er mindestens eine halbe Stunde ruht, damit sich die Geschmacksnoten entfalten können. Dekoriere ihn vor dem Anrichten mit den Blüten.

MANDEL-KIRSCH-KAKAO-TRÜFFEL

Diese köstlichen Trüffel werden deinen Heißhunger auf Schokolade stillen.

Zutaten für 8-10 Stück, 2 pro Portion
⅓ Tasse Mandelbutter
2 EL Ahornsirup
1 TL Kokosmehl
2 EL Kakaopulver
Prise Meersalz
¼ Tasse getrocknete Kirschen

Zubereitung
Rühre Mandelbutter, Ahornsirup, Kokosmehl, Kakaopulver und Meersalz in einer Schüssel, bis alle Zutaten gut vermischt und zu einer glatten Masse geworden sind. Fülle ein paar Löffel Kakaopulver in eine andere Schüssel und stelle sie beiseite.

Nimm eine Kirsche und ummantele sie mit einem gehäuften Teelöffel der Mandelmischung. Forme mit den Händen eine Kugel, die du anschließend in der Schüssel mit dem Kakao rollst, bis sie ganz mit Kakao bestäubt ist. Wiederhole den Vorgang, bis die ganze Mandelmischung aufgebraucht ist. Sie ergibt ca. 8-10 Trüffel. Lege die Trüffel in einen verschlossenen Behälter und bewahre sie im Kühlschrank auf.

MIT DUNKLER SCHOKOLADE UMHÜLLTE KUMQUATS

Diese bittersüßen und herben Kumquats sind der perfekte Abschluss eines besonderen Mahls.

Zutaten 20 Stück, 2 pro Portion
⅓ Tasse entkernte Datteln
½ Tasse Mandelmilch
Prise Zimt
Prise Cayennepfeffer (nach Belieben)
28 g ungesüßte Blockschokolade
20 Kumquats (mit Schale)

Zubereitung
Lege einen großen Teller mit Wachspapier aus und stelle ihn beiseite.

Püriere die Datteln und Mandelmilch in einem Mixer zu einer glatten Masse. Fülle die Masse in einen Saucentopf und lasse sie aufkochen. Füge Zimt und Cayennepfeffer hinzu. Reduziere die Temperatur und lasse die Dattelmasse bei schwacher Hitze unter 5-10 Minuten köcheln, während du sie umrührst, bis sie dicklich wird. Nimm den Topf von der Kochplatte und rühre die Schokolade unter, bis sie vollständig geschmolzen ist.

Tauche die Kumquats halb in die Schokolade ein und lege sie anschließend auf das Wachspapier. Lasse sie mindestens 30 Minuten im Kühlschrank fest werden.

„Dein Körper, der absolut einmalig und wie kein zweiter ist, dessen Proportionen wie die keines anderen sind, hat seine eigene Art, sich zu bewegen, die allein zu dir gehört. Du bist mit deinem Körper verbunden. Dein Körper ist mit deiner Art, dich zu bewegen, verbunden. Lasse dich von deiner Art, dich zu bewegen, mit deinem Leben verbinden."

SERA SOLSTICE

10

DIE GEHEIMNISSE DER BEWEGUNG MIT FREUDE

Die in unserer Kultur vorherrschende Annahme ist, dass man abnimmt und den Körper straff hält, wenn man ihn extremer sportlicher Anstrengung aussetzt, die sich wie eine Strafe anfühlt. Man denke nur an die wachsende Beliebtheit von Trainingscamps, „extreme spinning" und anderen Fitnessprogrammen, bei denen man angeschrien wird, immer weiterzumachen. Wir sehen Bewegung nur selten als eine Quelle der Freude an. Für viele Frauen, die wissen, dass sie eigentlich Sport machen sollten, kommt Bewegung zugunsten anderer Prioritäten häufig zu kurz. Ich kann dir zwar nicht sagen, dass du deinen Körper nicht zu bewegen brauchst, wenn du straffe Muskeln haben und abnehmen willst, aber ich kann dir sagen, dass es definitiv eine weiblichere Methode gibt. Es ist an der Zeit, sich deine Überzeugungen in Bezug auf Sport und Bewegung näher anzusehen, überholte Denkweisen abzulegen und die neue Norm der Bewegung mit Freude anzunehmen. Doch zuerst wollen wir einige der weit verbreiteten kulturellen Irrtümer über Fitness untersuchen, die du vielleicht als wahr betrachtest.

Dein animalisches Wesen will nicht bestraft oder gelangweilt werden. Wenn deine Methode der körperlichen Bewegung eine Strafe und langweilig ist, ist es nur eine Frage der Zeit, bevor dein animalisches Wesen sich dagegen auflehnt. Und dann wirst du ein schlechtes Gewissen haben, weil du dein Fitnessprogramm aufgegeben hast. Doch du wirst es trotzdem aufgeben, weil du dich auf Dauer nicht selbst bestrafen kannst. Ich stehe mit dieser Meinung nicht allein da. Ein Artikel, der kürzlich in der *New York Times* erschien, verdeutlichte, dass die Einstellungen der Menschen zu körperlichen Aktivitäten einen Einfluss darauf haben, ob sie an Gewicht abnehmen. Eine Studie zeigte, dass Leute, denen gesagt wurde, dass sie aus Spaß anderthalb Kilometer spazieren gehen würden, hinterher weniger und gesünder aßen als diejenigen, denen gesagt wurde, dass sie gingen, um fit zu bleiben. Der Spaß, den die erste Gruppe an dem Erlebnis hatte, war schon eine Belohnung; daher hatten sie nicht das Gefühl, eine bestrafende Aktivität mit Essen ausgleichen zu müssen.

Meine letzte Erfahrung mit bestrafenden Fitnessaktivitäten liegt mehr als zehn Jahre zurück. Damals betrat ich in einem Moment, in dem mein Körper mich anekelte, ein Fitnessstudio in meiner Nähe und zahlte eine einjährige Mitgliedschaft im Voraus. In der darauf folgenden Woche ging ich noch einmal in das Fitnessstudio, doch das Ambiente gefiel mir nicht, und so ging ich nie mehr hin.

Das bestrafende Paradigma bringt uns dazu, uns körperliche Aktivitäten als einen mechanischen Prozess vorzustellen, der Kalorien – und damit auch Fett – verbrennt. Etwas so Subjektives wie das Ambiente wird dabei nicht berücksichtigt. Die Botschaft, die wir über Sport verinnerlichen, ist, dass wir Pech haben, wenn es unserem Körper nicht gefällt, wie wir ihn bestrafen. Dein animalisches Wesen soll Bewegung nicht genießen, sondern nur ertragen. Bei dieser Einstellung wird körperliche Bewegung zu einer klinischen Funktion reduziert, der jegliche Freude und Poesie fehlen. Wenn man das mit den Freuden vergleicht, die der Verstand liefern kann, ist es kein Wunder, dass so viele Frauen Fitness und Sport langweilig finden.

Das schmutzige kleine Geheimnis der Fitnesswelt ist jedoch, dass du einen hohen Preis zahlst, wenn du auf den Spaß und die Freude verzichtest, die du bei körperlicher Bewegung haben könntest. Wenn du dich dazu zwingst, Sport zu treiben, den dein animalisches Wesen nicht mag, löst du eine hausgemachte Stressreaktion aus, die die Wirksamkeit der Kalorienverbrennung verringert und Fettanlagerung verstärkt. Durch die Auslösung einer Stressreaktion kann dieselbe Fitnessübung, die der Gewichtsabnahme dienen sollte, deinen Körper dazu bringen, zuzunehmen. Das ist der Grund, warum so viele Frauen, die sich auf dem Laufband oder dem Stairmaster im Fitnessstudio abstrampeln, feststellen, dass sie kein einziges Pfund abnehmen – oder sich so langweilen, dass sie nie wiederkommen! Statt sich auf ein bestimmtes Fitnessprogramm zu fixieren, besteht das wahre Ziel darin, Bewegung zu einem angenehmen Teil des Alltags zu machen.

Der zweite Punkt, den man nicht vergessen sollte, ist, dass dein Stoffwechsel mehr Einfluss auf deinen Erfolg beim Abnehmen hat als die Gleichung der Kalorienaufnahme und Kalorienverbrennung. Entspannung wirkt sich direkt auf deine Stoffwechselrate aus. Warum solltest du daher jemals Sport betreiben, der dich stresst – vor allem, um abzunehmen? Die Belohnungen für die richtige Art von körperlichen Aktivitäten, die Freude machen, sind vielseitig. Angenehme Fitnessaktivitäten stimulieren die Verringerung der Cortisol-Level und die Ausschüttung von Endorphinen, die ein Gefühl der Euphorie auslösen. Das so genannte Hochgefühl, das Jogger erleben, lässt sich auf jede Art der körperlichen Bewegung, die deinen Körper erfreut, erreichen.

Mittlerweile ist es so, dass Frauen der bestrafenden Methoden des Abnehmens müde sind; sie sind desillusioniert und sehnen sich nach etwas Anderem, Besserem. Doch die Botschaft, die uns erreicht, ist, dass es nur die Strafmethode gibt, wenn wir unsere Figur verändern wollen. Das ist nicht nur unwahr, sondern lässt sich auch nicht aufrechterhalten. Zum Glück gibt es einen weiblicheren und angenehmeren Weg, der deine Seele beleben, die Beziehung zu deinem animalischen Wesen vertiefen und zu körperlichen Veränderungen führen kann. Statt bestrafender Fitnessübungen rate ich zu Bewegung mit Freude.

DIE KUNST DER BEWEGUNG MIT FREUDE

In Wahrheit mögen alle Tiere Bewegung. Was eine Form der körperlichen Bewegung zur Strafe oder zum Genuss macht, ist nicht die Art der Bewegung an sich, sondern die Einstellung, mit der sie ausgeführt wird. Die bestrafende Bewegung wird dem Körper angetan, während die angenehme Bewegung *mit* dem Körper erfolgt. Der Pferdeflüsterer Ray Hunt beschreibt seine analoge Einstellung bei der Arbeit mit Pferden: „Es ist das Leben in seinem Körper, mit dem ich zu arbeiten versuche. Es ist die Harmonie. Es sind die Rhythmen. Es ist, als würdest du mit jemandem tanzen."

Ich erinnere mich noch an die Pferdefilme, die ich mir als Jugendliche angesehen habe. Damals fiel mir auf, dass die Jockeys die Pferde ständig zu bürsten schienen. Später erfuhr ich den Grund dafür. Pferde entspannen sich, wenn man sie bürstet, und entspannte Pferde rennen gerne schnell. Dasselbe gilt auch für dich. Wenn du deine Einstellung dahingehend änderst, dass du dich *mit* deinem Körper bewegst, wirst du die Erfahrung genießen und die erwünschten Ergebnisse erzielen.

Bewegung mit Freude muss nicht unbedingt leicht oder sanft sein; dein animalisches Wesen mag auch intensive körperliche Aktivitäten. Es gibt jedoch einen großen Unterschied zwischen dem, was ich ein intensives Fitnessprogramm nenne, und einem bestrafenden Fitnessprogramm. Bei einem intensiven Fitnessprogramm kannst du zwar auch keuchen, schwitzen und das Brennen in deinen Muskeln spüren, doch statt die Zähne zusammenzubeißen und über die Schmerzen zu stöhnen oder total abzuschalten, kannst du bei deinem Atem und Körpergefühlen präsent bleiben. Wenn du intensiven Sport betreibst und gleichzeitig bei deinen Körpergefühlen und dem Atem präsent bleibst, stellst du womöglich fest, dass das intensive Fitnessprogramm gar nicht so schmerzhaft ist, wie du dachtest. Es könnte sogar auf eine schweißtreibende Art Spaß machen. Doch wenn du nicht präsent bleibst und dich von den Gefühlen deines Körpers abkoppelst und in die hintersten Ecken des Verstands verkriechst, lässt du im Grunde deinen Körper zurück, was sich für ihn als Strafe anfühlt und schmerzhaft ist.

Die ideale Beziehung zu körperlicher Bewegung hat bestimmte Qualitäten. Sie muss regelmäßig, vielseitig und angenehm sein, und sie muss Spaß machen. Manchmal bedeutet das, deine Komfortzone zu verlassen und

Neues auszuprobieren (darunter auch ein paar der Vorschläge, die ich weiter hinten in diesem Kapitel mache). Wenn du dich schon eine Weile nicht mehr sportlich betätigt hast, könnte jede Anstrengung, die deinen Herzschlag beschleunigt, sich anfangs beschwerlich anfühlen. Es braucht etwas Durchhaltevermögen, um bei der ausgewählten Form der körperlichen Bewegung zu bleiben. Die Suche nach der Aktivität, von der du annimmst, dass sie am schnellsten die meisten Kalorien verbrennt, wird auf Dauer keinen Erfolg bringen, wenn sie dir keinen Spaß macht und du nicht dabei bleibst. Suche dir daher eine Aktivität aus, die dich anspricht, die deine Neugier weckt und die vielleicht sogar Mut erfordert.

WORAN HAT DEIN ANIMALISCHES WESEN SPASS?

Wenn du deine Figur lieben willst, dann fange mit körperlichen Aktivitäten an, die dein Körper liebt. Alles, was dich deinen Körper auf eine Weise, die dir Spaß macht, fühlen lässt, ist Bewegung mit Freude. Sie kann so schlicht sein wie Gehen. Gehen ist eine sichere und leichte körperliche Aktivität für Frauen, mit der sie sich angenehme Bewegung angewöhnen können. Gehen ist weder anstrengend, noch kostet es was, und es bietet eine weitere wirksame Methode, wie du dich mit deinem animalischen Wesen verbunden fühlen kannst. Gehen beruhigt den Verstand, erhöht die Kreativität und macht dich für andere angenehme körperliche Bewegung bereit. Beziehungsexperten empfehlen zur Verbesserung der Kommunikation einen täglichen Spaziergang mit dem Partner, und ich schlage dir vor, mit deinem animalischen Wesen spazieren zu gehen, um deine Bindung zu ihm zu stärken.

Ich empfehle das, was die Fitnessexpertin und Sambatänzerin Theresa Stevens einen „Schönheitsspaziergang“ nennt. Auf einem solchen Spaziergang achtest du darauf, dich schön zu fühlen und die Schönheit der Umgebung wahrzunehmen. Gehe auf einem Schönheitsspaziergang mit straffen Schultern und erhobenem Kopf und fühle deine natürliche Sinnlichkeit. Ein täglicher Schönheitsspaziergang ist ein Geschenk, das du dir selbst machen solltest.

Meine Klientin Erika nennt ihren Schönheitsspaziergang „heiliges Stolzieren“. Über das Gehen sagt sie: „Ich hatte starke Kopfschmerzen und spürte, dass ich dabei war, wieder in mein altes Muster des übermäßigen Essens zu verfallen. Doch dann horchte ich in mein animalisches Wesen hinein und ging jedes Mal, wenn ich das Bedürfnis hatte, zu viel zu essen, zur Haustür hinaus und hinunter an den Strand. Dort blieb ich so lange, bis ich einen Energieumschwung spürte. Ganz egal, wie mein Tag gelaufen war: Diese Zeit nahm ich mir, um ich selber zu sein, zu beten, mich dem Frieden hinzugeben.

Ich fing damit an, jeden Abend vor dem Schlafengehen eine Stunde spazieren zu gehen. Es war die Beziehung mit mir selbst, von der ich schon immer geträumt hatte. Es war Leichtigkeit statt Zwang, Freude statt Stress, und es gab keine Ausrede, es nicht zu tun. Jeden Abend befand ich mich beim Gehen in einer Meditation, in einer heiligen Verbundenheit mit dem Universum, meinem Körper und der Macht meiner Gedanken, meines Atems, meiner Energie und Dankbarkeit. Beim Spazierengehen lösten sich die Schichten der Angst, des Schmerzes, der Verletzungen und der Verurteilungen allmählich auf, und ich kehrte leichter, strahlender, glücklicher, bewusster und schlanker als je zuvor zurück. In diesem Sommer habe ich zehn Kilo verloren und noch viel mehr dazugewonnen."

Egal, ob es Gärtnern, Tai-Chi, Fahrradfahren, Teamsport oder Herumtoben mit den Kindern ist – wenn du deinen Körper auf eine Weise bewegst, die Spaß macht, ermöglichst du deinem animalischen Wesen einen Zustand der Entspannung, in dem die Magie des Schlankwerdens durch Lebensfreude wahr wird.

Mary Catherine, eine Fitnesstrainerin aus Los Angeles, ging es extrem schlecht, als sie auf einer Live-Konferenz meinen Vortrag über die weibliche Methode des Abnehmens hörte. Sie wandte schon lange die männliche Methode des Abnehmens und der Fitness an und zwang ihrem animalischen Wesen eine zermürbende Kombination aus Extremdiäten und einem bestrafenden Fitnessprogramm auf. Sie berichtete mir: „Jedes Mal, wenn ich ins Fitnessstudio gehe, ringe ich mit meinem Körper und bestrafe mich dafür, dass ich nicht gut genug bin." Mary Catherine wandte die einzige Fitnessmethode an, die sie kannte: Sie zwang und stöhnte sich durch dieselben Übungen hindurch, die sie auch ihren Klientinnen beibrachte. „Mein Arbeitsumfeld ist vergiftet. Ich weiß nicht, wie ich mich vom schlechten Körperbild meiner Klientinnen lösen soll, und es wird immer schlimmer", gab sie zu. Sie war ständig erschöpft, litt unter Gelenkschmerzen, die Haare fielen ihr aus, ihre Nägel brachen ab, sie bekam keine Periode mehr und stellte sich jeden Tag ein Dutzend Mal auf die Waage. All ihre Bemühungen um Selbstkontrolle waren an dem Punkt angelangt, an dem sie nicht mehr konnte. Sie fühlte sich so einsam und gefangen, dass sie oft weinend auf ihrer Couch saß. „Wenn es so ist, will ich nicht mehr weitermachen“, sagte sie mir.

Als Mary Catherine meine Philosophie hörte, fühlte sie sofort Erleichterung. „Allein bei der Vorstellung, dass es auch eine weibliche Methode des Abnehmens gibt, wurde mir das Herz leichter“, sagte sie. „Ich war davon ausgegangen, dass es keine anderen Optionen als anstrengende Fitnessprogramme gibt, um Ergebnisse zu erzielen. Ich dachte immer, dass man leiden muss, um wirklich abnehmen zu können.“ Ich ließ Mary Catherine bei Musik und Tanz in ihrer Wohnung mit Fitness anfangen. Sie sagte mir: „Die Zusammenarbeit mit meinem weiblichen Körper durch das Tanzen hat mich genauso ins Schwitzen gebracht wie jedes Fitnessprogramm. Außer dass ich mich diesmal nicht bestraft fühlte, sondern es mir echt Spaß machte.“

ÜBUNG
DEINE WUNSCHLISTE FÜR KÖRPERLICHE BEWEGUNG.

Schreibe alle verschiedenen körperlichen Aktivitäten auf, die du ausprobiert hast und welche davon sich angenehm anfühlten und welche sich wie eine Strafe anfühlten. Schreibe anschließend die körperlichen Aktivitäten auf, die du noch nicht ausprobiert hast, die sich jedoch angenehm oder faszinierend anhören.

TIPP

Probiere eine neue Form körperlicher Bewegung aus, die dich interessiert. Tue es jedoch mit einer wichtigen Änderung deiner Einstellung – stell dir vor, du würdest sie ***mit*** deinem animalischen Wesen ausüben, statt sie diesem anzutun. Nimm die Intensität der Bewegung mit Freude an, indem du bei dem Erlebnis deines animalischen Wesens präsent bleibst, statt gegen die Körpergefühle, die sich während der Bewegung als bestrafend anfühlen, anzukämpfen. Atme während der körperlichen Bewegung bewusst.

NUTZE BEWEGUNG MIT FREUDE, UM DICH SEXY ZU FÜHLEN

Wir alle wollen uns sexy fühlen. Statt aus dem Gefühl, sexy zu sein, etwas zu machen, was Bestätigung von außen – wie beispielsweise von deinem Partner – nötig macht, ist das Geheimnis, sich sexy zu fühlen und sexy zu sein, es in diesem Inneren zu finden. Und das Geheimnis, wie du das machst, ist durch angenehme, sinnliche Bewegung. Wenn du die Art, wie dein Körper sich bewegt, toll findest, fühlst du dich entspannt, stark, frei und wild.

Bewegung mit Freude ist eine Einladung, dich mit dem lebendigen, fühlenden, atmenden Teil von dir zu verbinden, der sich freudig, spielerisch und sinnlich bewegen will. Sie bedeutet, sich das zurückzuholen, was sich in deinem Körper gut anfühlt, wenn du dich dir selbst näher fühlst oder wenn du etwas über dich lernst. Sie kann unbändige Freude sein, wenn du merkst, dass du stärker wirst oder die Fähigkeit hast, mehr zu tun, als du für möglich gehalten hast. Bewegung mit Freude ist eine Aufforderung, mehr die zu sein, die du bist, und ein unverzichtbares Geheimnis, wie du den Zugang zur Weisheit deines Körpers bekommst.

Im Grunde geht es bei der Bewegung mit Freude um Sinnlichkeit. Theresa Stevens sagt hierzu: „Sich sinnlich zu fühlen, während man sich bewegt, ist der Schlüssel zu deiner Motivation, körperliche Bewegung in deinen Alltag zu bringen, weil es sich wundervoll anfühlt." Darüber hinaus wissen wir, dass du den ersehnten Zustand der Entspannung erreichst, wenn du dich sinnlich fühlst. Egal, um welche Art der Bewegung es sich handelt – wenn du auf die Sinnlichkeit des Erlebnisses achtest, wirst du dich mit deinem animalischen Wesen enger verbunden fühlen und motivierter sein, weiterzumachen. Ich habe beispielsweise Freundinnen, die mir sagen, dass sie sich sinnlich fühlen, wenn sie Gewichte heben, und ich glaube ihnen. Um sinnliche Bewegung zu lernen, kann ich eine DVD mit dem Titel *Dance of the Kama Sutra* von Hemalayaa wärmstens empfehlen.

Die Vorstellung der Bewegung mit Freude passt zu stärkeren Veränderungen in der Fitnesswelt, in der weibliche Alternativen zu den traditionellen Fitnessprogrammen, die auf Kreativität, Spiel und Aufmerksamkeit basieren, immer beliebter werden. Zumba ist beispielsweise eine der wegweisenden Modalitäten, um durch Tanzmusik, einfache Schritte und Partyatmosphäre wieder Spaß in Bewegung zu bringen. Eine weitere ist Shrink Session, ein Fitnessprogramm, das Bewegung mit Affirmationen verknüpft, so dass du dir Ziele setzt und die Überzeugungen deiner Ökologie neu programmierst, während du den Körper bewegst. Dies sind nur zwei von vielen innovativen Bewegungsmodalitäten, die du entdecken kannst, wenn du ins warme Wasser der Bewegung mit Freude hineinwatest.

Nach einem meiner letzten Freude-Camps gab die Teilnehmerin Dina mir folgendes Feedback: „Ich muss zugeben, dass ich Fitness immer gehasst habe, obwohl ich ein Gesundheitscoach bin. Doch jetzt, da ich die Methode des Schlankwerdens durch Lebensfreude kennen gelernt habe, werde ich Fitness mit anderen Augen sehen. Gestern Abend machte ich Zumba, und vorgestern nahm ich an einer BodyFlow-Stunde teil, die eine Kombination aus Tai-Chi, Yoga und Pilates ist. Statt stöhnend meine Muskeln zu strapazieren und mir Sorgen darüber zu machen, ob ich auch die richtige Anzahl der Wiederholungen schaffe (die männliche Methode der linken Hirnhälfte), wählte ich die weibliche Methode. Ich sah Fitness als Bewegung an und spürte die Freiheit des Ausdrucks, die mit der Bewegung einhergeht. Ich war für diese Freiheit dankbar, die ich früher für selbstverständlich gehalten hatte. Ich ließ meinen Bauch heraushängen und entschied, mir darüber keinen Kopf zu machen. Ich respektierte meine eigenen Grenzen und warf das Bedürfnis, die Übungen perfekt zu machen, über Bord. Ich machte sie spielerisch und verwandelte das Ganze in einen Tanz, mit dem ich mein authentisches Selbst zum Ausdruck brachte. Ich spürte die Möglichkeit, dass ich diese Freiheit vielleicht auch in anderen Lebensbereichen erreichen könnte, wenn ich meinen Körper mehr bewege. Und vor allem fühlte ich die Verbundenheit meines Körpers mit dem Geist. Ich hätte weinen können. Jetzt freue ich mich regelrecht auf die zukünftigen Bewegungsstunden. Die Methode funktioniert wirklich. In einer Gemeinschaft mit anderen verwandten Seelen zu sein inspiriert und trägt mich mehr als je zuvor."

Statt sich auf eine lineare Weise zu bewegen, geht es bei der sinnlichen Bewegung auch darum, all deine Sinne zu benutzen und die Form der natürlichen Bewegung zu finden, die in der Kraft der Brüste und Hüften lebt. Beim Samba streichst du beispielsweise während des Tanzens mit den Fingern über den Körper; dadurch fühlst du dich mit deiner Haut auf eine Weise verbunden, die sinnlich und spielerisch ist und Spaß macht.

TIPP

Vielleicht ist dein weibliches animalisches Wesen eine wilde Berglöwin, die intensive Bewegung liebt. Sei offen für alles, was dein animalisches Wesen liebt, einschließlich der Arten der körperlichen Bewegung, bei denen es sich wild und stark fühlt, wie zum Beispiel Klettern, Wandern, Rennen oder Mountainbiking.

DIE MACHT DER VERKÖRPERUNG

Eines der Geheimnisse des Schlankwerdens durch Lebensfreude ist das, was man *Verkörperung* nennt. Wenn du verkörpert bist, ist dein Bewusstsein im Körper, weil du dann vollkommen geerdet bist. Im Gegensatz dazu bist du im Verstand, wenn du dem Körper Dinge antust oder Entscheidungen über den Körper triffst. Wenn ich verkörpert bin, habe ich das Gefühl, meine Zellen zu bewohnen. Dann bin ich völlig bei meinem Körper präsent und lebe in ihm. Verkörperung ist das stärkste Mittel, das wir zum Abnehmen haben, da wir den Körper nur dann dahin bekommen, wo wir ihn haben wollen, wenn wir vollkommen präsent und in ihm sind. Ich fühle mich beim Tanzen am stärksten verkörpert. Dann kann ich am besten abschalten und bei allem präsent sein, was ich spüre. Dann bin ich mit meinem Herzschlag und meinem Atem, dem Gefühl des Tanzens in den Füßen und was es in meinem ganzen Körper bewirkt verbunden.

Wenn wir abnehmen wollen, fangen wir häufig damit an, durch Gedanken an die Zukunft zu rationalisieren: „Wenn ich zehn Kilo abgenommen habe, wird mir meine Figur endlich gefallen." Diese Denkweise holt uns aus dem Körper in den Kopf hinein. Wenn du verkörpert bist, fühlst du stattdessen: „Ich bin hier in diesem Körper, und das fühlt sich gut an. Es gefällt mir und ich bin froh, bei meinem derzeitigen Gewicht hier drin zu sein."

Alles kann dich verkörpern: das Tanzen, Gehen, Rennen, Schwimmen, eine angeregte Unterhaltung, Meditation, leidenschaftlicher Sex, Hula-Hoop-Tanzen oder auch draußen in der Natur zu sein. Wenn du einen Keks oder einen Teller Brokkoli isst, kann dich das verkörpern, solange du mit all deinen Sinnen präsent bist. Deine Fähigkeit, mit Freude schlank zu werden, hängt davon ab, dass du die Verkörperung für dich entdeckst. Im Laufe der Evolution waren die erfolgreichsten Kreaturen immer diejenigen, die das ganze Potenzial ihres Körpers zu nutzen wussten. Sie haben beim Springen, Klettern, Schwimmen und Fliegen ihre eigene Nische in ihrem Ökosystem gefunden. Verkörperung ist, wenn du es wertschätzt, in deinem Körper zu sein, indem du nicht nur stärker darauf achtest, was dein animalisches Wesen will, sondern auch darauf, wie es sich beim Bewegen fühlt.

ÜBUNG
WELCHE BEWEGUNG BEWEGT DEINE SEELE?

Welche Formen der Bewegung scheinen dir die angenehmsten zu sein? Erstelle eine Liste und suche dir dann Kurse in deiner Nähe, eine Community oder einen Verein, der oder dem du beitreten kannst, oder nimm Privatstunden. Kannst du deinen Partner oder eine Freundin dazu bringen, mitzumachen, damit der Erfolg noch dauerhafter wird? Frauen sind soziale Wesen, und wenn du dich in die Bewegung mit Freude stürzt, ist es sehr hilfreich, Teil einer Gemeinschaft zu sein, die dasselbe Ziel verfolgt, eine noch liebevollere Beziehung zum eigenen Körper zu bekommen und sich die Freude der Bewegung zurückzuholen – das Ziel der Gemeinschaft darf nicht nur Gewichtsabnahme sein.

Eine weitere Methode, wie du Zugang zur Bewegung mit Freude bekommst, ist mithilfe der Vielfalt der DVDs und Online-Kurse, die es mittlerweile gibt. Ich finde es toll, wie praktisch Tanz-Fitness-DVDs sind, durch die ich zuhause von erstklassigen Tanzlehrern lernen kann. Zuhause Fitness zu machen ist ein besonders weiblicher Ansatz, da es bedeutet, dass wir Bewegung in unseren Tag vor oder nach der Arbeit integrieren können, ohne je unser Nest zu verlassen.

NIMM DIR ZEIT FÜR BEWEGUNG

Es ist einfach zu sagen, du hättest keine Zeit (geht es nicht uns allen so?), doch es ist absolut notwendig, dass du dir für Bewegung Zeit und Raum im Leben schaffst, wenn du ein glückliches animalisches Wesen haben willst. Stell dir vor, dein Körper wäre dein Partner. Wenn du dein Leben mit so vielen Aufgaben und Pflichten vollstopfen würdest, dass du keine Qualitätszeit für deinen Freund mehr hättest, dann würde eure Beziehung nie abheben und wäre im besten Fall eine Interessengemeinschaft. Das Gleiche gilt für deinen Körper. Seine Qualitätszeit ist Bewegung. Wenn du sagst, du hättest keine Zeit dafür, dann ist das so, als würdest du deinem Partner sagen, dass du für ihn keine Zeit hast. Wenn er auch nur ein bisschen Respekt vor sich selbst hätte, würde er sich nicht damit zufriedengeben, auf der Liste deiner Prioritäten ganz unten zu stehen, und würde dich verlassen. Dein animalisches Wesen kann dich – außer zu sterben – jedoch nicht verlassen. Es kann nur seine Unzufriedenheit zum Ausdruck bringen und dich wissen lassen, dass etwas nicht stimmt, indem es an Gewicht zunimmt. Jedes Mal, wenn ich merke, dass ich die Ausrede benutze, ich hätte keine Zeit für Bewegung, fällt mir diese Analogie wieder ein, die mich daran erinnert, dass ich mein animalisches Wesen nicht als selbstverständlich ansehen darf.

Was dein Körper am meisten braucht, ist ganz einfach: Er will sich lebendig fühlen. Doch leider wird dieses Bedürfnis in unserer Kultur häufig vernachlässigt. Du kannst deinen Verstand zum Leben erwecken, ihn durch alle möglichen Formen der Stimulierung, Unterhaltung und Freiheit gedeihen lassen, während du deinem Körper nur selten ein bisschen Aufmerksamkeit schenkst. Als Resultat fühlt sich dein Verstand an, als wäre er auf hundertachtzig, während sich dein Körper schwer und taub anfühlt. Dein Gewichtsproblem ist eine Botschaft deines animalischen Wesens, dass es sich lebendiger fühlen möchte, und eine der besten Methoden, wie du auf diesen Hilferuf reagieren kannst, ist Bewegung mit Freude.

Wenn du dir tägliche Bewegung angewöhnst, wirst du von alleine gesund essen wollen, weil du dann den Bezug zwischen dem, was du isst, und wie du dich dadurch fühlst, erkennst: Die hochwertigsten Nahrungsmittel sind diejenigen, die dir die meiste Energie zum Tanzen, Gehen oder jede andere gewählte Form der Bewegung geben. Außerdem hast du dann nicht mehr das Gefühl, dich zu gesunder Ernährung zwingen zu müssen, weil deine Bewegung einen ganzen Schwall an Positivität auslösen wird, die dich dazu bringt, dich als eine Göttin anzusehen, die nur das Beste verdient. Wenn du dich von der Freude an Bewegung und Spiel lenken lässt, bekommst du einen Zugang zu dem, was Theresa Stevens „Körperfreude" nennt.

ÜBUNG
MIT WAS VERBRINGST DU DEINE ZEIT?

Eine interessante Übung ist, sich anzusehen, wie du in einer durchschnittlichen Woche die Zeit verbringst. Achte darauf, wie viel Zeit du dir dafür nimmst, mit deinem Verstand verbunden zu sein, im Vergleich zur Verbundenheit mit deinem Körper durch Bewegung, Sinnlichkeit, Sexualität, Spiel oder jede andere Form der Verkörperung. Erlaube dir, mehr Zeit damit zu verbringen, deinen Körper durch Bewegung, die dir Spaß macht, zu erleben und zu verwöhnen. Plane sie, mache sie zu einem Teil des Tages und freue dich darauf. Vergiss nicht: Dein Körper verdient es, wie ein gleichwertiger Partner deines Verstands behandelt zu werden, und dir die Zeit für Bewegung zu nehmen, ist ein Weg, wie du ihn honorieren kannst.

TANZE, UM DICH SEXY UND SCHÖN ZU FINDEN

Eine willkommene Brücke zwischen bestrafenden Fitnessübungen und angenehmer Bewegung ist das Tanzen. Tanzen ist sinnliches Feiern und eine wirksame Methode, wie du deinen Körper wieder zu einem Instrument der Freude machen kannst. Beim Tanzen macht Verkörperung Spaß, und es verbindet uns mit dem größeren Ganzen des Lebens. Es ist eine Form der Bewegungsmeditation, bei der der Verstand ruhen und Stress abbauen kann, während du dich in deinem Körper schön fühlst.

Womöglich hältst du Tanzen nicht für eine ernsthafte Fitnessübung, aber in Wahrheit ist es gleichzeitig Aerobic und Anaerobic. Selbst wenn ich mich müde oder ausgebrannt fühle, habe ich nach einer Tanzstunde mehr Energie und fühle mich mehr mit meinem Körper verbunden.

Wenn du tanzt, verbindest du dich durch Bewegung und der universalen Sprache der Musik mit dir selbst. Fröhliche Musik inspiriert Bewegung: Wenn wir zu lauter, rhythmischer Musik tanzen, fühlt es sich immer wie eine Party an. Sanfte, entspannende Musik schafft eine beruhigende Atmosphäre für die Bewegungspraktiken, die auf dem Bewusstsein basieren, wie beispielsweise Yoga. Aarona Pichinson ist eine Yogalehrerin, die Veranstaltungen anbietet, die sie Yoga Soundscape nennt und bei denen Yoga-Kurse zu Live-Musik abgehalten werden. Sie hat mir erklärt, warum Musik für Bewegung so wichtig ist: „Musik und unsere Stimmungen sind eng miteinander verknüpft, wobei unterschiedliche Formen der Musik sich unterschiedlich auf unsere Emotionen auswirken. Musik hilft uns, den mit Gedanken überladenen Verstand herunterzuschalten, und ermöglicht es uns, bei unseren Sinnen zu sein. Musik lenkt unsere Bewegungen auf subtile Weise, ohne uns vorzuschreiben, was wir tun sollen. Sie lässt dich spüren, dass du dich entspannen und ein wenig mehr loslassen kannst. Die verschiedenen Musikformen lassen dich verschiedene Körperteile fühlen. Manche Musikrichtungen verbinden dich mit den Hüften, andere mit dem Herzen. Du fühlst, wie der Rhythmus gleich einem metronomischen Puls durch dich hindurchgeht."

Auch wenn ich es liebe, zuhause für mich zu tanzen, macht es auch großen Spaß, mit anderen zu tanzen. Suche dir Live-Musik-Veranstaltungen oder Orte, an denen du dich beim Tanzen frei entfalten kannst. Halte Ausschau nach Veranstaltungen in deiner Gegend, die Five Rhythms, ekstatischen Tanz und Kontaktimprovisationssessions anbieten.

ÜBUNG
DEIN PRIVATER TANZ.

Erstelle eine Liste von drei Songs, lege sie auf und bewege dich dazu. Wenn du besonders mutig bist, dann tue es vor dem Spiegel. Und wenn du ganz besonders mutig bist, dann tue es nackt vor dem Spiegel.

ENTDECKE DIE ANGENEHME KUNST DES BAUCHTANZES

Meine absolute Lieblingstanzform ist der Bauchtanz. Den ersten Vorgeschmack auf Bauchtanz bekam ich, als ich in Indien lebte. Dort lernte ich eine amerikanische Bauchtanzlehrerin kennen, die mir eine Privatstunde anbot. Obwohl ich damals mehrere Stunden Yoga am Tag praktizierte, machte diese eine Stunde Bauchtanz mich mit Muskeln bekannt, von denen ich noch nicht einmal wusste, dass ich sie besaß. Hinterher taten mir meine Bauchmuskeln tagelang weh! Trotzdem fühlte sich die Bewegung sofort ganz natürlich an, so, als würde sie mir eine Sprache beibringen, die ich schon konnte.

Der Bauchtanz ist die älteste Tanzform für Frauen und dient dazu, den weiblichen Körper zu ergänzen. Ursprünglich diente er der rituellen Feier und Darstellung des Geburtsprozesses sowie der körperlichen Vorbereitung, bei der die Elastizität, Beweglichkeit, Kraft und Konnektivität hergestellt wurden, die für eine leichte Entbindung notwendig sind. Obwohl er Bauchtanz genannt wird, bringt dieser Tanz dich in die Hüften hinein. Da unsere Kultur so verstandesorientiert ist, sind viele Frauen von ihrem Unterleib abgespalten. Die Darstellung der Medien, Schönheit als ein knabenhaftes, unterernährt wirkendes Fotomodell ohne Titten oder Hüften zu präsentieren, steht im starken Widerspruch zu den üppigen Kurven der meisten Frauen und bringt uns dazu, uns unserer Hüften zu schämen und uns noch mehr von ihnen abzuspalten, obwohl sie unsere größte Kraftquelle sind.

Beim Yoga steht das Wort *Shakti* für die universale weibliche Energie der Schöpfung, die im Unterleib, der Gebärmutter und den Eierstöcken, die von den Hüften geschützt werden, steckt. Wenn du eine starke Beziehung zu deinen Hüften und deinem Unterleib hast, hast du auch eine direkte Verbindung zur Quelle der weiblichen Kraft. Durch den Bauchtanz entwickeln wir das Bewusstsein und die Wertschätzung für die Hüften und den unteren Teil des Körpers, und wenn wir das erreichen, fühlen wir uns zufriedener. Bauchtanz verbindet uns mit der Erde.

Wenn du in den Hüften zentriert bist, fühlst du dich geerdet und bekommst ein Gefühl der Sicherheit. Je mehr du in den Hüften zentriert bist, umso kreativer fühlst du dich. Auch fühlst du dich gesünder, bewusster und lebendiger. Selbst wenn du nur ein geringes Selbstbewusstsein hast, öffnet sich nach einer Stunde der Hüftenbewegungen dein Herz, du lächelst, fühlst dich stark und fängst an, deinen Körper zu lieben, weil du dich, so wie du bist, vollkommen fühlst.

Das Schöne an einem Bauchtanzkurs ist die Erfahrung, dass jede Körperform und Figur von den anderen freudig aufgenommen wird. Meine Lehrerin Tenley Wallace sagt: „Bauchtanz ist zu einem Großteil eine gemeinschaftliche Erfahrung, als wäre man Teil eines Volksstamms. Traditionell wird er von der Mutter an die Tochter weitergereicht und in einer äußerst unterstützenden Umgebung, in der die Frauen einander anfeuern, ausgeführt. Es ist eine Atmosphäre, in der Frauen andere Frauen bewundern. Mit Frauen zu tanzen ist eine wundervolle Gelegenheit, sich auf positive Weise bestätigt zu fühlen." In der Gemeinschaft der Bauchtänzerinnen wird der Negativität aktiv entgegengewirkt. Ich kann mich nicht daran erinnern, jemals in einer Gruppe gewesen zu sein, in der Zickigkeit oder Konkurrenzdenken zu spüren war. In einer Welt, in der Einsamkeit eine häufige Erfahrung ist und in der wir ständig aus unserem inneren Gleichgewicht gebracht werden, bringt uns das Bauchtanzen zurück zu den Wurzeln. Wenn wir unseren Körper im selben Raum wie andere rhythmisch bewegen, passiert etwas Magisches. Beim Tanzen fühlst du dich mit der Musik, deinen Schwestern und dir selbst verbunden – und bist definitiv nicht allein.

Es gibt beim Bauchtanz drei wichtige Bewegungen: Kreise, Wellen und Schütteln, was alles angenehme Bewegungen sind. Bestrafende Sportansätze sind häufig linear, wie zum Beispiel das Springen nach vorne oder das Rennen zur Ziellinie. Doch die weibliche Form basiert auf Kreisen: Wir haben runde Hüften, Bäuche, Brüste und Gebärmütter. Ironischerweise übersieht das allgegenwärtige Streben nach einem flachen Bauch die Tatsache, dass der weibliche Körper generell rund ist. Überall auf der Welt sind Kreise und Spiralen uralte Symbole der Göttin. Bauchtanz bezieht all diese tieferen Bedeutungen in seine kreisförmigen Bewegungen mit ein.

Wellenförmige Bewegungen zeigen uns, dass unser Körper hauptsächlich aus Wasser besteht und sich fließend bewegen soll. Wellen befreien uns energetisch und schaffen ein flexibles und gesundes Rückgrat, das uns ein Leben lang stützt. Sie erwecken das, was im Yoga *Kundalini* ist: eine schlangenförmige Energie, die im unteren Rückgrat steckt und tiefe veränderte Bewusstseinszustände hervorrufen kann. Wellenförmige Bewegungen verbinden uns zudem mit unserer Sexualität: Wenn wir uns fließend bewegen, fühlen wir uns mehr als ein sexuelles Wesen. Dara Cole, die Besitzerin des Sacred-Brooklyn-Bewegungsstudio, sagte mir einmal: „Wenn ich eine bestimmte Musik auflege, fängt meine Tochter oft an, sich von alleine wellenförmig zu bewegen. Ihr Körper tut es automatisch, weil es sich so gut anfühlt. Ich glaube, wir verlieren den Bezug zu diesem unschuldigen Ausdruck unserer selbst, wenn uns gesagt wir, dass es unanständig sei, sich so zu bewegen." Schütteln schüttelt die Stagnierung aus dem Körper und Geist, so wie ein Fluss das Wasser sauber hält. Das Schütteln der Schultern, der Hüften, ja, des ganzen Körpers verstärkt die sinnliche Energie einer jeden Tanzform. Diese Art der Bewegung gibt dir außerdem das Gefühl, als würde dir die Welt gehören.

Bauchtanz ist überall zu finden. Da die Bewegungen dem weiblichen Körper angeboren sind, lässt es sich leicht erlernen und genießen. Ich lernte es durch eine Kombination aus Kursen und dem Befolgen der Anleitungen auf Bauchtanz-DVDs. Egal, welche Figur du hast, wie alt du bist oder wo du herkommst – Bauchtanz kann eine sehr angenehme Erfahrung sein. Er ist eine sanfte Bewegungsart, belebend und wie gemacht für den Körper einer Frau.

ÜBUNG
ERFORSCHE SINNLICHE TANZSTILE.

Es gibt noch viele andere Tanzstile, deren Vorteile denen des Bauchtanzes ähneln, darunter auch afrikanische Tänze, Samba, Hip-Hop und Bollywood-Tanz. Bei diesen Tanzstilen musst du den ganzen Körper einsetzen und insbesondere beim Tanzen die Knie beugen. Das hilft dir, den Unterkörper zu kräftigen, was den stärksten Effekt auf die Veränderung der Stoffwechselrate hat.

Außerdem kannst du Kurse finden, die sich der sinnlichen Bewegung verschrieben haben, so wie zum Beispiel Pole-Dance oder Burlesque-Tanzen. Im Gegensatz zum Klischee eignet sich Pole-Dance für alle Körpertypen. Wie Dara Cole berichtet, widerstrebt die Vorstellung anfangs so vielen Frauen. Sie sagen häufig: „Ach, ich bin doch nicht sexy", und eine Viertelstunde später fühlen sie sich mit ihrem Körper so verbunden, dass sie erklären: „Das ist das erste Mal seit langem, dass ich mich sexy fühle." Dara sagt, dass Pole-Dance wie Sex auf der Tanzfläche ist und dass man sich bei kontinuierlicher Anwendung definitiv sexier fühlen wird.

SALSA: TANZ ALS GEBET

So seltsam es klingen mag: Eines der besten Dinge, die mir je passiert sind, war, dass eine Freundin unsere Verabredung im Salsa-Club absagen musste. Irgendwas kam ihr in letzter Minute dazwischen, und so befand ich mich in einer Situation, in die ich mich nicht freiwillig begeben hätte. Ich war alleine in einem Nachtclub. An dem Abend fand ich jedoch heraus, dass ich mich auch alleine in einem Nachtclub zurechtfinde und dort gefahrlos Spaß haben kann. Daher fing ich an, regelmäßig alleine in Salsa-Clubs zu gehen. Ich lernte die Grundschritte des Salsa-Tanzes im Wohnzimmer einer Freundin und besuchte dann ein paar Salsa-Kurse.

Ich wuchs mit klassischer Musik auf, die sich durch komplexe Melodien auszeichnet, welche in Richtung eines himmlischen Reichs aufsteigen. Salsa mit seinen wilden und spontanen Rhythmen hat eine ganz andere spirituelle Betonung: Seine Trommeln sind Lobeshymnen, die hinunter in die Erde gehen. Die Wurzeln des Salsa finden sich in den erdverbundenen spirituellen afrikanischen Traditionen. Die Salseros richten den Fokus auf die Erde, weil sie die Quelle allen Lebens ist. Jeder Schritt auf der Tanzfläche ist genauso beabsichtigt wie jeder Ton der Trommel und soll daran erinnern, woher alles Leben kommt – Mutter Erde. Die Salsa-Bewegungen sind inhärent sexuell und bringen uns dazu, uns auf unsere Hüften und die natürlichen Energien, die unseren Körper beleben, zu konzentrieren.

Salsa-Musik basiert auf Trommeln, die ein rhythmisches Netz aus Trommelschlägen bilden, das den Tänzer in seinen Bann zieht. Sie sollen hypnotisch wirken. Sie bilden die Grundlage für die Melodien, die sich wie Mantras wiederholen und dadurch die Wirkung, die die Musik auf die Seele hat, vertiefen. In den Tiefen eines derart entspannenden und doch belebenden Zustands beruhigen sich die kreisenden Gedanken und Frieden kehrt ein.

Beim Tanzen spüre ich, wie die Medizin der Musik meinen Verstand beruhigt und die Stressschichten wegschwemmt. Durch Salsa fühle ich mich ekstatisch und sehr lebendig.

Salsa ist einer von vielen Partnertänzen – wie auch Tango, Gesellschaftstanz und Swing –, der höfliche Umgangsformen zwischen Mann und Frau vorgibt. Er zeigt, wie beide Geschlechter auf eine synergistische, respektvolle und sinnliche Weise miteinander umgehen können. Frauen gehen zum Salsa-Tanzen, um als Tanzpartnerinnen statt als Sexobjekte geschätzt zu werden. Die Männer, mit denen ich mich beim Salsa-Tanzen angefreundet habe, sind wahre Gentlemen, die die Hochachtung für Frauen auch über die Tanzfläche hinaus leben.

Der Salsa besteht nicht nur aus dem Tanz an sich, sondern auch aus vielen weiteren Ritualen, darunter auch die Praktik, jemanden um einen Tanz zu bitten, die Aufforderung entweder anzunehmen oder abzulehnen, die subtilen Signale, die andeuten, dass man gerne zum Tanzen aufgefordert werden würde, die Verabschiedung am Schluss und der Partnerwechsel. Ich staune immer wieder darüber, dass ich fünf Minuten lang intim in den Armen eines Fremden tanzen kann und dann von einem zum nächsten weitergereicht werde – und all das ohne jegliche Risiken.

Die Tanzfläche bietet eine ideale Gelegenheit zur Kultivierung aufrichtiger Kommunikation. Im Film *Dance! Jeder Traum beginnt mit dem ersten Schritt* wird das perfekt dargestellt. Antonio Banderas' Filmcharakter Pierre Dulaine erklärt sich bereit, an den New Yorker Schulen Sprachunterricht zu geben und Gesellschaftstanz zu lehren. Als die Wichtigkeit seiner Arbeit von einer bornierten Lehrkraft, die die Zukunft seiner Tanzklasse bedroht, in Frage gestellt wird, erklärt er die tiefer gehenden Vorteile: „Wenn Ihre sechzehnjährige Tochter mich führen lässt, dann vertraut sie mir, aber noch wichtiger ist, dass sie sich vertraut. Und wenn sie stark und selbstsicher ist und sich vertraut – wie wahrscheinlich ist es dann, dass sie sich von irgendeinem Idioten schwängern lässt? Und wenn Ihr Sohn lernen kann, Frauen mit Respekt zu berühren – wie wird er dann in seinem Leben mit Frauen umgehen? Ich bringe Ihren Kindern das Tanzen bei und damit auch Regeln, die sie Vertrauen, Teamarbeit und Würde lehren."

Ich bewundere, wie wichtig Tanz für die südamerikanische Kultur ist. Es entzückt mich, dass die südamerikanische Kultur das Tanzen für eine

Notwendigkeit hält, um Weiblichkeit und Männlichkeit vollkommen zum Ausdruck bringen zu können. Beim Salsa scheint zwar der Mann zu führen, doch in energetischer Hinsicht kreieren der Mann und die Frau den Tanz. Dulaine fügt im Film hinzu: „Beim Salsa führt der Mann oder schlägt vielmehr den Schritt vor. Es bleibt der Frau überlassen, ob sie ihm folgen will." Partnertänze basieren auf der Beherrschung der nichtverbalen Kommunikation. Wenn du lernst, sie bei deinem Tanzpartner anzuwenden, dann lernst du auch, sie bei deinem animalischen Wesen anzuwenden.

Ich empfehle dir, Salsa-Stunden zu nehmen, und auch Tanzveranstaltungen und Tanzclubs zu besuchen, sobald du den Mut dafür aufbringst. Möglicherweise glaubst du, du hättest zwei linke Füße und könntest nie im Leben Salsa lernen, aber ich kann dir versichern, dass die Tanzschritte dir in leicht verdaulichen Häppchen beigebracht werden. Wenn du gehen kannst, dann kannst du auch tanzen. Du brauchst nur hinzugehen.

EHRE DEIN HÖHERES SELBST DURCH YOGA

Die erste Bewegungsform, die mein Leben und meinen Körper verändert hat, war Yoga. Ich kann Yoga wegen seiner Vielfalt jeder Frau empfehlen. Es ist für jede etwas dabei. Yoga datiert Tausende von Jahren bis ins Indien des Altertums zurück und war schon immer eine Fusion von Spirituellem und Körperlichem. Aus diesem Grund entspricht es vollkommen den Grundsätzen der Bewegung mit Freude. Es geht nicht nur darum, wie du dich bewegst, sondern auch darum, wie du denkst und fühlst. Obwohl Yoga heutzutage in der westlichen Welt im Allgemeinen mit Körperhaltung assoziiert wird, ist es in seiner Gänze eine Lebensphilosophie, die auf den Prinzipien der Gewaltlosigkeit – auch der Gewaltlosigkeit sich selbst gegenüber – beruht. Wenn du vom bestrafenden Fitnessparadigma wegkommen willst, dann ist Yoga ein hervorragender Ausgangspunkt und mittlerweile überall zu finden.

Die Grundlage des Yoga ist das Bewusstsein – vor allem das Bewusstsein deines Atems. Da dein Atem das wirksamste Mittel ist, um dich aus der Stressreaktion in die Entspannungsreaktion zu bringen, die Gewichtsabnahme fördert, ist Yoga eine äußerst effektive Methode, um den Stoffwechsel zu erreichen, der dauerhaftes Abnehmen ermöglicht. Die Fähigkeit, dich in die Intensität zu entspannen, die du auf der Yogamatte lernst, lässt sich auf alle Lebenssituationen anwenden, in denen du mit Intensität zu tun hast.

Die körperliche Yoga-Praktik ist die Ausübung der *Asanas* – der Posen –, die dir helfen, Kraft, Flexibilität und Gleichgewicht aufzubauen und Stress und Anspannung abzubauen. Jede Asana hat ihre eigenen spezifischen therapeutischen Vorteile. Die Yoga-Stile variieren stark, und es entstehen ständig neue Stile. Du kannst dir beispielsweise einen herausfordernden und schnellen Stil wie das Vinyasa-Yoga aussuchen, eine moderatere Praktik wie das Anusara-Yoga oder eine entspannende und langsame Form wie das restaurative Yoga. Alle Formen bereiten auf die Praktik der Meditation im Sitzen vor.

Obwohl Yoga bei jungen, fitten, flexiblen Leuten beliebt ist, sollte dich das nicht davon abhalten, damit anzufangen. Es gibt behutsame Anfängerkurse, die für dich mit deinem jetzigen Körpergewicht geeignet sind. Wenn du dich in einem Kurs unwohl fühlst, dann probiere einen anderen aus. Restauratives Yoga eignet sich für Anfänger besonders gut, wenn du bisher sportlich nicht aktiv warst, da es dich darin unterstützt, auf sanfte Weise wieder gelenkig zu werden. Beim restaurativen Yoga werden Hilfsmittel verwendet, mit denen du den Körper in Positionen bringen kannst, in denen du einen Zustand der vollkommenen Behaglichkeit, Ruhe und Entspannung erreichen kannst. Das Ziel des restaurativen Yogas ist es, das Nervensystem so tief wie möglich zu entspannen, damit Wiederherstellung und Heilung – einschließlich der Gewichtsabnahme – stattfinden kann. Restauratives Yoga lehrt uns, dass Bewegung nicht intensiv sein muss, um deinen Stoffwechsel wirksam zu verändern.

Yoga ist eine introspektive Erfahrung, bei der du ermutigt wirst, dich auf deine eigene Praktik zu konzentrieren, statt dich im Raum umzusehen und mit anderen zu vergleichen. Der einzige, der dich beachtet, ist der Yogalehrer, so dass du keine Hemmungen zu haben brauchst, während du lernst, die Posen zu meistern. Yogazentren sind häufig Treffpunkte der Gemeinschaft und ein großartiger Ort, um neue Freunde zu finden. Beim Yoga begrüßt man andere, indem man die Hände vor dem Herzen zum Gebet faltet und „Namaste“ sagt, was „Mein höheres Selbst ehrt dein höheres Selbst“ bedeutet.

DER SCHNELLSTE WEG, UM FÜNF KILO LEICHTER AUSZUSEHEN

Ich hatte schon über ein Jahr lang mit meiner Klientin Roberta gearbeitet. Sie hatte schon zwanzig Kilo auf angenehme und belebende Weise abgenommen und wollte noch zehn Kilo mehr abnehmen. Eines Tages kam sie in meine Praxis und hatte sich deutlich verändert. „Du siehst aus, als hättest du seit letzter Woche zehn Pfund verloren", sagte ich.

Wie sich herausstellte, hatte Roberta nicht über Nacht abgenommen. Stattdessen hatte sie gelernt, ihre Haltung zu verbessern, was sie ganz anders aussehen ließ. Roberta hatte die Haltungsexpertin Gina Schatz aufgesucht, die ihr beigebracht hatte, ihre intrinsischen Muskeln einzusetzen. Dabei handelt es sich nicht um die Kernmuskeln, die bei Rumpfbeugen zum Einsatz kommen, sondern die Muskeln, die du einsetzen kannst, während du am Schreibtisch sitzt, gehst oder dich im Haus bewegst. Roberta lernte, dass jeder einen straffen Körper haben kann, selbst wenn man keine Gewichte hebt, solange man seine intrinsische Muskulatur aktiviert.

Die meisten Frauen kennen die phasischen Muskeln – Quadrizeps, Bizeps, Trizeps und die hinteren Oberschenkelmuskeln (Hamstrings). Was Tänzern jedoch Anmut und Schönheit verleiht – was alle Frauen sich wünschen – ist die Tatsache, dass es bei ihren Bewegungen immer um das Hochheben geht, was die Aktivierung der feineren, intrinsischen Muskeln, die sich entlang unserer Knochen befinden, erfordert. Du hast in den Händen und Füßen und am Rücken intrinsische Muskeln. Diese Muskeln sorgen bei jeder Bewegung, die du machst, für Stabilität und können deine Haltung und das Gleichgewicht verbessern, wenn du sie mit Bedacht einsetzt.

ÜBUNG
DIE PERFEKTE HALTUNG.

Die Daumenregel für eine gute Haltung ist laut Gina Schatz, eine gerade Linie entlang des Körpers zu bilden. Positioniere die Ohren über den Schultern, indem du die Ohren (oder deinen Pferdeschwanz) direkt hinter dich ziehst, ohne das Kinn zurückzulegen / bezw. vorzustrecken, statt den Kopf vorzubeugen (wie die meisten Menschen es meistens tun). Lege die Schulterblätter so flach wie möglich am Rücken an, ohne den Brustkörper vorzustrecken. Positioniere die Rippen direkt über den Hüften, statt sie zu weit vorzustrecken oder zu weit nach hinten zu krümmen. Positioniere die Hüften über den Knien, statt sie vorzustrecken oder in einer Kurve nach hinten zu biegen. Und positioniere schließlich die Knie über den Knöcheln, statt sie zu überdehnen oder zu sperren. Wenn du deine Knochen richtig ausrichtest, wirst du dich wie eine Königin fühlen. Und wenn du in dieser königlichen Haltung dastehst, wirst du dich auch unbesiegbar fühlen.

DIE ALTE KUNST DES HOCKENS

Neben den Kreisen, Wellen und Schüttelbewegungen ist die vierte wesentliche weibliche Bewegung das Hocken. Gehe nach Indien und du siehst überall hockende Menschen. Sie hocken sich hin, während sie kochen, essen, auf den Bus warten und sich mit Freunden unterhalten. In Indien hocken sich die Frauen hin, wenn sie ein Kind gebären oder auf die Toilette gehen. Doch in unserer Kultur wird Hocken nicht gern gesehen. Wir sitzen lieber auf Stühlen und gebären Kinder, während wir auf dem Rücken liegen. Unsere Hüften sind gesperrt. Wir wissen nicht, wie wir diesen Teil des Körpers nutzen sollen, und der Preis, den wir dafür zahlen, sind starke Rückenschmerzen und steife Hüften.

Hocken ist eine Möglichkeit, deine Hüften liebevoll zu behandeln, und es hat zahllose Vorteile. Es entwickelt die Elastizität in deinen Hüften, Knien und Knöcheln, unterstützt die Verdauung, fordert den Beckenboden, entwickelt das Gleichgewicht, streckt das Rückgrat und – was das Wichtigste ist – es erdet dich. Es befördert deine Energie hinunter in dein weibliches Kraftzentrum. Wenn du noch nicht beweglich genug bist, wird das Hocken sich sehr anstrengend anfühlen, doch wenn du in den Hüften flexibel wirst, wird das Hocken zu einer bequemen Körperhaltung werden.

Du kannst dich jederzeit und überall hinhocken. Wenn du damit anfängst, dich hinzuhocken und deine Flexibilität zu entwickeln, ist es vielleicht bequemer für dich, die Fersen auf einer zusammengefalteten Decke abzustützen. Nachdem ich meiner Freundin Annie beigebracht habe, welche Kraft im Hocken steckt, hat sie mir berichtet, dass sie sich auf den Boden hockt, um sich zu erden und ihr inneres Gleichgewicht wiederherzustellen, wenn sie mit Emotionen kämpft oder sich überfordert fühlt. Tenley Wallace hat mir erzählt, dass sie sich jedes Mal, bevor sie das Haus verlässt, ein paar Minuten lang hinhockt. Wenn ich mich hinhocke, fühle ich mich wie ein Vogel, der auf einem Ast hockt und bereit ist, sich jederzeit in die Lüfte zu schwingen, und dann fühle ich mich zutiefst mit meinem animalischen Wesen und seiner Weisheit verbunden.

DAS AUFBAUEN DER MUSKELN FÖRDERT DAS SCHLANKWERDEN DURCH LEBENSFREUDE

Die Fitnessexpertin André Albright glaubt, dass der größte Fehler, den Frauen machen, während sie einen schlanken und knackigen Körper anstreben, der ist, tausend Rumpfbeugen oder stundenlang Herz-Kreislauf-Fitnessübungen zu machen, obwohl sie in Wirklichkeit ihre Muskeln aufbauen sollten. So wie Entspannung dich in einen vorteilhaften Stoffwechselzustand versetzt, versetzt das Aufbauen der Muskeln dich in einen vorteilhaften körperlichen Zustand. Je mehr Muskeln du hast, umso effizienter wirst du deine Nahrung verwerten. Außerdem wirst du mehr Energie für die Dinge, die du gern tust, haben. Wenn du deine Muskeln aufbaust, wird dein Körper schlanker und straffer und deine Kleidung weiter. Die Zahl auf der Waage könnte irreführend sein, wenn du deine Muskeln stärkst, weil die Muskeln dichter und kompakter als Körperfett sind. Daher könnte die Waage eine Gewichtszunahme anzeigen, obwohl du schlanker wirst. Dies ist noch ein Grund, die Waage wegzuwerfen!

Die beste Körperregion, in der Frauen ihre Muskeln aufbauen sollten, ist der Unterkörper – deine Oberschenkel und dein Po, die deine größten Muskelgruppen sind. Allein die Aktivierung dieser Muskeln fördert den Stoffwechsel, was sich auf deine ganze Figur – einschließlich der Arme und des Bauchs – auswirkt. Frauen mit starken Muskeln in der unteren Körperregion haben eine schöne Haltung und ein starkes Körpergefühl und wirken auch jünger.

Viele Fitnessexperten sagen, dass Intervalltraining die effektivste Methode ist, um Muskeln aufzubauen und Fett in der unteren Körperregion zu verbrennen. Hierbei bewegst du dich wiederholt in kurzen Interwallen. Die meisten Leute assoziieren Intervalltraining mit Bewegungen, die allein dazu dienen, deine Muskeln dazu zu bringen, zu brennen, wie beispielsweise Liegestützen. Das sind auch die Fitnessübungen, die den meisten Frauen schwerfallen, weil sie sie als anstrengend und langweilig empfinden. Doch Intervalltraining muss nicht durch Fitnessaktivitäten definiert werden. *Intervalltraining* ist nur ein moderner Begriff für eine uralte Art der kurzzeitigen Bewegungen, bei denen man schnell und dann wieder langsam geht, so wie es alle Tiere tun. Es wird dich freuen zu hören, dass du beim Tanzen die gleichen Vorteile des Intervalltrainings genießt! Korbball spielen oder im Park einem Frisbee hinterherrennen und andere Aktivitäten mit kurzen Bewegungsintervallen wirken genauso gut. Auch wenn das bestrafende Fitnessparadigma darauf beharrt, dass du mehrmals pro Woche ins Fitnessstudio gehen und an deiner maximalen Intensität arbeiten musst, um Muskeln aufzubauen und Fett zu verbrennen, stimmt das einfach nicht. Wenn du Spaß an Widerstandübungen hast, bei denen dein eigenes Gewicht zum Einsatz kommt – wie zum Beispiel Liegestützen, Planks oder Inversionen –, dann integriere sie ruhig in deine körperliche Bewegung. Doch wenn sie dich nicht rocken, solltest du etwas anderes ausprobieren. Ich kenne Frauen, die ihren Körper allein durch Tanz verändern.

DAS RICHTIGE OUTFIT FÜR BEWEGUNG MIT FREUDE

Bewegung mit Freude macht einfach mehr Spaß, wenn du das richtige Outfit dafür hast. Es ist leichter, sich zu lieben und zu schätzen, wenn man etwas trägt, worin man sich wohlfühlt. In einer guten Yoga- oder Tanzhose kannst du dich super fühlen. Gehe nicht davon aus, dass du ausgebeulte, alte Klamotten anziehen solltest, weil du sowieso ins Schwitzen kommen wirst, denn wenn du das tust, wirst du die Chance verpassen, dich an Kleidung zu erfreuen, die sich mit dir mitbewegt und fließt. Warte nicht erst darauf, abzunehmen, bevor du dich mit Kleidung belohnst, die den Prozess angenehmer machen.

Wenn du deinen Körper täglich bewegst, wirkt sich dies drastisch auf deine Stresslevels und dein Gefühl der Stärke und des Stolzes aus. Jede tägliche Routine der Bewegung mit Freude wird dir helfen abzunehmen, während du dein animalisches Wesen honorierst, indem du ihm die beste Fürsorge zukommen lässt. Einige der beschriebenen Modalitäten brauchen Zeit und Übung, um sie zu beherrschen, doch sie werden dir immer leichter fallen. Das Geheimnis ist Kontinuität, indem du die Bewegung zu einem Teil deines Lebensstils machst. Ermutige dein animalisches Wesen mit Worten wie „Das machst du toll". Das wird dich motivieren, weiterzumachen. Klopfe dir hinterher dafür, dass du dich um dein animalisches Wesen gekümmert hast und engagiert Bewegung zu einem Teil deines Lebens machst, selbst auf die Schulter.

„Die Welt wird durch die westliche Frau gerettet werden."

DALAI LAMA

11

WEG VOM NEID UND HIN ZUR ANERKENNUNG

Gratuliere, dass du es bis hierher geschafft hast! Du hast dich auf eine epische Reise begeben, um dein animalisches Wesen kennen zu lernen und mit anderen Augen zu sehen. Du hast gelernt, seine Gestalt und dich mehr als je zuvor zu lieben. Du hast gelernt, deine Ökologie neu zu erfinden. Du hast damit begonnen, dich bei der Vorstellung, so sexy zu sein, wie du willst, sicher zu fühlen. Du isst bewusst, kochst mit Genuss und bewegst dich mit Freude. Dennoch gibt es eine letzte magische Zutat, die diese Methode des Schlankwerdens durch Lebensfreude zusammenhält und dauerhaft macht. Nichts in der Natur existiert für sich alleine. Jeder von uns ist ein Teil des Ganzen, und wir brauchen uns gegenseitig, um erfolgreich zu sein. Das ist das letzte Geheimnis des Schlankwerdens durch Lebensfreude: Wir schaffen es nicht alleine. Deine Gemeinschaft bietet das Gefühl der Dazugehörigkeit, die Inspiration und Unterstützung, die du brauchst, um dein Leben und daher auch deinen Körper dauerhaft zu verändern. Nimm die Schwesternschaft, die universale Verwandtschaft aller Frauen, mit Freude an.

Als mein Kampf mit dem Essen und meinem Gewicht vor mehr als zehn Jahren endete, dachte ich, ich würde mich von nun an so fühlen, als würde mir die Welt zu Füßen liegen. Geschäftlich lief es blendend, ich hatte Beziehungen und tollen Sex, ich war Teil einer kreativen Szene in New York City und lernte faszinierende Menschen auf Avantgarde-Partys kennen. Aber ich hatte immer noch das Gefühl, als würde in meinem Leben etwas fehlen. Mittlerweile hatte ich einen gewissen lokalen Bekanntheitsgrad als Gesundheitscoach erreicht. Ich wurde in Zeitschriften abgebildet und häufig von Gästen des Gesundheitsrestaurants in meiner Nachbarschaft angesprochen: „Sind Sie Jena?" Jeder wäre davon ausgegangen, dass ich einen Haufen Freunde hatte, doch in Wahrheit fühlte ich mich einsam und isoliert. Ich kannte zwar eine Menge Leute, aber ich ließ nur wenige Menschen an mich heran. Ich verbarg meine Ängste und Unsicherheit hinter einer gesellschaftlichen Maske. Auch hielt ich bei den wenigen Freundinnen, die ich hatte, meine Emotionen zurück. Ich offenbarte ihnen nur die Seiten von mir, von denen ich dachte, dass sie ihnen gefallen würden, und versteckte die dunkleren Seiten von mir, die sie abschrecken könnten. Ich konzentrierte mich hauptsächlich auf meine Leistungen und vergrub mich in Arbeit. Praktischerweise hatte ich keine Zeit für die Freunde, die ich nicht hatte.

Mit der Zeit wurde mein Gefühl der Einsamkeit immer stärker. Es wurde deutlich, dass mein Traumkörper und eine erfolgreiche Karriere nicht ausreichten, um mich glücklich zu machen, und ich fühlte mich elend bei dem Versuch, anderen vorzuspielen, dass ich alles hätte, was ich mir nur wünschte. Etwas musste sich ändern, weil es sich sinnlos anfühlte, in einer so starken emotionalen Isolation weiterzuleben. Ich erinnere mich daran, dass ich einmal vor meinem Geburtstag daran dachte, mit anderen Frauen meinen Geburtstag zu feiern, doch ich wusste nicht, wen ich einladen sollte. Ich kannte zwar viele Frauen, doch insgeheim verurteilte und kritisierte ich sie alle. Die eine war nicht ehrgeizig genug, die andere war nicht selbstbewusst genug, eine war nicht spirituell genug, eine andere war zu sehr Geschäftsfrau, diese hatte zu dicke Hüften und jene einen Freund, den ich für einen Loser hielt. Ich benutzte meine Urteile über sie, um Mauern der Trennung zwischen mir und den anderen Frauen zu errichten, und ich hatte Angst, dass sie mich genauso verurteilten.

Zur gleichen Zeit lernte ich das Konzept der Eigenverantwortung und der leidenden Pflicht der Liebe kennen. Langsam wurde mir klar, dass ich in allen Lebensbereichen daran gewöhnt war, mir selbst das Drehbuch eines Opfers zu schreiben, indem ich mich ständig von diesem oder jenem hintergangen und enttäuscht fühlte, und das drückte sich in meinen Freundschaften zu anderen Frauen aus. Auch erkannte ich, dass ich eine leidende Pflicht der Liebe meiner Mutter gegenüber auslebte, indem ich so einsam und isoliert war wie sie. Als mir das klar wurde, begriff ich, dass ich die Ursache meiner Einsamkeit war und dass mir in Wirklichkeit eine Schwesternschaft zur Verfügung stand, mit der ich mich austauschen konnte – eine Welt aus Frauen, mit denen ich mich verbinden konnte, wenn ich nur die Initiative ergriff.

Ich war fest entschlossen, meine innere und äußere Ökologie zu ändern, und so fing ich an, an Workshops und Gruppenprogrammen teilzunehmen, um auf authentische Weise andere Frauen kennen zu lernen. Ich war bereit, die wichtigen Beziehungen zu schaffen, nach der meine Seele hungerte. Statt anderen Frauen die Schuld in die Schuhe zu schieben, war ich nun diejenige, die Treffen zum Mittagessen organisierte und so eine sichere und angenehme Umgebung schuf, in der sich emotionale Intimität entwickeln kann. Das Wichtigste war, dass ich lernte, meine Verwundbarkeit zu zeigen: Ich teilte bewusst die Dinge, die ich bis dahin vor anderen verborgen hatte, mit ihnen. Ich ließ andere die Bereiche sehen, in denen ich nicht alles unter Kontrolle hatte. Und ich teilte die Triumphe und Siege, die ich früher für mich behalten hatte, mit anderen. Allmählich merkte ich, dass die Frauen in meinem Umfeld nicht nur meinem öffentlichen Image, sondern mir als ganzem Menschen nahe sein wollten. Meine Verurteilung der Frauen war mein Mittel gewesen, sie auf Distanz zu halten, aber in Wirklichkeit waren sie tolle Menschen, die als Freundinnen so viel zu bieten hatten.

Als ich auf diese Weise aktiv wurde, geschah etwas Erstaunliches. Eines Tages fühlte ich, dass sich etwas veränderte. Es war, als hätte sich die Realität von einem Moment auf den anderen geändert. Ich hatte mich einsam gefühlt, so, als wäre ich in einer bedrohlichen Welt ganz auf mich gestellt, und im nächsten Augenblick fühlte ich mich mit anderen intim verbunden, so, als sei ich Teil eines Netzwerkes von Frauen, eines Austauschs von Geben und Nehmen. In diesem Moment wusste ich, dass ich einer Gemeinschaft, einer Schwesternschaft, angehörte.

Je mehr ich Freundschaften mit anderen Frauen zu einer nicht verhandelbaren Priorität in meinem Leben machte und das Prinzip der Transparenz übernahm, umso glücklicher wurde ich. Heute, nach vielen Jahren, in denen ich das tue, bin ich tief mit einer Gemeinschaft aus Frauen verwoben, die ich zutiefst liebe und die mich lieben, mich unterstützen, sich an mich anlehnen und bei mir sind. Sie erleben mit, wie ich durch die Hochs und Tiefs des Lebens gehe, und ich erlebe die Hochs und Tiefs in ihrem Leben mit. Ich sehe diese Frauen als meine Schwestern an, meine Stammesschwestern, und bin mit ihrer starken und vielfältigen weiblichen Energie so verbunden, dass ich das Gefühl habe, alles zu schaffen, was das Leben mir in den Weg legt.

Wenn du dich von deinen Schwestern unterstützt fühlst, musst du dich nicht vom Essen trösten lassen, ganz egal, wie stressig dein Tag war oder wie intensiv deine derzeitige Lebensphase ist. Dann fühlst du dich von der bedingungslosen Liebe anderer Frauen, die dein Licht und deinen Schatten kennen und dich wegen deiner Ganzheit schätzen, aufgefangen. Ohne diese Schwesternschaft ist der Schmerz der Einsamkeit so stark und anstrengend, dass er alles andere sabotiert. Doch wenn du dich bei deinen engen Freundinnen vollkommen entspannen kannst und die Maske abnehmen kannst, erlebst du die Entspannung, die der Schlüssel zum Schlankwerden durch Lebensfreude ist.

Das ist das Hilfssystem, das ich dir wünsche, während du dich auf den Weg des Schlankwerdens durch Lebensfreude begibst. Ich will, dass du die erfrischende und liebevolle Unterstützung einer Schwesternschaft bei jedem deiner stolpernden, eleganten oder mutigen Schritte erlebst, während du das Leben mit Freude annimmst, dich dem Wohlbefinden deines animalischen Wesens verpflichtest und die Früchte einer neuen und geheilten Beziehung zum Essen erntest.

Genauso wie Freude ist auch die Schwesternschaft ein uraltes Bedürfnis: Ohne sie verkümmert unsere weibliche Seele und leidet unser animalisches Wesen. Je mehr wertvolle Verbindungen wir im Leben erleben, umso glücklicher sind wir. Frauen haben ein so starkes biologisches Bedürfnis nach sozialen Bindungen, dass unser Körper buchstäblich ohne sie nicht funktioniert. Dann steigt der Blutdruck, der unsere Psyche verändert und uns depressiv und unruhig macht. Die Trennung von anderen Frauen ist ganz einfach nicht das, was die Natur für uns vorgesehen hat. Seit den Höhlenzeiten entwickeln wir uns im Zusammenleben stetig weiter. Wie die Evolutionspsychologie herausgefunden hat, ist die herausragende Eigenschaft unserer Spezies die Freude, die wir empfinden, wenn wir zusammenkommen und zusammen arbeiten, und das beglückende Gefühl darüber, wie gut wir darin sind. Seit jeher in der Geschichte der Menschheit verbringen Frauen ihre Tage gemeinsam, passen gegenseitig auf die Kinder auf, sammeln Nahrungsmittel, bereiten das Essen und kümmern sich um Haus und Herd. „Es war egal, wie man sich fühlte – selbst wenn man sich absondern wollte, wurde man von seinen Schwestern gesehen, gefühlt und aufgefangen", sagt Nisha Moodley, die als persönliche Trainerin arbeitet und sich für die Schwesternschaft stark macht. Das macht unsere derzeitige Misere des Gefühls, von der Schwesternschaft getrennt zu sein, zu einem relativ neuen Phänomen. Vor dem vorherrschenden Lebensstil des Einfamilienhauses lebten wir alle in Großfamilien und Sippen, so dass wir der Schwesternschaft gar nicht entkommen konnten.

Heute erleben wir eine beispiellose Trennung zwischen den Frauen. Ebenso wenig, wie unsere Kultur die weiblichen Werte der Zusammenarbeit und Gemeinschaft schätzt und fördert, werden wir dazu erzogen, die Wichtigkeit, Tiefe und Berechtigung der Schwesternschaft zu schätzen. „Uns wird beigebracht, zu jedem Preis erfolgreich zu wirken, uns von unserer besten Seite zu zeigen und so zu tun, als hätten wir alles vollkommen unter Kontrolle, um der Welt zu zeigen, wie perfekt es in unserem Leben läuft, egal, wie es uns wirklich geht", sagt Nisha Moodley. „Wir werden entmutigt, unsere Gefühle über unsere Unsicherheiten oder Probleme mit anderen zu teilen, und haben deswegen gelernt, uns mit Essen zu trösten."

Wenn wir jedoch zu einer Schwesternschaft zurückkehren und unser authentisches Selbst ohne Hemmungen zeigen können, dann können wir auch ein gesundes Gefühlsleben haben. Aufgrund der bedingungslosen Liebe der Schwesternschaft können wir unsere Ängste, Wut, Schmerzen, Eifersucht und andere Emotionen zum Ausdruck bringen, so dass sie wie eine Welle durch uns hindurchgehen, statt zu stagnieren und uns zu vergiften. Und wenn wir unsere ganze Gefühlsvielfalt ohne Hemmungen vollständig erleben können, dann können wir endlich mit unserem animalischen Wesen eins werden. Als Teil einer Schwesternschaft, die uns zuhört, können wir auch unserem animalischen Wesen zuhören und es unterstützen.

DIE VERZWEIFLUNG DES VERGLEICHS ÜBERWINDEN

Im Gegensatz zum erdverbundenen weiblichen Wert der Erkenntnis, dass wir Teil des Überflusses der Natur sind und es daher immer genug gibt, lehrt uns die heutige Kultur, die auf männlichen Werten beruht, dass wir nur weiterkommen, wenn wir konkurrenzfähig sind. Wir werden indoktriniert zu glauben, es gäbe nur eine begrenzte Menge an Ressourcen (Männer, Sex, Geld, beruflicher Erfolg usw.) und dass weniger für uns übrig bleibt, wenn andere Frauen erfolgreich sind. Es ist dasselbe Mem, das wir im Buch immer wieder untersucht haben: das Gefühl, nicht genug zu haben und nicht genug zu sein. Der logische Nebeneffekt des Mangeldenkens ist, dass wir auf andere Frauen neidisch sind. Wenn du dich von Frauen, die die Figur und das Aussehen haben, die du dir wünschst, bedroht fühlst und dich das wütend macht, dann ist das ein Anzeichen dafür, dass du deine Sichtweise ändern musst – weg von der Mangelmentalität und hin zu einer Mentalität des Überflusses.

Dein Bezug zu anderen Frauen ist keine Fußnote deines Bezugs zu deinem Gewicht. Als ich noch mit Essen und meinem Gewicht zu kämpfen hatte, war Neid ein mir vertrautes Gefühl. Ich konnte nicht anders, als Abneigung gegen die Frauen zu empfinden, die die von mir ersehnte Figur hatten. Ich sah sie an und bemühte mich, zu verbergen, dass ich sie musterte – während sich mein Herz zusammenkrampfte. Ich verdammte meinen eigenen Körper und hielt ihn im Vergleich zu ihrer Schönheit für minderwertig, was zu chronischem Stress auf niedrigem Level führte, der mich daran hinderte, die Figur zu haben, die ich mir seit Jahren wünschte.

Wir werden darauf konditioniert, mit anderen Frauen zu rivalisieren, was unseren harten prüfenden Blick auf den Körper der anderen manifestiert. Das ist die gleiche Konditionierung wie die in Hinsicht darauf, wie wir mit unserem animalischen Wesen umgehen sollen: mit einem prüfenden Blick, beurteilend, vergleichend und objektivierend. Wir verschwenden riesige Mengen an geistiger Energie darauf, uns selbst zu analysieren und im Detail mit anderen Frauen zu vergleichen, während wir versuchen, unsere Überlegenheit zu etablieren, obwohl wir meist unsere Unterlegenheit feststellen. *Die Verzweiflung des Vergleichs* ist ein Begriff, den die persönliche Finanzberaterin Alexis Neely für die Verzweiflung anwendet, die aufkommt, wenn wir uns mit anderen vergleichen. Die Verzweiflung des Vergleichs wird von unseren unterdrückten Sehnsüchten verursacht, die in Form von Neid hochkommen können. Der Schlüssel dazu, Neid zu überwinden *und* das zu bekommen, was wir uns wünschen, ist, die Verzweiflung des Vergleichs in aufrichtige Anerkennung umzuwandeln.

Wenn du anfängst, schöne und schlanke Frauen zu bewundern, statt sie zu beneiden, siehst du sie in einem positiven Licht. Tatsache ist, dass jede Frau in jedem Augenblick versucht, sich von ihrer besten Seite zu zeigen, ihren einzigartigen Ausdruck der göttlichen Weiblichkeit zu verkörpern. Stell dir jedes Mal, wenn eine Frau an dir vorbeigeht – egal, wie sie aussieht – vor, dass sie ihre eigene Version dessen, was es heißt, eine Frau zu sein, präsentiert. Wenn du das als die Darstellung der Weiblichkeit betrachten kannst, statt Neid oder Rivalität zu empfinden, dann kannst du dich von einer angenehmen Welle der Anerkennung tragen lassen und dich aufrichtig für sie freuen. Und dann kannst du dich von ihr dazu inspirieren und motivieren lassen, sich das näher anzusehen, was sie als Möglichkeit für dich demonstriert. Schwesternschaft bedeutet, Achtung vor jeder Frau zu haben, die nach Besserem strebt.

Alexis erzählte mir ihre eigene Geschichte: „Ich war früher voller Neid, der mich davon abhielt, mich mit anderen Frauen anzufreunden. Als ich feststellte, dass uns Neid in Wahrheit auf unsere eigenen Wünsche hinweist, änderte sich meine Einstellung total. Ab dem Punkt ließ ich mich von meinem Neid dazu bringen, andere Frauen zu schätzen, sie aufs Podest zu heben, sie öffentlich zu loben, ihre Schönheit, ihren Anmut, ihren Sex-Appeal, ihre Klugheit, ihren Geschäftssinn oder um was auch immer ich sie beneidete, anzuerkennen. Statt zu versuchen, den Neid zu verdrängen, zu ignorieren, zu verbergen oder klein zu reden, tat ich genau das Gegenteil und pries ihn. Das lenkte mich in die Richtung, in die ich gehen wollte, und hat mir letztendlich das eingebracht, was ich wollte."

Wenn du eine andere Frau anerkennst und feierst, erkennst du hinter ihrer Figur die Größe der Frau, die sie innerlich ist. Das erleichtert es dir, dasselbe auch bei dir selbst zu tun. Dadurch befreist du dich von der vergifteten Deutung des Neids und gestaltest stattdessen ein Leben, das den Fokus auf Freude richtet.

ÜBUNG
WANDLE NEID IN LOB UM.

Wenn du merkst, dass du in der Verzweiflung des Vergleichs gefangen bist und darauf wartest, dass sie verschwindet, nachdem du abgenommen hast, solltest du dich gleich jetzt aus ihren Klauen befreien, indem du diese Praktik anwendest, um eine Schicht aus chronischem Stress aufzulösen und ein wirksames Mittel zu haben, wie du dich mit anderen Frauen verbundener fühlen kannst. Sie wird dir auch dabei helfen, herauszufinden, was du willst, um deinen Wünschen näher zu kommen. Neid ist ein ganz natürliches Gefühl, doch es liegt an dir, wie du darauf reagierst. Mache es dir zur Gewohnheit, wenn du eine Frau siehst, die du um ihren Körper (oder sonst etwas) beneidest, diese Frau innerlich für diese Attribute oder Leistungen zu loben. Mache dir bewusst, dass das, was sie hat, ein positives Zeichen dafür ist, dass das, was du dir wünschst, auch dir möglich ist.

DER GEHEIME SCHLÜSSEL DER SCHWESTERNSCHAFT

Ich glaube, dass die Schwesternschaft der geheime Schlüssel zu dauerhaftem Abnehmen ist. Seit ich meine Beziehung zur Schwesternschaft neu erfunden habe, habe ich viel mehr unerwarteten Spaß und viel weniger Stress im Leben. Ich gehöre einem Stamm von Frauen an, die sich ständig gegenseitig aufrichten. Die Frauen in meinem Umfeld sind eine starke Quelle der Freude für mich. Die Süße einer guten Unterhaltung wird immer befriedigender sein als eine Riesenportion Eis, und die Gelegenheit, auf sinnvolle Weise mit anderen Frauen Zeit zu verbringen, lässt den Heißhunger auf Süßes verschwinden. Wenn wir unsere Schwestern lieben, hilft uns das, uns selbst zu lieben, und wenn wir ihren Körper lieben und als schön anerkennen, löst das die Scham auf, die wir wegen unseres eigenen Körpers empfinden.

Die Schwesternschaft bringt Freude, die sich mit nichts anderem vergleichen lässt. Die Verkörperungsexpertin Michaela Boehm sagt hierzu: „Das weibliche Herz muss erkannt, gefühlt, erfahren und verstanden werden. Es ist ganz wichtig, dass Frauen sich gegenseitig sehen." Aus diesem Grund will ich, dass du als Autorin deines Lebens aktiv die Gesellschaft anderer Frauen suchst. Um als Frau deine beste Seite zu spüren, musst du Frauen finden, die dir deine Schönheit widerspiegeln können, weil sie mit ihrer eigenen Schönheit verbunden sind. Sie können den Weg beleuchten und ihn dir zeigen. Wir sind spiegelnde Wesen. Allein in einem Raum mit anderen Frauen zu sein lehrt dich etwas Neues. Und das trifft vor allem auf deine Beziehung zu deinem Körper zu. Wenn du mit anderen Frauen zusammen bist, die sich ihres Körpers erfreuen, sich hochwertig ernähren, sich stilvoll kleiden und nach ihrem weiblichen Herzen leben, wird das seine Wirkung auf dich nicht verfehlen. Eine Frau zu sein, die sichtbar ihr animalisches Wesen liebt, ist lehrreich, selbst wenn sie kein Wort darüber verliert.

Wenn du gute Freundinnen hast, die dich unterstützen, kannst du Risiken eingehen, um neue Ideen auszuprobieren und die Grenzen deiner Freudeschwelle zu testen. Die Ermutigung deiner Freundinnen kann dich beispielsweise dazu inspirieren, dich so sexy anzuziehen, wie du es von dir aus nicht getan hättest. Womöglich fängst du dadurch an, einen Bewegungskurs zu besuchen oder dich gesünder zu ernähren. Das Wissen, dass du solide, intime, fürsorgliche Beziehungen zu anderen Frauen hast, vermittelt dir Sicherheit und mehr Selbstvertrauen. Amber Lupton, die Co-Autorin von *Give Peace a Deadline*, sagt: „Wenn du keine Angst hast, eine andere Frau anzusprechen, dann sag Hallo und schau ihr in die Augen, um dich mit ihr bekannt zu machen. Dadurch wirst du dich überall sicherer fühlen. Du wirst die Unterstützung immer spüren."

EINE SCHWESTERNSCHAFT BILDEN

Der nächste Schritt ist, eine Gemeinschaft von Schwestern zu finden, die eine positive Einstellung zu Spaß und Freude haben und deinen neuen Lebensstil unterstützen. Statt abzuwarten und darauf zu hoffen, dass sich dein Bekanntenkreis auf wundersame Weise ändern wird, musst du es selbst in die Hand nehmen. Die meisten Frauen sehnen sich nach mehr Spaß, und manchmal reicht es, wenn eine Frau in der Gruppe sagt: „Hey, warum treffen wir uns nicht bei mir zuhause, ziehen uns chic an und gehen aus oder trinken Tee, tanzen oder geben uns gegenseitig Fußmassagen?"

Lade eine paar Freundinnen ein, legt Musik auf, tanzt und erfreut euch eurer Sinne. Zieht euch die fetzigen Outfits an, die ihr in der Öffentlichkeit nicht tragt. Organisiere einen Tag in einem koreanischen Wellness-Center, in dem alle Frauen von der Großmutter bis zum Mädchen nackt sind und sich alle gegenseitig sauber rubbeln. Dadurch bewegst du dich in einer sicheren Ökologie, in der du dich sinnlich fühlen und neue Formen der Freude erleben kannst. Wenn wir anerkennen, wie wertvoll Freude und Schwesternschaft sind, genießen wir die Tatsache, dass sie allen zur Verfügung stehen. Dieses demokratische Wesen der Freude bedeutet, dass sie umso stärker ist, je mehr Leute daran teilhaben. Dieser Grundsatz kann dir dabei helfen, ein geselliges Umfeld zu schaffen, das für alle nährend und angenehm ist.

Wenn du etwas verändern willst, dann gibt es keine wirksamere Methode als die des geselligen Umgangs mit anderen Menschen, die schon das haben, was du dir wünschst, oder die dabei sind, es sich zu erfüllen. Wenn Frauen neue Freundschaften entwickeln wollen, sollten sie das tun, was Nisha Moodley „Freundinnen-Dating" nennt. Indem du dich mit Frauen umgibst, die deine Ziele und Werte teilen, die eine positive Einstellung zu Spaß und Freude haben und die aufrichtig daran glauben, dass du umsetzen kannst, was du dir wünschst, wirst du deine Ziele wie durch eine Osmose erreichen. Das ist die weibliche Strategie, mit der du dir eine ideale Ökologie aktiv erschaffen kannst.

Meine Klientin Debbie nahm regelmäßig an meinen Freudecamps teil. Sie berichtet, dass die Schwesternschaft ihr ganzes Leben umgekrempelt hat. „Bevor ich dich kannte, war mir nicht klar, dass die Schwesternschaft die Magie war, die meinem Leben noch fehlte. Indem ich die Schwesternschaft mit Freude angenommen habe, sonne ich mich jetzt in der Liebe anderer Frauen. Ich habe früher immer die anderen ermutigt, aber nicht zugelassen, dass sie *mich* anfeuern. Ich hatte Angst, dass man ‚meine Maske durchschauen' könnte. Zuzulassen, dass andere Frauen mich anfeuern, hat mir geholfen, viel der emotionalen Last loszuwerden, die mich herunterzog und im Teufelskreis des negativen Körperbilds festhielt, in dem ich mich mit anderen verglich, was mich wiederum dazu brachte, mich falsch und unbefriedigend zu ernähren.

Jetzt sehe ich jede Frau als meine Schwester an, als jemanden, den ich unterstützen, führen und lieben kann. Ich weiß jetzt, dass jede Frau auf einzigartige Weise schön ist. Ich freue mich über Individualität und Treffen, bei denen wir uns unterhalten, spielen und kreativ sind. Seit ich Teil einer liebevollen Gemeinschaft aus lauter Schwestern bin, deren einziges Ziel es ist, aus dem Inneren heraus und miteinander zu heilen, wird mir klar, dass mein Körper ein Ausdruck meiner Seele ist und dass, wenn meine Seele wirklich glücklich ist, auch mein Körper diese Freude zum Ausdruck bringt. Ich habe wieder einen Bezug zu den Wünschen meines Herzens, so wie ein Baby, das schreit, wenn es Hunger hat, und die Flasche wegstößt, wenn es satt ist.

Ohne die liebevolle Verbundenheit zur Schwesternschaft würde ich mich in meinem Körper nicht so wohlfühlen und nicht so selbstverständlich ein Leben voller Freude führen. Heute fühle ich mich sogar hübsch; ich habe 10 Kilo abgenommen, mein Körper ist straff geworden, und ich freue mich schon darauf, in diesem Sommer einen Bikini anzuziehen! Wenn ich mich frage: ‚Was war zuerst da – die zurückgewonnene Verbindung zu mir selbst oder die Verbindung zu anderen?', dann lautet die Antwort, dass beides gleichzeitig kam."

Indem du die Prinzipien des Lebens mit Freude umsetzt und Gewohnheiten und Praktiken in deiner sozialen Gruppe einführst, kannst du zur „Kulturmacherin" werden, wie ich es nenne. So habe ich zum Beispiel mitgeholfen, eine positive Einstellung zur Freude in meiner Gemeinschaft zu säen, die jetzt in meiner sozialen Gruppe zur Norm geworden ist. Durch die Gespräche, die du mit anderen Frauen führst, die Veranstaltungen, die du leitest, und die Ideen, die du mit anderen teilst, kannst auch du eine Subkultur aufbauen, in der all deine Schwestern genauso wie du Freude und Spaß kultivieren.

ÜBUNG
GRÜNDE EINEN SCHWESTERNZIRKEL.

Die Göttin Artemis ist die Göttin der weiblichen Gemeinschaften, unserer wilden animalischen Natur und unserer Intuition. Sie erinnert daran, dass Frauen sich seit Beginn der Evolution in Gruppen oder Zirkeln zusammengetan haben. Es gibt kein besseres Mittel zur Kultivierung der Schwesternschaft als die bewusste Gründung eines Schwesternkreises, in dem Frauen zusammenkommen können, um zu teilen und Freundschaften aufzubauen. Ein Schwesternzirkel kann aus wöchentlichen oder monatlichen Telefongesprächen oder Treffen bestehen. Ich gehöre beispielsweise einem Schwesternzirkel an, der sich „Mistress Mind“ (im Gegensatz zu „Mastermind“) nennt. Wir sind acht Freundinnen, die sich eine Stunde pro Woche telefonisch austauschen. Wir können in diesen Telefongesprächen alles ansprechen und unterstützen einander auf jede erdenkliche Weise.

Es ist ganz einfach, einen Schwesternzirkel zu leiten, da es keine Formel gibt, die eingehalten werden muss. Grundsätzlich gilt es, einen geschützten Raum zu schaffen und jeder der Frauen die Zeit zu geben, sich ohne Unterbrechungen mitzuteilen. Ein wirksames Mittel ist, die Frauen in deinem Schwesternzirkel zu bitten, bei der Verkündung deiner Ziele als Zeuginnen anwesend zu sein. Auf diese Weise lässt du dich von anderen dabei helfen, für das Erreichen deiner Wünsche Verantwortung zu übernehmen. Wenn ihr euch den Raum gebt, euch ehrlich mitzuteilen, wirst du feststellen, dass deine Freundinnen ähnliche Erfahrungen machen wie du. Es ist aufmunternd, stärkend und tröstlich zu wissen, dass wir nicht allein sind.

DIE FREUDE TIEFER BEZIEHUNGEN

Eines der Geheimnisse echter weiblicher Freundschaften ist die Transparenz: das (Mit-)Teilen versteckter Wahrheiten und die Bereitschaft zur Authentizität und Verwundbarkeit. Tatsächlich wollen viele Frauen zwar Freundinnen, doch nicht alle sind emotional und spirituell bereit für die Art von tiefer, ehrlicher Seelenbeziehung, die ich meine. Frauen sagen mir ständig: „Ich kann meinen Freundinnen nicht wirklich mein Herz ausschütten. Sie würden es nie verstehen.“ Wenn dir die Vorstellung, die Wahrheit deines Gefühlslebens mit deinen engsten Freunden zu teilen, nicht behagt, riskierst du, deine Emotionen hinter übermäßigem Essen zu verstecken. Auch wenn oberflächliche Freundschaften einfacher sind, sind es die tieferen Beziehungen, in denen es dir leichtfällt, deine intimsten Gedanken und Gefühle mit anderen zu teilen, die deine Seele nähren. Wenn du sichere Beziehungen, in denen du deine tiefsten Gefühle offenbaren kannst, aufbaust, musst du nicht zum Kühlschrank rennen, sobald dich etwas belastet. Dann sind deine Freundinnen für dich da.

Wachse mutig über dich selbst hinaus, um die Oberfläche deiner Unterhaltungen zu durchbrechen und tiefer zu schürfen, damit du deine Freundinnen auf einer wichtigen Ebene kennen lernst. Wenn wir gemeinsam über die unangenehmen Seiten des Lebens jammern, um Intimität zu schaffen, fühlt sich das nicht aufbauend an. Nisha sagt hierzu: „Selbst wenn du die Neigung verspürst, dich abzuschotten oder über das Wetter zu reden, weil dir das leichtfällt, nährt das deine weibliche Seele nicht.“ Sie rät, dass Freundinnen sich auf die tiefer schürfenden Fragen und die Dinge, die es zu feiern gibt, konzentrieren sollten: „Wir alle haben Fragen, auf die wir keine Antwort haben, und Dinge, die wir unbedingt mit anderen teilen wollen.“ Frage die Frauen, was sie in ihrer Freizeit am liebsten tun, was ihnen wichtig ist und welche Projekte sie begeistern. Wenn du schüchtern oder nervös bist oder aus Angst, es könnte merkwürdig klingen, davor zurückschreckst, etwas zu sagen, dann solltest du es unbedingt sagen, weil es deine jetzigen Gefühle authentisch zum Ausdruck bringt. Vergiss nicht: Tiefe, aufrichtige Beziehungen nähren echte Intimität. Kultiviere Beziehungen mit Frauen, in denen du über alles reden kannst, im Wissen, dass es unter euch bleibt.

Eine Möglichkeit, die dich befähigt, dein tiefsinniges, ehrliches, geerdetes Selbst in jede Beziehung einzubringen, ist, dich zuerst tief mit der ultimativen weiblichen Energie, Mutter Erde, zu verbinden, indem du Zeit in der Natur verbringst. Egal, ob es ein Wald, ein Park, ein Sonnenuntergang oder der Mond ist, den du dir ansiehst – wenn du mit der Erde mehr verbunden bist, wird es dir leichter fallen, dich mit anderen Frauen auf einer tieferen Ebene zu verbinden. Wenn du dich aufgefangen und geliebt und eins mit der Natur fühlst, hast du eine gewisse Energie, die geerdet ist und zugleich leuchtet. Andere Frauen werden sie spüren und von dir angezogen werden.

ÜBUNG
WER SIND DEINE VERBÜNDETEN?

Da es auf der Welt Millionen von Frauen gibt und du „deine" Frauen, deinen Stamm, deinen Gang, deinen inneren Freundeskreis finden willst, solltest du die Fähigkeit entwickeln, die Frauen herauszufiltern, die dir starke Ziele setzen und dich weiterbringen werden. Erstelle eine Liste der Frauen und Männer in deinem Bekanntenkreis, die deine Selbstverpflichtung, ein Leben voller Freude zu führen, auf positive Weise unterstützen würden. Mache dann eine zweite Liste der Bereiche, in denen du mehr Unterstützung und Ermutigung brauchst und willst, um mehr Freude in dein Leben zu bringen. Wie kannst du die Beziehungen zu deinen vorhandenen Verbündeten stärken und das Netz auswerfen, um noch mehr Verbündete kennen zu lernen?

ZEIT DES SEINS STATT ZEIT DES AKTIVSEINS

Wir leben in einer Welt, in der alles schnell gehen muss, und als moderne Frauen tun wir immer irgendwas – wenn nicht sogar mehrere Dinge gleichzeitig. Einer der Gründe, warum Frauen, die viel zu tun haben, einsam und anfällig für Übergewicht werden, ist, dass wir die Zeit, die wir mit anderen Frauen verbringen, nicht als produktiv ansehen. Doch ironischerweise ist es genau das, was wir brauchen – eine Pause vom Produktivsein! Auch wenn das Erreichen deiner Ziele und gemeinsame Produktivität mit anderen Frauen viel Freude macht, nährt es deine Seele nicht, wenn du noch mehr mit anderen Frauen tust, wenn du sowieso schon extrem viel zu tun hast. Statt noch mehr gemeinsamen Aktivseins solltest du bewusst mit deinen Schwestern angenehme Dinge tun, bei denen ihr einfach nur die Gesellschaft der anderen genießt. Dies können zum Beispiel Yoga, Tanzen oder andere Dinge sein sowie Aktivitäten, die euch mit der Erde verbinden, wie beispielsweise eine Wanderung oder gemeinsames Kochen. Die Verkörperungsexpertin Ariel White sagt: „Dinge, die sinnlich sind, Dinge, die auf eine gute Art ‚unsinnig' sind, so wie Singen und Tanzen, die dich aus den Gedanken und in den Körper holen, nähren die Seele, wenn du sie gemeinsam mit deinen

Freundinnen machst. Wenn du jedoch direkt von der Arbeit zur gemeinsamen Pediküre rennst, wo du immer noch SMS schreibst, bekommst du nicht das nährende Gefühl der Verbundenheit zu einer Schwester, nach dem du dich in Wahrheit sehnst."

Wenn du also jetzt denkst: „Ich verbringe doch dauernd Zeit mit meinen Freundinnen", dann ist es wichtig, sich die Qualität statt die Quantität der gemeinsam verbrachten Zeit anzusehen. Allein eine Stunde in der Woche, die du mit einer qualitativ hochwertigen Aktivität, wie zum Beispiel dem Tanzen oder einem tiefschürfenden Gespräch, verbringst und wobei ihr völlig präsent seid, kann für dich und dein animalisches Wesen zutiefst befriedigend sein.

DIE MACHT DES SPIELS

Was werdet ihr jetzt, da du erkannt hast, wie wichtig die Schwesternschaft ist, und du dir tolle Freundinnen gesucht hast, gemeinsam unternehmen? Man könnte glauben, dass meine Antwort „etwas, was Freude macht" lautet. Es gibt jedoch eine bestimmte Art von Freude, die der Schwesternschaft die perfekte Würze gibt, und das ist Spielen! Freude und Spiel sind miteinander verwandt. Keines von beiden ist Luxus, eine Ablenkung oder etwas, was man sich gönnt. Spiel ist eines der wenigen universalen Eigenschaften, die alle Tiere teilen, was es zu einem notwendigen Bestandteil eines zufriedenen Lebens macht. Wenn du spielst, bist du zutiefst mit deinem animalischen Wesen verbunden, und in diesem Seinszustand macht Abnehmen auf natürliche Weise Spaß.

Die Eigenschaft des Spielens ist, dass wir uns lebendiger, kreativer und mehr mit unserem gesamten emotionalen Spektrum verbunden fühlen. Spielen holt dich in die Gegenwart und nimmt dir deine Unsicherheit. Wenn du spielst, machst du eine Pause vom Alltag und Stress, und dein animalisches Wesen kann sich entspannen, weil du in jedem Moment spürst, was sich gerade gut anfühlt. Wie beim Essen hast du auch beim Spielen die Möglichkeit, darauf zu achten, was dein animalisches Wesen erfreut. Die Erfüllung unserer täglichen Pflichten zwingt uns häufig in eine bestimmte, vorhersehbare Wesensform, während das Spielen dem Alltag die Würze des Lebens zurückgibt. Spielen bedarf der Improvisation und fördert die Fähigkeit, sich spontan etwas einfallen zu lassen. Spiel und Neugier gehen Hand in Hand; ohne das Spiel gäbe es keine Evolution. Das ist der Grund, weshalb Top-Unternehmen wie Google ihre Mitarbeiter für das Spielen bezahlen: weil es innovative Ideen fördert. All diese Aspekte des Spielens haben einen direkten Bezug zu den Geheimnissen des Schlankwerdens durch Lebensfreude.

Dein Kampf mit dem Gewicht und Essen könnte ein Hinweis auf einen Mangel an Spiel in deinem Leben sein. Wo das Spiel fehlt, nimmt der Ernst überhand, und dann werden wir zu vertrockneten, verschrumpelten, traurigen Versionen unserer selbst. Als Erwachsene neigen wir dazu, uns auf Kosten der Gesundheit und des Wohlbefindens zu ernst zu nehmen. Wenn die ursprüngliche Nährung des Spiels fehlt, werden wir bei dem Versuch, den Stress abzubauen, der durch den Mangel an Spiel und Leichtigkeit im Leben verursacht wird, auch anfällig für die Lust auf Zucker oder Alkohol. Wenn du im Leben befriedigendes Spielen vermisst, ist das ein deutliches Anzeichen dafür, dass du die Rolle der Märtyrerin übernommen hast, die stolz auf den persönlichen Verzicht von Trivialitäten wie Spiel und Spaß ist.

Unabhängig davon, wie du über deinen Körper denkst, kannst du jetzt in diesem Augenblick mit deinen Schwestern spielen. Du brauchst dafür nur die Bereitschaft, dich darauf einzulassen und offen dafür zu sein. Die Verkörperungsexpertin Amy Dawn Vereby ermutigt uns, „das Spielen mit Staunen und der Offenheit einer Anfängerin anzugehen und deine Vorurteile darüber, was dein Körper kann und was er nicht kann, loszulassen". Wenn du ein Leben lang Unverwundbarkeit aufgebaut hast, fühlst du dich im kindlichen Spielzustand vielleicht verletzlich, doch sobald du bereit bist, es auszuprobieren, wirst du merken, dass dein animalisches Wesen immer spielen will und nur darauf wartet.

ÜBUNG
WAS WILLST DU SPIELEN?

Stell dir die Siebenjährige vor, die in dir steckt. Frage sie: „Was willst du spielen?" Sie könnte zum Beispiel Seifenblasen, sich verkleiden, mit Feen reden, Musik machen, kochen oder draußen herumrennen vorschlagen. Frage dann dein erwachsenes animalisches Wesen, was es am liebsten spielen würde. Seine Antwort könnte lauten: spielerischer Sex, sich auf dem Rasen im Park wälzen, im Meer schwimmen, tanzen oder singen. Plane unstrukturierte Freizeit in deinen Alltag ein, so dass du mindestens zehn Minuten am Tag spielen kannst. Nutze diese Zeit für Spaß, Freizeit und um einen Fluss der Entspannung zu erreichen. Erstelle eine Liste der Freundinnen, deren Gesellschaft dich zum Spielen inspiriert, und nimm dir vor, Zeit mit diesen Frauen zu verbringen.

DIE HEILKRÄFTE DES GESANGS

Die Kulturanthropologin Angeles Arrien schildert, auf welche Weise die uralte Weisheit vieler schamanischer Gemeinschaften dem Gesang Heilkräfte zuschrieben: „Wenn du zu einem Medizinmann oder einer Medizinfrau gingst und über Mutlosigkeit, Lustlosigkeit oder Depressionen klagtest, fragte er oder sie dich: ‚Wann hast du aufgehört zu singen?'" Wie das Tanzen, die Suche nach dem Schönen im Leben und die Selbstbestimmung über das eigene Leben gehört auch das Singen zu den Geheimnissen des Schlankwerdens durch Lebensfreude. Singen ist eine ursprüngliche und universelle Aktivität, an der Frauen jeder Kultur Spaß haben. Leider wird der Gesang in unserer Kultur den Profis und Kindern überlassen, während der Rest der Gesellschaft darauf verzichtet.

Auf einer Fahrt mit vier meiner engsten Freundinnen fragte ich sie: „Singst du gern?" Die Erste antwortete: „Ich kann nicht gut singen." Die Zweite sagte: „Ich mag es nicht, wie meine Stimme klingt." Die Antworten der beiden anderen waren genauso selbstkritisch. Was ihnen nicht bewusst war, war, dass sie die Frage nicht direkt beantwortet hatten. Sie hatten sich darauf konzentriert, ihre Fähigkeit, zu singen, zu beurteilen statt die Frage, ob das Singen ihnen Spaß macht. In diesem Moment wurde meinen Freundinnen und mir klar, dass wir den Fokus auf Kritik statt Freude gerichtet hatten, und wir schworen uns, uns nicht mehr durch Perfektionismus vom spielerischen Spaß am Singen abhalten zu lassen.

Ich möchte, dass du deine Stimmbänder abstaubst und dir dein Geburtsrecht an diesem natürlichen, kostenlosen und spielerischen Geheimnis des Abnehmens zurückholst. Wenn du singst und dich vollkommen auf die Töne konzentrierst, die du singst, holt dich das aus der Gedankenschleife heraus, in der du womöglich gefangen bist. Wenn du beispielsweise in Neid, der Verunsicherung hervorruft, feststeckst, kannst du das durch Singen ändern. Stell dir vor, dass Singen den „Verstand ändert", weil es dich von deinen sich ewig wiederholenden Gedanken befreit und deine Aufmerksamkeit wieder auf die Gegenwart richtet, in der Heilung und Schlankwerden durch Lebensfreude stattfindet.

Wie Yoga bindet auch das Singen den Atem ein, klärt den Kopf und gibt dir das Gefühl der Lebendigkeit. Wenn du singst und dein Körper von den Schwingungen der Klänge erfüllt ist, ist das ein herrliches, sinnliches Gefühl. Du fühlst dich schön, stark und frei. Du fühlst dich mit den Tiefen deiner selbst und natürlich mit deinem animalischen Wesen verbunden. Singen inspiriert und ermutigt dich, Gefühle auszudrücken, die du sonst womöglich unterdrückst. Außerdem kannst du nicht essen, während du singst. Stell dir vor, dass du in einem Augenblick der Unruhe anfängst zu singen, statt zum Kühlschrank oder in die Speisekammer zu gehen. Was wäre, wenn du durch das Singen das Gefühl, das dich zum übermäßigen Essen verleitet, ausdrücken statt unterdrücken könntest? Das Abnehmen hat vielleicht weniger mit Essen und Fitness und eher mit mehr Singen und sich weniger Sorgen machen zu tun.

ÜBUNG

SINGE MIT DEINEM ANIMALISCHEN WESEN UND DEINEN SCHWESTERN.

Singe mit deinem animalischen Wesen. Besinge es wegen seiner Pracht und der emotionalen Ausdrucksweise, die es dir ermöglicht. Singe unter der Dusche, singe mit der Musik, singe mit Freunden und singe beim Kochen. Schmettere aus vollen Lungen ein Lied. Lasse los! Normalerweise tendiert unsere Stimme zur Zurückhaltung; jedes Mal, wenn du deiner Stimme freien Lauf geben kannst, ist daher ein Triumph. Such dir ein einfaches Lied aus, das in jeder Sprache sein kann, und bringe es deinen Freundinnen bei. Singt es dann mehrmals gemeinsam und ermögliche es deinem Verstand, sich dabei zu entspannen. Fühle, wie die Macht des Gesangs und der Musik dich auf spielerische Weise zutiefst mit anderen Frauen verbindet.

* * *

Schwesternschaft ist der Leim, der das Schlankwerden durch Lebensfreude zusammenhält. So wie es eine große Vielfalt an Freuden zu genießen gibt, gibt es eine ganze Welt aus Frauen, die nur zu gern deine Freundin, Begleiterin und Schwester auf deiner Reise wären. Das Streben nach Freude, auf welchem Weg auch immer, ist eine universale motivierende Kraft. Öffne dein Herz und deinen Verstand für die Frauen in deinem Umfeld. Wenn du mit ihnen und ihrem animalischen Wesen vereint bist, gibt es nichts, was du nicht erreichen kannst.

„Es kam eine Zeit, in der das Risiko, in der Knospe zu verharren, schmerzhafter war als das Risiko, zu erblühen."
ANAÏS NIN

NACHWORT:
DER WEG ZUR FREUDE IST HEILIG

Im Alter von neunzehn Jahren erfuhr ich zum ersten Mal von der Vorstellung, dass Freude Gutes bewirkt. Ich war auf ein Buch der Autorin Starhawk über erdverbundene Religionen gestoßen. Dort stand schwarz auf weiß: „Jede Freude, die keinem schadet, dient dem Göttlichen." Die Vorstellung traf mich wie ein Blitzschlag. Ich hatte zwar noch nie etwas dergleichen gehört, doch die Worte klangen sofort wahr. Freude ist nichts, wofür man sich schämen muss, und noch nicht einmal etwas Neutrales: Sie ist heilig. Der Akt, bewusst Freude zu erleben, verbindet unser Bewusstsein durch die Sinne mit dem unmittelbaren Puls des Lebens und dient dadurch dem Göttlichen. Wie könnten wir dem Göttlichen besser dienen als dadurch, dass wir unser Leben in vollen Zügen genießen?

„Jede Freude, die keinem schadet" ist die Anweisung, nach Freude zu streben, ohne dir selbst, deinem animalischen Wesen oder sonst jemandem zu schaden, wodurch die Bedingungen der wahren Freude erfüllt werden. Freude zeigt uns, dass das Göttliche im Hier und Jetzt besteht, in unserem Erleben, und nicht etwas ist, was uns nach dem Tod oder der Erleuchtung erwartet.

Das Erleben von Freude muss sich nicht wie etwas anfühlen, was tatsächlich passiert, aber es ist das Gefühl, dass einem nichts fehlt. Irgendwann stellt sich jeder die Frage nach dem Sinn des Lebens. Meine Antwort ist: die Freude. Ein Leben voller Freude und ein sinnvolles Leben sind ein und dasselbe. Freude lehrt uns, dass das Leben selbst genossen und geschätzt werden sollte. Immer wenn ich die Leute frage, was ihrem Leben einen Sinn gibt und warum das so ist, lautet ihre letzte Antwort sinngemäß: „Weil ich mich gut dabei fühle". Das zeigt, dass das, was einem Freude macht, dem Leben einen Sinn gibt.

WERDE EIN AKTIVIST DER FREUDE

Nun stehen dir alle Geheimnisse des Schlankwerdens durch Lebensfreude zur Verfügung. Möglicherweise stellst du fest, dass du schon anders aussiehst und dich anders fühlst. Vielleicht fühlst du dich in Gedanken leichter oder planst neue Freuden, die du in dein Leben integrieren willst. Du weißt jetzt, dass du Teil von etwas bist, das größer ist als du – deiner Schwesternschaft –, und die Erkenntnis, dass du nicht alleine bist, wird es dir viel leichter machen, den Weg weiterzugehen.

Ich hoffe, du erfreust dich an allem, was das Leben zu bieten hat, und betrachtest Essen als Nahrungsquelle und Freude statt als Strafe oder Quelle des Leids. Je mehr du an deine Fähigkeit, erfolgreich zu sein, glaubst, umso wahrscheinlicher ist es, dass du Erfolg haben wirst. Ernstzunehmende wissenschaftliche Studien zeigen, dass allein der Glaube, dass wir im Leben etwas zum Positiven wenden können, unsere Chance auf Erfolg erhöht. Mache dir für das erfolgreiche Schlankwerden durch Lebensfreude die grundsätzliche Überzeugung zu eigen, dass du und dein animalisches Wesen sich ändern können. Du bist jetzt keine Frau mehr, die von Problemen mit ihrem Gewicht und Selbstbild überwältigt wird. Du bist ein Katalysator, der die Welt verändert.

Wenn du in Freuden lebst, wird das alle Lebensbereiche weit über die Gewichtsabnahme hinaus verbessern. Wenn du dich umschaust, wirst du Frauen jeder Kleidergröße sehen, deren Leben nicht von Freude erhellt wird – du wirst es an ihren Gesichtern erkennen. Jetzt, da du weißt, dass das

Vertrauen in ihr animalisches Wesen und in die Freude der Funke ist, der ihnen fehlt, sollst du eine Freudeaktivistin werden, die anderen Frauen eine positive Einstellung zur Freude vermittelt und sie auf ihrer eigenen Reise unterstützt. Lade deine Freundinnen auf deine eigene Art ein, an der Freudebewegung teilzuhaben. Teile das, was du gelernt hast, mit ihnen, damit auch sie sich eng mit ihrem weiblichen Wesen verbunden fühlen können. So wirst du zu ihrer Inspiration für ein Leben voller Freude werden, so dass auch sie erleben können, wie lohnenswert und außergewöhnlich diese Philosophie ist.

Vergiss nicht: Du brauchst nicht die Märtyrerin zu spielen, die für Freude im Leben aller anderen sorgt, ohne selbst Freude zu empfangen. Das Geheimnis dabei ist, eine Lebensform und eine Gemeinschaft zu schaffen, in der Freude auf natürliche Weise hin- und zurückfließt, die dich unterstützt, belebt und nährt, so dass du für dich und dein animalisches Wesen die bestmöglichen Entscheidungen triffst. Und während du durchs Leben gehst und anderen Frauen begegnest, die eindeutig auf die unfehlbare Weisheit ihres Körpers vertrauen und in Freude leben, dann zeige ihnen deine Anerkennung und lasse sie wissen, dass ihr zur selben Schwesternschaft gehört. Sonne dich in ihrer strahlenden Pracht und überschütte sie mit Wertschätzung. Sie wissen – wie auch du jetzt –, dass die Freude einer Frau unantastbar ist.

DANKSAGUNGEN

Manchmal begegnest du im Leben jemandem, dessen Glaube an dich so stark ist, dass er deine Meinung über dich selbst und deine Fähigkeiten verändert. Im schriftstellerischen Bereich war Michael Ellsberg diese Person in meinem Leben. In unseren anfänglichen Gesprächen ermutigte er mich, mich als Autorin zu sehen. Er unterstützte mich mit weisen Ratschlägen und hielt meine Hand. Er ließ nie zu, dass ich meinen Traum aufgebe – bis zu diesem Buchvertrag. Ich bin Michael für das, was er in meinem Leben bewirkt hat, unendlich dankbar. Michael, deine Liebe ist ein solcher Segen für mich, du weise Eule.

Ich bin Haven Iverson, der mich unter vielen ausgewählt hat und mich in die Familie der Autoren von Sounds True aufgenommen hat, zutiefst dankbar. Ich danke dir dafür, dass du bei jedem Detail darauf geachtet hast, aus diesem Buch alles herauszuholen. Mein Dank geht an Jennifer Brown, Jennifer Holder, Stephen Lessard, Kriste Peoples, Anastasia Pellouchoud und natürlich an Tami Simon für eure Rolle in dem magischen Prozess, der dieses Buch zum Leben erweckt hat.

Ich danke meinen Literaturagentinnen Laura Yorke und Carol Mann – und Linda Sivertson, die uns zusammengebracht hat.

Ich danke dir, Pam Liflander. Ich bewundere deine Stärken und bin voller Dankbarkeit für deinen Beitrag beim Aufbau der Pleasure Revolution. Was für eine große Freude es ist, die Welt mit dir zusammen zu verändern!

Danke, Marisa Clementi, dafür, dass du die köstlichen Rezepte in diesem Buch erfunden und gekocht hast. Mein animalisches Wesen schnurrt vor Extrafreude, wenn wir zusammen in der Küche werkeln.

Ich möchte mich bei all meinen Lehrmeistern, Ratgebern, Freunden und

Helfern bedanken, die die Saat der Weisheit in mir genährt haben, so dass ich sie nun in diesem Buch mit anderen teilen kann. Ich danke auch den vielen Kursteilnehmerinnen und Klientinnen, deren Bitte um Hilfe mir die Gelegenheit gab, die Herausforderung anzunehmen und dabei so viel zu lernen.

Es gibt noch so viele andere, die mir auf die eine oder andere bedeutende Weise beim Schreiben dieses Buches geholfen haben:

Gum Broomstick, der mich lehrte, der Natur zu vertrauen. Dein Zufluchtsort im Regenwald wird immer mein spirituelles Zuhause sein.

Starhawk, ich danke dir dafür, dass du mir beigebracht hast, dass Freude heilig ist, und dafür, dass du ein Vorbild bist, wenn es darum geht, die Erde zu achten und das göttliche Weibliche zu verehren. Wie toll ist es, dich kennen gelernt zu haben und mit dir eine Kräuterspirale gebaut zu haben!

Ilan „Apurva" Kafri, geliebter dunkler Hai, möge ich für immer in den Gewässern deiner Weisheit schwimmen.

Joshua Rosenthal, unsere zufällige Begegnung in Indien hat den Verlauf meines Schicksals verändert. Deine Schule, das Institut der integrativen Ernährung (Institute for Integrative Nutrition), hat mich dazu inspiriert, mein Geburtsland Australien zu verlassen und in die Vereinigten Staaten zu gehen und die Tätigkeit auszuüben, die zu diesem Buch geführt hat. Ich danke dir, Josho.

Bill Hedberg, danke dafür, dass du mich mit meinem animalischen Wesen bekannt gemacht hast. Wir sind dir beide ewig dankbar für all die Weisheit und Heilung, die du mit uns geteilt hast.

Regena Thomashauer (alias „Mama Gena"), deine Lehren haben meine Seele befreit, und ich habe nie zurückgeschaut. Ich danke dir für dein Vorwort zu diesem Buch.

Mein tiefster Dank und Respekt geht an Marc David, meinen Mentor in der Psychologie des Essens, der mir die Wissenschaft nahegebracht hat, die Schlankwerden durch Lebensfreude nicht nur zu einer effektiven Methode der Gewichtsabnahme macht, sondern auch zur einzigen vernünftigen und dauerhaften. Deine Lehren machen meinem Herzen Mut und verleihen meiner Seele Flügel. Du hast mir schon vor Jahren gesagt, dass wir die Hebammen des weiblichen Ansatzes sind; ich danke dir für deine Hilfe bei der Geburt dieses Buches.

Annie Lalla, Seelenschwester und Beschützerin meines Herzens, danke dafür, dass du mich in den vielen Jahren unserer Freundschaft geformt hast. Deine Weisheit führt mich weiterhin durch die Meere der Liebe.

Alex Ehrlich, ich danke dir für deinen unglaublichen Glauben an mich und für deinen unverzichtbaren Beitrag bei der Aufgabe, Schlankwerden durch Lebensfreude auf die Karte zu setzen.

Abby Faust und Beth Brown, meine mutigen rechten Hände bei *Schlankwerden durch Lebensfreude*, die mich bei jedem Schritt unterstützt haben – ich schulde euch ewigen Dank. Ich danke auch all den ehrenamtlichen Helfern der „Pleasure Posse", deren engagierte Unterstützung über die Jahre geholfen hat, zahllose Leben in meinen Pleasure Camps zu verändern.

Bryan Franklin und Jennifer Russell, ich danke euch dafür, dass ihr mich zu einer Bewegungsanführerin gemacht habt und solch großartige Schlüsselspieler in meiner Ökologie seid.

Ich danke dem Musikkünstler, der unter dem Namen NIMITAE (alias Bryan Franklin) auftritt, dafür, dass er den Temple of Erotic Innocence und noch viele weitere seelenvolle Melodien komponiert hat. Ich werde durch alle Zeiten in eurer Oase des heiligen Klangs tanzen.

Jeremy Johnson, du gabst mir Ratschläge, die mein Leben verändert haben, und den Segen deines Glaubens an mich. Ich danke dir dafür.

Neon, meine erste Bauchtanzlehrerin: Deine DVDs haben mein Leben verändert und eine leidenschaftliche Bauchtänzerin aus mir gemacht. Mein animalisches Wesen und ich danken dir von ganzem Herzen.

Sera Solstice, meine Stammesfusionsbauchtänzerin, danke für den unglaublichen Zugang zur Freude, den ich durch deinen Tanz erhalten habe.

Becca Krauss, ich danke dir für deine engagierte Pflege meines animalischen Wesens in all den Jahren. Es lächelt dankbar, wenn es nur deinen Namen hört.

Javier Regueiro, danke dafür, dass du mich gelehrt hast, alle Seiten von mir, die hellen und die dunklen, zu lieben.

Michel Madie, du engagierter Mitkämpfer für das animalische Wesen, ich danke dir für die Offenbarungen, die mein Leben verändert haben.

Techa Beaumont, Misha Falzone, Amber Webster, Jo Hoy, Birgitte Phillipedes, Jenna Ritter, Jade Netanya Ullman, Antonia Levy, Meike Früchtelicht, Lora Garcia, Mike "Jazzy" Flaherty, Paul English, Naomi Rosenblatt,

Pamela Davenport, Peter Cryle und Rosie Delicious: Ihr alle habt geholfen, mein Leben zu verändern, und mir auf dem Weg, die Frau zu werden, die jetzt dieses Buch geschrieben hat, eure starke Unterstützung zuteilwerden lassen. Ich danke euch für eure großartige Hilfe.

An die Frauen des Mistress Mind: Stacey Morgenstern, LiYana Silver, Alexis „Ali Shanti" Neely, KC Baker, Jennifer Russell, Nisha Moodley, Wendy Yalom. Ihr seid mein Rückgrat, eine endlose Quelle der Freude und Begeisterung, des Trosts und der Weisheit. Ich danke euch für das tiefste Gefühl der Zugehörigkeit, das ich jemals gekannt habe. Ihr habt mich während des gesamten Prozesses der Empfängnis und Geburt dieses Buchs in den Armen gehalten und gewiegt.

An meine Interviewpartner: Andrea Albright, Cecily Miller, Michaela Boehm, Geoffrey Miller, Christopher Ryan, Alexandra Jamieson, Theresa Stevens, Tenley Wallace, Amber Hartnell, Annie Lalla, Renée Stephens, Gina Schatz, Sheri Winston, Ethan Depweg, Dara Cole, Alexis Neely, Aarona Pichinson, Pamela Morgan, Morgana Rae, Hemalayaa Behl, Cynthia Stadd, Amy Verebay, LiYana Silver, Tonya Leigh, Joshua Pellicer, Michel Madie, Theresa Stevens, Amber Lupton, Layla Martin, Ariel White, Saida Désilets und Ilan Kafri.

Danke auch den außergewöhnlichen Frauen in meinem Leben: Claire Cottone, Rose Cole, Sarah Jenks, Jess Johnson, Laura Hollick, Emily Rubin, Gabrielle Sundra, Laura Reid, Sonya Stewart, Kim Iglinsky, Julia Marayanska, Melanie Boylai, Kate Niebauer, Lisa Fabrega, Becca Fresco, Jules Cazedessus, Tbird Luv, Sophie Solomon, Kristen Domingue, Ruth Barron, Elie Calhoun, Kyra Reed, Lalita Salis, Lori Sutherland, Meggan Watterson, Liz Dialto, Jana Astanov, Alexis Sheppard, Shana James, Alia Hall, Erin Stutland, Gina DeVee, Kayce Neill, Eve Colantoni, Sabrina Chaw, Rachel Rofe, Alena Watters, Veena Sidhu, Julia Allison, Elizabeth Purvis, Emily Tepper, Heather Pierce, Bonnie Fahy, Sofiah Thom, Sacha Lalla, Katiyana Williams, Jenny Sauer-Klein, Julia Alison, Chelsea O'Brien und Myvanwy Fleur: Ich danke euch allen dafür, dass ihr die inspirierende lebendige Verkörperung des göttlichen Weiblichen seid.

Theresa Stevens, du herrliche Verkörperung körperlicher Freude, mein animalisches Wesen tanzt in Ekstase mit dir. Ich danke dir für deine Inspiration und Weisheit.

Amber Otto, meine Lieblingszuhörerin, dein strahlendes Herz macht mich immer wieder offen für die tiefere Weisheit.

Layla Martin, Ariel White und Saida Désilets, ihr Hohepriesterinnen der Freude, meine Musen, meine Spielgefährtinnen: Ich danke euch dafür, dass ihr meine heiligen Komplizinnen der Pleasure Revolution seid.

An die außergewöhnlichen Männer in meinem Leben: Eric Neuner, Warwick Saint, Nathan Patmor, Gregory Kellett, Stefan Pildes, Reid Mihalko, Philippe Lewis, Raj Sundra, Anant Jesse, Andrew Simpson, Robert Bienstock, David Hassell, Durian Songbird, John Taylor, Gio Cavalieri, Nat Mundell, Bear Kittay, Steve Bearman, David Niebauer, Guy Sengstock, John Seed, Sol Sebastian, Bryan Bayer, Vishen Lakhiani, Kerry Konrad, Shane Metcalf, Adam Gilad, Bodhi Seed, Christopher Ferrouge, Hitch McDermid und Android Jones, ich danke euch allen dafür, dass ihr die inspirierende lebendige Verkörperung des göttlichen Männlichen seid.

Akil Davis, danke dafür, dass du meine Stimme für die Audio-Version dieses Buches trainiert hast. Die kostbaren Geschenke, die du mit mir teilst, bereiten mir unendliche Freude und Inspiration.

Marc Gafni, danke für deine Lieder, Geschichten, Weisheit, Inspiration und tolle Unterstützung.

Cypher Zero (Sebastian Perluna), du hast mein animalisches Wesen auf unzählige Weisen befreit und gestärkt. Ich danke dir; meine Reise mit dir war ein unbezahlbares Geschenk.

Mark Read, danke dafür, dass du mir immer wieder unter die Arme greifst.

Michael Costuros, ich danke dir für den Segen, den du in meinem Leben bist, und deinen Einfluss, deine Liebe und Fürsorge auf meiner Reise auf Mutter Erde.

Eben Pagan, danke dafür, dass du mein Leben auf so vielen Ebenen verändert hast. Meine Dankbarkeit ist unendlich.

Marie Forleo und Josh Pais, ich danke euch dafür, dass ihr mich darin gefördert habt, meinen Impulsen stärker als je zuvor zu vertrauen.

Danielle LaPorte, danke dafür, dass du mir in unserer Firestarter-Session den nötigen Tritt in den Hintern gegeben hast, so dass dieses Buch geboren werden konnte.

Geneen Roth, Marianne Williamson, Dr. Christiane Northrup, Barbara Marx Hubbard, Naomi Wolf und Sera Beak, ich danke euch dafür, dass ihr als wegweisende weibliche Anführerinnen den Weg für dieses Buch freigemacht habt. Beth Kenkel danke ich dafür, dass sie bei der Entstehung dieses Buches in einem kritischen Moment der Engel an meiner Seite war. Vielen Dank dafür, dass ich mich in dein wunderschönes Haus im Wald zum Schreiben zurückziehen durfte. Jane Axamethy vom Bakehouse: Danke dafür, dass du meinen Körper mit heilenden hausgemachten Köstlichkeiten genährt hast, die es mir ermöglicht haben, andere mit meinen heilenden Worten zu nähren.

Mein Dank geht an Kerry Olditch, den Geigenspieler, der mein Herz erobert und meine Seele entflammt hat, bevor er diese Welt so jung verlassen hat.

Danke für die tiefe Inspiration, die mir Mutter Indien, Osho, Dolano, Yoga, der heilige Clown, die Rainbow Family, Radical Faeries, das Omega Institute, Burning Man, Camp Mystic und die Running Springs Ranch gaben.

Patricia und Daniel Ellsberg, meine geliebten Schwiegereltern, danke dafür, dass ihr Michael auf die Welt gebracht habt und danke für eure endlose Liebe und Unterstützung.

Meine Schwester Sally Geagea und mein Bruder David Gray: Wir werden immer die drei Affen sein.

Meine tiefste Verbeugung der Dankbarkeit geht an meine Eltern Mary Fitzpatrick und Peter Gray. Ich danke euch für eure bedingungslose Liebe und euer heiligstes Geschenk von allen: mein Leben. Und zuletzt möchte ich mich bei unserer Mutter Erde, der großen Mutter aller, bedanken.

ZUSÄTZLICHE QUELLEN

WEIBLICHE FÜHRUNG

Alexis Neely ist dabei, durch ihr Lebensmodell Eyes Wide Open die Art, wie wir persönliche Finanz- und Beziehungsentscheidungen treffen, zu verändern: wach, bewusst und zu unseren eigenen Bedingungen. Siehe www.eyeswideopenlife.com.

Amber Hartness lebt dafür, die Ganzheit und Schönheit zu offenbaren, die in allem steckt, mit dem sie in Berührung kommt; sie ist eine sanfte Beraterin bei der Auflösung von Ängsten und Widerständen, um zum Kern vorzudringen und den intelligenten inneren Liebesfluss in das In-form-Leben einströmen zu lassen. Siehe www.amberhartnell.com.

Dr. Cecily Miller, PHD(c), führt eine therapeutische Privatpraxis für Schwangere und Paare auf der ganzen Welt, die sich darauf freuen, die Eltern zu werden, die sie sein wollen, und zu der Familie zu werden, die ihre Babys verdient haben. Siehe www.letsbevolve.com.

Nisha Moodley ist ein Coach weiblicher Führungskräfte, die daran glaubt, dass die Welt von freien Frauen befreit werden wird und dass Schwesternschaft der Schlüssel zur Freiheit der Frau ist. Siehe www.nishamoodley.com.

Patricia Ellsberg ist Aktivistin für soziale Veränderungen, Meditationslehrerin und spiritueller Coach. 1971 half sie ihrem Mann Daniel Ellsberg, die Pentagon Papers, eine streng geheime Untersuchung der amerikanischen Involvierung in Vietnam, an die Presse weiterzuleiten, was zu Nixons Rücktritt und dem Ende des Vietnamkriegs beitrug. Siehe www.patricia-ellsberg.net.

Stacey Morgenstern ist die Mitbegründerin der Holistic MBA, einer internationalen Coach-Trainingsschule, die Führungskräfte in den Bereichen Kunst, Wissenschaft und Transformationswirtschaft ausbildet. Siehe www.holisticmba.com.

LEHRMEISTER DER SINNLICHKEIT UND SEXUALITÄT

Annie Lalla ist Philosophin, Gedankenlehrmeisterin und Liebescoach. Annie hilft ihren Klienten, romantisches Selbstbewusstsein zu entwickeln, vergiftete Muster aufzulösen, Konflikte zu lösen, Scham/Schuldzuweisungen zu beschwichtigen und tiefe, widerstandsfähige Beziehungen zu kultivieren, die ein Leben lang halten. Siehe www.annielalla.com.

Ariel White ist Künstlerin, Unternehmerin, Aktivistin, verkörperte Muse der modernen Renaissance und Gründerin von evoLover, einer Online-Plattform für den sinnlichen und kreativen Ausdruck von Frauen. Siehe www.evolover.com.

Dr. Chris Ryan, PhD, hat gemeinsam mit seiner Frau, Dr. Cacilda Jethá, das Buch *Sex at Dawn: The Pre-Historic Origins of Modern Sexuality* geschrieben. Siehe www.chrisryanphd.com.

Dr. Geoffrey Miller, PhD, ist Psychologieprofessor an der Universität von New Mexico und Autor von *The Mating Mind*, *Spent* und *Mate*, was demnächst erscheint. Er lehrt evolutionäre Psychologie und menschliche Sexualität. Siehe www.thematinggrounds.com.

Layla Martin ist Expertin für epische Orgasmen und tollen Sex. Sie gehört zu den seltenen Menschen, die mit dem echten Tantra vertraut sind. Siehe www.laylamartin.com.

LiYana Silver ist Lehrerin, Coach, Mentorin und Autorin, die Unternehmerinnen dabei hilft, Erfolg zu Ehren ihres weiblichen Herzens und Körpers neu zu definieren. Siehe www.liyanasilver.com.

Michaela Boehm hat einen dynamischen, erfahrungsbezogenen Lehrstil entwickelt, der eine Kombination von über fünfzehnjähriger Berufserfahrung als Beraterin und tiefgreifendem Training in den Yoga-Künsten ist. Sie lehrt zusammen mit David Deida kunstvolle Intimität und Polarität. Siehe www.michaelaboehm.com.

Dr. Michel Madie, DVM, PhD, ist Tierarzt, Dichter, Humanist, Astrologe, Seelenboxender Heiler, Tantralehrer, Tänzer, Fotograf und Meisterkoch, der uns beibringt, dass gutes Geben und Nehmen von uns erfordert und uns dazu führt, bei Selbstliebe anzufangen und aufzuhören. Siehe www.michelmadie.com.

Regena Thomashauer (alias „Mama Gena") ist eine Ikone, Lehrerin, Autorin, Mutter und die Erfinderin und Gründerin der School of Womanly Arts, die Frauen lehrt, die Macht der Freude zu nutzen, um sich die Welt zu eigen zu machen. Siehe www.mamagenas.com.

Dr. Saida Désilets, PhD, ist Autorin, Forscherin und führende globale Befürworterin des Women's Erotic Genius. Siehe www.saidadesilets.com.

Sheri Winston, CNM, RN, LMT, ist Autorin, ganzheitliche Sexuallehrerin der Extraklasse und die Gründerin des Center for the Intimate Arts, in dem sie stärkenden und integralen Erotikunterricht für jedermann anbietet. Siehe www.intimateartscenter.com.

RATGEBER FÜR BEWEGUNG MIT FREUDE

Aarona Pichinson ist Yogalehrerin, die für ihre dynamischen und nachdenklichen Kurse, ihre epischen globalen Abenteuer-Rückzugsorte und als Gründerin des Yoga Soundscape, in dem außergewöhnliche Musiker live spielen, während sie einen rhythmischen Yoga-und-Bewegungskurs leitet, bekannt ist. Siehe www.yogaofnourishment.com.

Amy Dawn Verebay ist Lehrerin, Performerin, Ritualistin, Yogini und Atemarbeits-Heilpraktikerin. Amy teilt ihre Begabungen mit anderen, um unterschiedlichen Bevölkerungsgruppen Freude und Kontrolle über ihr eigenes Leben zu vermitteln. Siehe www.amyverebay.com.

Andrea Albright hat schon Hunderttausenden von Frauen geholfen, auf natürliche Weise abzunehmen und sich im Bikini wohlzufühlen. Siehe www.mybikinibutt.com.

Bill Hedberg hat es sich zur Aufgabe gemacht, anderen Menschen dabei zu helfen, mithilfe des Rituals körperlicher Konditionierung zu sich zurückzufinden, sich zu verstehen und zu reifen. Siehe www.shentaostudio.com.

Dara Cole ist die Gründerin von Sacred, einem bahnbrechenden Bewegungsstudio in Brooklyn, NY. Sie ist eine meisterhafte Brückenbauerin zwischen Fitness und Freude. Siehe www.sacredbrooklyn.com.

Gina Schatz ist eine zertifizierte Therapeutin für integrierte Körperarbeit, die daran glaubt, dass es möglich ist, in einer Welt zu leben, in der die Menschen schmerzfrei sind, und die sich auf einer Mission befindet, um das real werden zu lassen. Siehe www.ginaschatz.com.

Hemalayaa ist eine führende Verfechterin der bewussten Bewegung, die das Leben anderer durch Bollywood-Tanz, Ayurveda und Yoga umkrempelt. Siehe www.hemalayaa.com.

Neon ist eine gefeierte Tänzerin, Choreographin, Tanz-Fitness-Lehrerin und die Gründerin der World Dance New York – des größten Anbieters von Tanzanleitungen für Frauen, Fitness und Lifestyle-Videos der Welt. Siehe www.worlddancenewyork.com.

Tenley Wallace ist Tempeltänzerin, Yogini, Dakini, „herstorian" und Sammlerin von Tanz- und Tempelkunst zur Erforschung und Verkörperung der heiligen Weiblichkeit. Siehe www.templetribalfusion.com.

Theresa Stevens ist die Autorin von *30 Days to Dance Your Way to BodyJoy: How to Get the Body & Beauty of Your Dreams with Pleasure, Joy & Dance.* Sie ist professionelle Sambatänzerin und Fitness-mit-Spaß-Trainerin, die Frauen auf der ganzen Welt dazu bringt, sich durch den Spaß, ihre Hüften und Pos zu schütteln, sexy, schön und voller Energie zu fühlen. Siehe www.shakeyourbootydance.com.

ESSEN-MIT-GENUSS-TRAINER

Alexandra Jamieson ist Chefköchin, Coach, Heißhungerflüsterin, Co-Produzentin des Films *Super Size Me* und Autorin des Buchs *Frauen, Essen, Sehnsüchte: So bringen Sie Ihre Gefühle und Gelüste in Einklang* (Knaur MensSana, 2015). Siehe www.alexandrajamieson.com.

Cynthia Stadd, EPC, ist eine bahnbrechende Heilpraktikerin und Lehrmeisterin, die Frauen hilft, den Krieg gegen ihren Körper und Essen dauerhaft zu beenden. Siehe www.cynthiastadd.com.

Joshua Rosenthal, MScEd, ist der Gründer und leitende Lehrer der Integrative Nutrition, der sich der einfachen Idee verschrieben hat, dass wir helfen können, die Welt zu verändern, wenn wir die Ernährung der Menschen verändern. Siehe www.integrativenutrition.com.

Marc David, MA, ist der Gründer des Institute for the Psychology of Eating, ein führender Visionär, Lehrer, Experte der Ernährungspsychologie und Autor der Klassiker und Bestseller *Nourishing Wisdom* und *The Slow Down Diet*. Siehe www.psychologyofeating.com.

Marisa Clementi, Gründerin von Beauty in Every Bite, glaubt daran, dass Essen Liebe ist, wenn unsere Mahlzeiten mit Sorgfalt gepflanzt, geerntet und zubereitet werden, auf einem schön gedeckten Tisch angerichtet sind und den Körper sättigen, den Verstand beruhigen und die Seele beglücken. Siehe www.beautyineverybite.com.

Pamela Morgan wird für ihre Arbeit als Catering-Anbieterin, kulinarische Ratgeberin, Eventplanerin und Kochbuchautorin hoch gelobt. Sie ist die Eigentümerin der Privateventfirma Flirting with Flavors. Siehe www.flirtingwithflavors.com.

Dr. Renée Stephens, PhD, hat sich der Aufgabe verschrieben, dem Kampf mit dem Gewicht ein Ende zu machen und es den Menschen weltweit zu ermöglichen, ihre Seelenbegabungen miteinander zu teilen. Siehe www.reneemethod.com.

Tonya Leigh ist eine Lehrmeisterin in Lebensführung, eine ehemalige Krankenschwester, ausgebildete Sommelier und begeisterte Frankophile, die Frauen dazu inspiriert, mit Leichtigkeit, Eleganz und täglicher Begeisterung zu leben. Siehe www.tonyaleigh.com.

STILBERATERIN FÜR STIL MIT FREUDE

Megan Chenoweth ist eine Stilberaterin, die sich darüber freut, Frauen liebevoll zu beraten, damit sie mithilfe von gutem Stil super aussehen und sich dadurch auch super fühlen. Siehe www.southernfemme.com.

SPIRITUELLER LEHRMEISTER

Javier Regueiro arbeitet mit Ayahuasca und San Pedro/Huachuma in Pisac, Peru. Er ist der Autor des Buches *Ayahuasca: Soul Medicine of the Amazon Jungle.* Siehe www.ayaruna.com.

ANERKENNUNG FÜR
SCHLANKWERDEN DURCH LEBENSFREUDE

„Wie kann Abnehmen angenehm sein? Das soll wohl ein Scherz sein, oder? Nein – es ist kein Scherz. Tatsächlich ist Freude die einzige Antwort auf die Frage, wie man ein dauerhaftes gesundes Körperbewusstsein und anhaltenden Gewichtsverlust erreichen kann. Und dieses Buch zeigt den Weg dorthin. Auf wunderbare Weise."

DR. CHRISTIANE NORTHRUP, MD
Bestsellerautorin von *Frauenkörper – Frauenweisheit* (ZS Verlag, 14. Auflage, 2010) und *Weisheit der Wechseljahre – Selbstheilung, Veränderung und Neuanfang in der zweiten Lebenshälfte* (ZS Verlag, 2005)

„Frauen hungern nach kreativen, neuen Schlankheitsmethoden. Während ihrer zehnjährigen Tätigkeit als Coach hat Jena la Flamme eine einzigartige und angenehme Methode zu einem Thema entwickelt, das häufig mit Schmerz und Leid einhergeht."

JOSHUA ROSENTHAL
Gründer des Instituts für Integrative Ernährung und Autor von *Integrative Nutrition: Feed Your Hunger for Health and Happiness*

„Jena la Flamme steht an der Spitze einer neuen Ära des Abnehmens, die für Frauen angebrochen ist. Sie bestärkt uns darin, Essen zu genießen, uns unseres Körpers zu erfreuen, um dadurch gesund und strahlend lebendig zu werden. Wenn Sie sich in Ihrer Haut wohlfühlen und den Körper wollen, den Sie sich schon immer gewünscht haben, dann sind Sie hier richtig. Jena wird Sie auf jedem angenehmen Schritt begleiten."

MARIE FORLEO
Gründerin des Fernsehsenders Marie TV

„*Schlankwerden durch Lebensfreude* bietet nicht nur den Weg eines begabten Schlankheitscoaches an – während sie uns bei der Gewichtsabnahme berät, weckt sie auf glänzende Weise Freude, Wohlbefinden und – vor allem – Spaß. Sie ist ein absolutes Genie darin, dieses schwierige Thema in eine neue Lebensform für uns alle umzuwandeln. Ich kann das Buch wärmstens empfehlen."

BARBARA MARX HUBBARD
Gründerin der Stiftung für bewusste Evolution

„Jenas brillante Abnehmmethode ist effektiv und gleichsam praktisch. Sie schmeißt die Vorstellungen von Scham, Diät und Entbehrungen über Bord und bevorzugt eine sanftere, einfühlsamere und liebevollere Beziehung zum eigenen Körper. Ich empfehle ihre Lehren und Methode vielen meiner Klienten, da sie hervorragende Ergebnisse erzielt."

JON GABRIEL
Bestsellerautor von *Die sensationelle Gabriel-Methode: Mentale Blockaden lösen – Gewicht verlieren* (Goldmann, 2011)

„Jena la Flamme bietet einen praktischen und sexy Weg, wie wir unsere Beziehung zum Essen transformieren können, um das Vertrauen in unsere Gelüste wiederzuerlangen, um die Liebe, die in uns steckt, zu spüren und uns daran zu erinnern, dass unser Körper unsere heilige Chance ist, hier zu sein."

MEGGAN WATTERSON
Autorin von *REVEAL: A Sacred Manual for Getting Spiritually Naked*

„*Schlank durch Lebensfreude* ist revolutionär, und dieses Buch wird Sie dazu inspirieren, sich genau das zu geben, was Sie brauchen, um den Körper und das Leben zu haben, das Sie sich wünschen."

ALEXANDRA JAMIESON
Köchin gesunder Feinkost und Autorin von
The Great American Detox Diet

„Jena bringt Frauen bei, dass es keinen Grund gibt zu warten, bis man schlank ist, bevor man sich glücklich oder sexy fühlen kann. In diesem Buch zeigt sie Ihnen, dass das Geheimnis des Abnehmens und Schlankbleibens ist, genau das zu tun, was Sie glücklich macht. Dem kann ich nur zustimmen."

MARCI SHIMOFF
Bestsellerautorin von *Glücklich ohne Grund: In 7 Schritten das Glück erkennen, das längst in Ihnen steckt* (Mosaik, 2008)

„Das Gleichgewicht des Hormonhaushalts ist der Schlüssel zum dauerhaften Schlanksein, und in diesem revolutionären Buch zeigt Jena la Flamme uns, wie wir uns Spaß ins Leben holen können – und uns von den Schuldgefühlen in Bezug auf Spaß befreien, die uns anerzogen wurden. Das ist das Rezept, wie wir das hormonelle Gleichgewicht wiederherstellen können. Lesen Sie dieses Buch. Ihr Körper wird es Ihnen danken."

SARA GOTTFRIED, MD
Bestsellerautorin von *Die Hormonkur: So bringen Sie Ihren Hormonhaushalt natürlich ins Gleichgewicht* (VAK, 3. Auflage, 2016)

„Dieses Buch hat mein Leben umgekrempelt! Ich habe darin ein absolut notwendiges Teil des Körper-Geist-Seelenpuzzles gefunden, das mir bisher gefehlt hat, und dafür bin ich sehr dankbar."

KATE NORTHRUP
Autorin von *Das liebe Geld: Sei nett zu ihm, dann ist es immer bei dir* (Amazon Media, 2014)

„Noch nie zuvor hat jemand das Abnehmen angenehmer gemacht! Jena bietet verständliche Ratschläge, die Spaß machen und die deine Ziele aufregend und erreichbar machen. Sie hilft dir tatsächlich, das notwendige Selbstbewusstsein zu entwickeln, damit du dich selbst lieben und echte dauerhafte Ergebnisse erzielen kannst!"

CYNTHIA PASQUELLA, CCN
Autorin von *PINK Method* und *Hungry Hottie Cookbook*

„Jena la Flamme entwirft auf köstliche Weise einen klaren Weg zurück zum Selbst und hin zu deiner eigenen strahlenden Schönheit, indem sie dich auffordert, sich dein angeborenes Recht auf Freude zurückzuholen. Ein brillantes Buch, ein Muss für alle Frauen."

DR. SAIDA DÉSILETS
Autorin von *The Emergence of the Sensual Woman*

„Ich habe bei der Anwendung von Jenas Methode, die gezielt und konkret Schritt für Schritt vorgeht, während sie Selbsterforschung und subtile Veränderungen ermutigt, 20 Kilo verloren. Wie ich feststellte, wird der Esszwang immer weniger, je mehr ich meine Weiblichkeit ausleben kann. Mir wurde klar, dass es bei meiner Gewichtszunahme nicht um mangelnde Willenskraft ging (wie die meisten anderen Diäten suggerieren), und auch nicht um mangelnde Selbstbeherrschung. Es ging vielmehr darum, dass ich damit eine innere Leere füllte. Als ich diese Leere mit anderen Mitteln füllen konnte, die weitaus nährender sind als eine Tüte Kartoffelchips, brauchte ich nicht mehr übermäßig zu essen, um mich über Wasser zu halten."

SARAH JENKS
Gründerin von Live More Weigh Less

„Dieses Buch verändert Ihr Leben! Sobald Sie Ihre ganzheitliche Methode des angenehmen Abnehmens entdeckt haben, werden Sie nie wieder in alte Muster zurückfallen!"

ROSE COLE
Transformationsberaterin und Autorin von *High Priestess Training*

„Wenn eine Frau ihr Leben so richtig genießt, ist sie frei, so stark zu sein, wie sie ist – das ist ein radikaler Akt der Liebe. Jena la Flamme lädt uns ein, diese Freiheit, diese Liebe zu erfahren, damit wir vollkommen im Hier und Jetzt leben können. Befolgen Sie ihre wogenden Schritte, um sich wieder an die göttliche, leidenschaftliche, genussfähige Frau zu erinnern, die Sie sind."

ElAYNE KALILA DOUGHTY, MA, MFT

„Es ist ein wundervolles Buch und für alle, die mit ihrem Gewicht kämpfen, Lesestoff, der ihr Verhalten ändert … voller großartiger Tipps und Ideen und dabei auf einfache und verständliche Art geschrieben. Jena zeigt uns, dass wir tolle äußere Veränderungen erreichen, wenn wir uns innerlich gutfühlen. Es ist ein zutiefst erfrischendes und wichtiges Buch, das den Körper und das ganze Leben verändern kann – auf angenehmste Weise."

RENEE STEPHENS
Autorin von *Full-Filled: The 6 Week Weight-Loss Plan for Changing Your Relationship with Food – and Your Life – from the Inside Out*

„Jena ist eine begabte Lehrmeisterin, die aus ihrer eigenen Verletzbarkeit und Wahrheit heraus schreibt. Durch ihre Fähigkeit, Zugang zur weiblichen Innenwelt zu bekommen, bringt Jena dich dazu, deine innere Kraft zu wecken, um dir dadurch den Weg in die Freiheit zu zeigen. Durch Jenas Arbeit werden Frauen nicht nur Gewicht verlieren, sondern auch Jahre (oder ein ganzes Leben) der Scham loslassen."

ANDRÉA ALBRIGHT
Autorin von *Thin in 30 Minutes*

„Es ist erfrischend, eine Sicht über Ernährung vermittelt zu bekommen, die sich darum dreht, uns das zu geben, was wir wirklich brauchen – Freude, Lebendigkeit, Verbundenheit –, statt sich darauf zu konzentrieren, wovon wir in unserem Leben schon viel zu viel haben: Zurückhaltung, Kontrolle und Verzicht. Jena zeigt uns, dass die Beziehung zum eigenen Körper, zum Essen und zum Gewicht ganz leicht wird, wenn wir glücklich sind."

ISABEL FOXEN DUKE
Expertin der emotionalen Ernährung und
Gründerin von Stop Fighting Food

„Früher hatte ich ein schlechtes Gewissen, wenn ich mich in meiner Haut zu wohl fühlte, was mich dazu brachte, an meinem Gewicht festzuhalten – ganz egal, wie viel Sport ich trieb oder wie sehr ich versuchte abzunehmen. Seit ich Jenas Buch gelesen habe und ihren Ansatz in meinem Leben anwende, fühle ich mich in meinem Körper so gut wie noch nie, während ich nach Herzenslust esse und mich voller Freude und Liebe fit halte."

ALEXIS NEELY
Autorin und Gründerin von Eyes Wide Open Life
und New Law Business Model

„Jena la Flammes Arbeit stellt die gesamte Schlankheitsindustrie auf den Kopf. Ihre Ideen sind wahrhaft revolutionär, und sie funktionieren. Ja, Frauen nehmen zwar ab, aber sie nehmen danach noch viel mehr zu. Ihre Arbeit führt Frauen zur echten, radikalen Liebe zu sich selbst, ihrem Körper und ihrem Leben. Ich weiß es, weil ich eine dieser Frauen bin. Ich freue mich so sehr für jede Frau, die dieses Buch in die Hände bekommt. Danach wird ihr Leben – zum Glück – nie mehr dasselbe sein."

KC BAKER
Gründerin der Women's Thought Leadership Society

ÜBER DIE AUTORIN

Jena la Flamme ist eine Schlankheitsexpertin und die Gründerin der Bewegung Pleasurable Weight Loss. Ihre tiefgründigen Lehren zeigen, dass Schlankwerden durch Lebensfreude weder ein Widerspruch noch ein Oxymoron ist. Während ihres zehnjährigen Kampfes mit Essen, ihrem Gewicht und negativem Körperbild hasste Jena ihren Körper und hegte tiefes Misstrauen gegen Lebensfreude – bis sie herausfand, dass ihr Problem nicht zu viel Lebensfreude, sondern *zu wenig* Lebensfreude war! Als sie gelernt hatte, der Weisheit ihres weiblichen Körpers und ihrer Lebensfreude zu vertrauen, schloss sie mit dem Essen Frieden. Ihre Figur und ihr Körperbild veränderten sich. Seitdem hat Jena es sich zur Aufgabe gemacht, Frauen auf der ganzen Welt zu zeigen, wie sie auf die angeborene Weisheit ihres Körpers hören können und wie auch sie ihren Frieden mit dem Essen schließen und sich bei jedem Schritt des Weges toll fühlen können. Sie ist eine leidenschaftliche Verfechterin der Position, dass alle Frauen stolz auf sich und ihr weibliches Wesen sein sollten.

Jena arbeitet mit Frauen aller Altersgruppen in ihren Pleasure Camps, in Online-Programmen, auf einer populären Webseite, in Social-Media-Netzwerken und in Privatkursen. Jena, die in Irland und Australien aufwuchs, lebt und lehrt heute in New York City, doch sie ist stolz darauf, im Herzen eine Zigeunerin zu sein.

Jenas einzigartige Methode der Gewichtsabnahme hat sie zu einer gefragten Lehrmeisterin gemacht. Sie wurde schon in den Zeitschriften *Elle*, *Glamour* und *Prevention* vorgestellt. Siehe www.jenalaflamme.com für weitere Informationen.

Weitere Bücher aus dem Verlag Via Nova:

Vom Übergewicht zum Gleichgewicht

Wie ich auf der Suche nach der Wahrheit 50 kg abnahm

Theresa Weißkircher

2. Auflage

Paperback, 232 Seiten, ISBN 978-3-86616-144-3

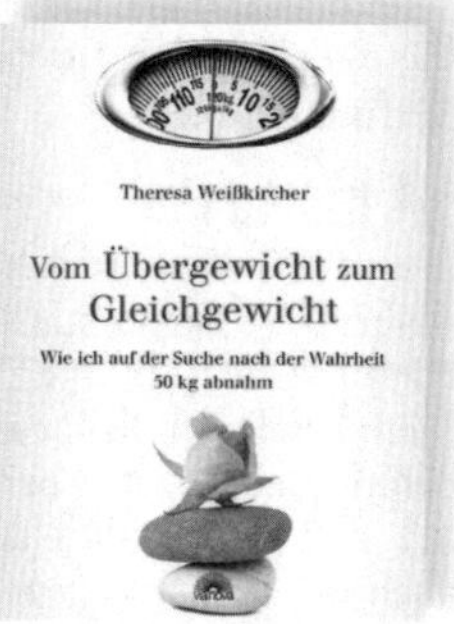

Die Autorin Theresa Weißkircher beschreibt und erörtert in diesem Buch eigene Erfahrungen mit ihrem übergewichtigen Körper, ihre Auseinandersetzung mit sich selbst und ihren Lebensbedingungen, ihre Suche nach ihrem innersten Wesen, dem Urgrund des Seins. Indem sie sich von ihrer inneren Stimme, ihrer Intuition führen lässt, gelingt es ihr, in ein paar Monaten 50 kg abzunehmen, ihr seelisches und körperliches Gleichgewicht wiederzufinden und sich in Liebe und mit Freude dankbar anzunehmen. Ihr Erfolg macht allen Mut, die unter Gewichtsproblemen, besonders Übergewicht, leiden, ihr äußeres Erscheinungsbild in Einklang mit ihrem inneren Wesen zu bringen.

Die Quark-Öl-Kur

Die Heilkraft der Öl-Eiweiß-Ernährung nach Dr. Johanna Budwig mit vielen Rezepten

Irmgard Maria Gräf

3. Auflage

Paperback, 240 Seiten, über 200 farbige Fotos, ISBN 978-3-86616-290-7

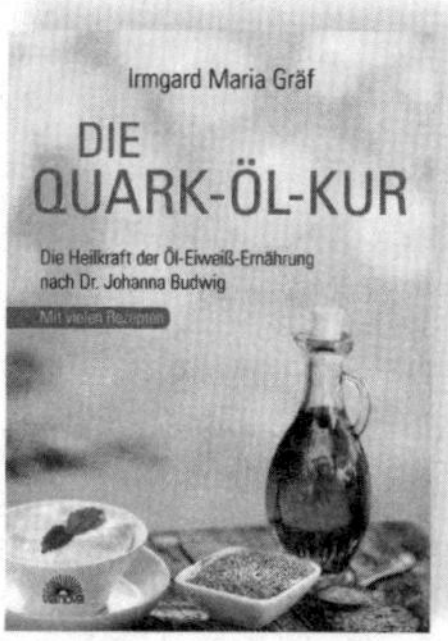

Die Öl-Eiweiß-Kost ist von der weltweit bekannten Krebsforscherin Dr. Johanna Budwig entwickelt worden und hat vielen Menschen auf der ganzen Erde schon großen Segen gebracht. Dieses Buch vermittelt nicht nur fundiertes Wissen zu dieser außergewöhnlich heilsamen Form der Ernährung, sondern ist für alle Menschen inspirierend, die sich auf ganzheitliche Weise mit dem Thema Gesundheit beschäftigen. Ein sehr hilfreicher Ratgeber mit vielen wertvollen und konkreten Tipps, fantasiereichen, köstlichen Rezepten und praxisnahen Informationen für jeden, der auf der Suche nach mehr Lebensqualität ist und einen neuen Weg der Gesundheit einschlagen möchte.

Essenspausen

Der einzige Weg zur nachhaltigen Gewichtskontrolle

Rolf Ehlers

Taschenbuch, 144 Seiten, ISBN 978-3-86616-234-1

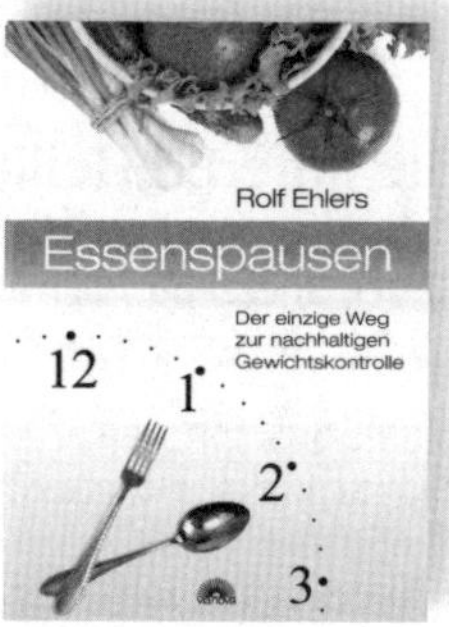

Starkes Übergewicht ist für mehr als die Hälfte der Menschen in der westlichen Welt ein großes Problem und belastet auch das öffentliche Gesundheitssystem. Die meisten Vorschläge zum Abnehmen enttäuschen. Der Ernährungswissenschaftler Rolf Ehlers begründet in diesem Buch dieses Versagen und empfiehlt aufgrund eigener Erfahrung und Erkenntnissen, Zwischenmahlzeiten zu vermeiden, Essenspausen konsequent einzuhalten, mehr native Kost und körperliche Bewegung. Das Buch gibt konkrete Anregungen und Hilfen, wie man die Nahrungsaufnahme für sich oder in Gruppenarbeit kontrollieren und in kurzer Zeit ohne Mühe und Qualen sein gesundes Normalgewicht erreichen kann.